JN294169

# 健康・運動の科学

## 介護と生活習慣病予防のための運動処方

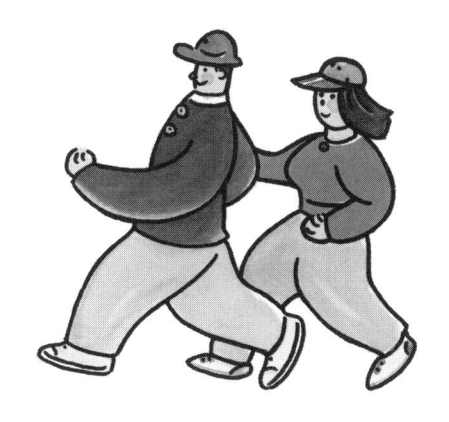

田口貞善 監修

小野寺孝一
山崎先也
村田 伸
中澤公孝

編集

講談社

# 執筆者一覧 (敬称略、五十音順、[ ]内は執筆担当章)

## 監修
田口貞善　京都大学　名誉教授、立命館大学　客員教授[1章, 3.2]

## 編者
小野寺孝一　富山大学　名誉教授[2.2]
中澤公孝　東京大学大学院総合文化研究科　教授[5.6]
村田　伸　京都橘大学健康科学部　教授[3.1, 4.4]
山崎先也　西南学院大学人間科学部　教授[2.1]

## 著者
荒井弘和　法政大学文学部　教授[4.6]
石田浩司　名古屋大学総合保健体育科学センター　教授[5.3]
石田良恵　日本ウェルネススポーツ大学　専任教授[4.3]
岡本　啓　富山県立大学工学部　准教授[4.2]
小河繁彦　東洋大学理工学部　教授[5.5]
上城憲司　西九州大学リハビリテーション学部　准教授[3.4]
齊藤　満　豊田工業大学　名誉教授[5.4]
都竹茂樹　熊本大学教授システム学研究センター　教授　[4.5]
橋本健志　立命館大学スポーツ健康科学部　准教授[5.2]
藤田　聡　立命館大学スポーツ健康科学部　教授[5.1]
増田慎也　京都医療センター臨床研究センター　研究員[4.1]
森岡　周　畿央大学健康科学部　教授[5.7]
矢澤真幸　コロンビア大学医学部　アシスタントプロフェッサー　[6章]
安永明智　文化学園大学現代文化学部　准教授[5.8]
山田　実　筑波大学大学院人間総合科学研究科　准教授[3.3]
山本憲志　日本赤十字北海道看護大学　教授[2.3]

# まえがき

　我が国の高齢化は、どの国も経験したことがない速さで進んでいる。また、少子化も依然として進み、2050年には、高齢者1人を、生産年齢人口約1.7人で支えることになると推測されている。

　長寿の県として知られる沖縄では、男性の平均寿命が1995年の全国4位から2000年には26位と急激に低下した（沖縄26ショック）。沖縄の高齢者は余命が長いにも関わらず、中年世代の男性では、生活習慣病罹患による死亡率が増加しており、生活習慣病対策が喫緊の課題となっている。また、その背景として沖縄における肥満者の増加が挙げられる。20歳から69歳までの年齢層でＢＭＩ（体格指数）が肥満の目安である25kg/m$^2$以上の者の割合は45.2％を占めており、全都道府県で沖縄県が1位となっている。我が国の平均寿命は、男女とも世界的に高い水準を保ってはいるが、高齢者を支える現役世代では、年々、肥満者（男性）の割合が増加している。沖縄での現象は、我が国の一地域の問題ではなく、国全体の問題ともいえる。

　健康日本21の報告によれば、メタボリックシンドロームの国民認知度は90％を超えている。しかし、その発症に骨格筋のインスリン抵抗性（インスリンが効きにくい状態）が強く関与していることは、あまり知られていない。骨格筋は、主にインスリンに因って血糖値を下げることができる人体で最も有効な組織である。運動が、骨格筋においてインスリンの作用を効果的に導かなくても、インスリン作用とは別の独自のルートで骨格筋に糖を取り込む（血糖値を下げる）ことができる。また、定期的な運動はインスリン抵抗性の改善が期待できる。厚生労働省の「1に運動、2に食事、しっかり禁煙、最後にクスリ」という標語にあるように、運動は生活習慣病予防や改善に非常に効果的である。

　また、近年の厚生労働省の報告によれば、65歳以上の高齢者の約2人にひとりが健康に関して、何らかの自覚症状を訴えている。また、約4人にひとりが健康上の問題により、日常生活動作、外出、仕事、家事、学業、運動等に影響があるとされている。要介護者数は、急速に増加しており、高齢になればなるほど、その該当者は多くなる。要介護者等について、介護が必要になった主な原因は「脳血管疾患」、「認知症」、「高齢による衰弱」、「転倒骨折」、「関節疾患」が上位を占めるが、これらは全て運動との関連性が指摘されている。運動を行うためには、運動器の機能維持が必要不可欠であることは言うまでもない。なお、高血圧、糖尿

病、脂質異常症など、生活習慣病の多くは、適切にコントロールされていれば、QOL（生活の質）を大きく損なう可能性は低いと思われるが、運動器機能の異常や低下はQOLを低下させるリスクが高い。

　生活習慣病や介護予防は、予備軍となってからの努力よりも、その兆候や自覚症状が出現しない時期からの取組みが大事であることは言うまでもない。喫煙者で運動習慣がなくても、100歳まで長生きできる高齢者もいるが、この稀な例が健康で豊かな生活を望む多くの皆さんのライフスタイル指針に微塵にも関わるものでもないし、科学の証を示す要もない。様々な健康関連情報が溢れているが、情報に流されず、情報を適切に取捨選択する能力が求められる時代であることを強調したい。

　本書は、各分野で活躍する第一線級の研究者により、生活習慣病予防と介護予防のための、具体的な運動の実践方法、運動効果の科学的根拠や今後の運動の可能性について記載している。健康に興味のある一般読者はもちろんのこと、大学で一般教養を学ぶ学生、医療・福祉系大学の学生、健康・スポーツ系大学の学生および、すでに現場でご活躍されている方に、ご一読いただければ幸いである。

　最後に、本書の監修で貴重なご意見を頂いた京都大学名誉教授の田口貞善先生に衷心より感謝の意を表する。また、編集にあたり、懇切丁寧な対応をしていただいた、講談社サイエンティフィク編集部の国友奈緒美さんに感謝の意を表する。

2012年春

　　　　　　　　　　　　　　　　　　　　　　　　　　　　　編者一同

# 目次

まえがき ................................................................. iii

## 第1章 健康への運動・スポーツ科学の役割と寄与 ........ 1

- A. 運動・スポーツの一般化・大衆化 ........................... 2
- B. 栄養過多・運動不足・生活習慣病 ........................... 2
- C. 運動不足病 ......................................................... 3
- D. 運動不足に対する国際的警鐘のはじまり ................. 3
- E. 有酸素運動（Aerobics） ....................................... 4
- F. スポーツ・運動科学の発展と運動の価値・役割 ......... 5
- G. 高齢化社会のなかでの自立とアンチ医療対策 ........... 6

## 第2章 生活習慣病予防のための運動処方 ........... 7

### 2.1 生活習慣病 ................................................. 8
- A. 生活習慣病とは .................................................... 8
- B. 生活習慣と健康 .................................................... 8
- C. 生活習慣病予防と運動・体力 ................................. 9
- D. 生活習慣病の病態改善と運動・体力 ..................... 13

### 2.2 近年の運動指針と運動処方の実際 ................ 16
- A. わが国における運動指針 ..................................... 16
- B. 海外における運動指針 ........................................ 17
- C. 運動処方の実際 .................................................. 19
- D. 運動の強度指標と運動量の評価 ........................... 22

### 2.3 生活習慣病予防・改善のための効果的ウォーキング方法 ................ 29
- A. ウォーキングの動向 ........................................... 29
- B. 生活習慣病予防・健康増進のためのウォーキング .... 29
- C. 生活習慣病改善のためのウォーキング ................... 32
- D. いろいろなウォーキング ..................................... 33

# 第3章 介護予防のための運動処方 ... 39

## 3.1 介護予防と身体活動 ... 40
- A. わが国における高齢化の現状と将来像 ... 40
- B. 高齢者の身体機能的特徴 ... 41
- C. 介護予防とは ... 43
- D. 高齢者の身体機能評価 ... 45

## 3.2 骨粗鬆症の予防と対策 ... 49
- A. 健康で，丈夫な骨 ... 49
- B. 骨代謝，骨量，骨強度 ... 49
- C. 老人の転倒と骨折の起きやすい部位 ... 50
- D. 骨粗鬆症の予防と運動の効果 ... 51
- E. 健康な骨は学童期から ... 53
- F. 運動のし過ぎと骨密度 ... 55
- G. まとめ ... 55

## 3.3 転倒予防運動 ... 56
- A. 転倒予防の必要性 ... 56
- B. 転倒要因 ... 56
- C. 転倒予防のエビデンス ... 57
- D. 新たな転倒の概念（二重課題） ... 58
- E. テーラーメード型転倒予防介入 ... 59
- F. おわりに ... 62

## 3.4 認知症予防を目指した運動 ... 64
- A. 認知症予防の現状と課題 ... 64
- B. 認知症とは？ ... 64
- C. 認知症と運動に関するこれまでの知見 ... 65
- D. 認知症の人に受け入れられやすい運動（レクリエーション） ... 66
- E. 重症度別のレクリエーション ... 66
- F. レクリエーション運営のポイント ... 70
- G. まとめ ... 71

# 第4章 運動実施時の注意点 ... 73

## 4.1 健康チェック ... 74
- A. 健康チェックの重要性 ... 74
- B. 質問表による運動プログラム参加者のスクリーニング ... 74
- C. 運動負荷試験 ... 76
- D. 運動プログラムを開始する前にチェックすべき項目 ... 76
- E. 運動実施当日の体調チェック ... 79
- F. 最後に ... 79

## 4.2 環境と健康 ... 81
- A. 暑熱環境 ... 81
- B. 寒冷環境 ... 82
- C. 高地環境 ... 83
- D. 水中環境 ... 84
- E. 日射 ... 85
- F. 日周リズム ... 85

## 4.3 肥満者への運動指導 ... 87
- A. 肥満者への運動指導 ... 87
- B. 運動の効果—運動で太らない体をつくる ... 87
- C. 有酸素系の運動処方 ... 88
- D. 運動を開始するにあたっての注意 ... 88
- E. 運動強度 ... 88
- F. 運動実施での注意点 ... 91
- G. 肥満者が日常生活を見直した場合 ... 93

## 4.4 腰・膝・肩に痛みがある人への運動指導 ... 95
- A. わが国における有訴者率と関節痛 ... 95
- B. 運動施行上の留意点(共通事項) ... 95
- C. 腰に痛みがある人への運動指導 ... 96
- D. 膝に痛みがある人への運動指導 ... 98
- E. 肩に痛みがある人への運動指導 ... 99

## 4.5 筋力低下・虚弱高齢者への運動指導 ... 104
- A. はじめに ... 104
- B. 筋力トレーニングとは ... 104
- C. 筋力トレーニングの効果 ... 105

D. 筋力トレーニングのリスク..................................................105
　　E. 最大限の効果を引き出すために..........................................106
　　F. 筋力トレーニングの実際..................................................108

## 4.6　運動習慣の形成方法（行動変容ステージ）...............111
　　A. 運動の習慣化を理解する..................................................111
　　B. 行動変容ステージモデルを理解する...................................111
　　C. 運動習慣の形成に変容ステージを活用する..........................112
　　D. 実践研究の紹介.............................................................116

# 第5章　生活習慣病・介護予防に対する運動効果のエビデンス...............117

## 5.1　運動と骨格筋.................................................118
　　A. 骨格筋のタンパク質代謝..................................................118
　　B. 栄養摂取に対する筋タンパク質代謝の応答..........................119
　　C. レジスタンス運動の骨格筋への影響...................................121
　　D. 有酸素運動がタンパク質代謝に及ぼす影響..........................123
　　E. おわりに......................................................................123

## 5.2　運動と脂肪細胞..............................................125
　　A. 怖い内臓脂肪の蓄積〜なぜ脂肪の蓄積が怖いのか〜...............125
　　B. 運動による脂肪の動員.....................................................127
　　C. 運動強度と脂肪燃焼........................................................128
　　D. 運動と食事制限.............................................................129
　　E. 効率よく脂肪燃焼を！.....................................................131

## 5.3　運動と呼吸...................................................133
　　A. 運動と呼吸の生理学的基礎...............................................133
　　B. 生活習慣病と呼吸に関するトピックス.................................136

## 5.4　運動と循環...................................................140
　　A. 循環の役割・経路と血流再配分.........................................140
　　B. 循環系の調節................................................................141
　　C. 運動と心臓...................................................................142
　　D. 血管の構造と機能..........................................................143

  E. 血管による血流調節 .................................................. 144

## 5.5　運動と自律神経 ................................................. 147
  A. 自律神経系とは？ .................................................. 147
  B. 自律神経系の異常が生活習慣病の発症リスクを増加させる！ ............ 148
  C. 日常の身体活動量が自律神経活動に及ぼす影響は？ .................. 150
  D. 自律神経系を介した生活習慣病に対する運動効果は？ ................ 151
  E. まとめ〜運動習慣は，自律神経系を健康に維持することができるのか？〜 .... 153

## 5.6　運動と神経 ..................................................... 154
  A. 筋活動を制御する中枢神経機構 ..................................... 154
  B. 運動と中枢神経の可塑性 ........................................... 159
  C. 脊髄の可塑性 ..................................................... 160

## 5.7　運動と認知機能 ................................................. 163
  A. 認知とは？ ....................................................... 163
  B. 運動と認知機能の関係 ............................................. 163
  C. 運動が認知機能に与える効果 ....................................... 166

## 5.8　運動と心の健康 ................................................. 169
  A. 高齢期の心の健康 ................................................. 169
  B. 高齢期における運動と心の健康 ..................................... 170
  C. おわりに ......................................................... 173

# 第6章　再生医療のリハビリテーションや運動への可能性 .................. 177
  A. はじめに ......................................................... 178
  B. 幹細胞とは？ ..................................................... 178
  C. ES細胞とiPS細胞の違いとは？ ..................................... 179
  D. リハビリテーションや運動への再生医療の可能性とは？ ................ 182
  E. 今後の課題 ....................................................... 184

索引 .................................................................. 186

カバーイラスト――本田年一
カバーデザイン――海野幸裕

# 第1章
# 健康への運動・スポーツ科学の役割と寄与

## A. 運動・スポーツの一般化・大衆化

近年，スポーツや運動は一部の愛好者だけではなく，広く一般社会に受け入れられ，生活習慣化している．現在，このスポーツや運動は多種多様で，一般的なウォーキングや軽スポーツから競技者スポーツまでその愛好や成就の程度に差こそあれ，年齢も広範囲になり，また，その目的もさまざまである．また，多くのスポーツが"観るスポーツ"から"自ら行うスポーツ"であることの重要性を理解し，シフトに努力してきた．それは，スポーツの本質の再発見でもあり，そのきっかけは経済的な発展にともなって，生活が豊かになり，時間的な余裕もでき，スポーツのレクレーション化が進み，さらに今では，スポーツ愛好家には，単にスポーツは身体活動だけで満足するものではなく，華やかにスポーツを楽しむファッション性にも関心が高くなり，アパレル産業にとってスポーツ界が欠くことのできない対象となり，その産業はますます繁栄してきている（図1.1）．これは，スポーツの近代的大衆化を拡大するものであり，結果的にスポーツの大衆化がますます進み，スポーツが生活習慣病の予防に役立つことになれば，大変望ましいことである．この現象は，スポーツの本質から離れた副次的側面ともとれるが，アパレル産業がスポーツを行う大衆に対して，提供するアパレルの合理性や機能面の改善を追求することであるので，スポーツ普及の立派なサポーターでもある．

## B. 栄養過多・運動不足・生活習慣病

しかしながら，スポーツの大衆化が促進される一方，一般国民の体力の低下が叫ばれるという皮肉な社会問題も生じている．それは経済発展のマイナスの効果で，飽食時代の到来であった．食生活の改善が進み，適切な栄養摂取は，児童期や青年期では，発育・発達の面で大きなプラスの効果が認められたが，児童期，青年期，成人期と全世代にわたり，飽食化は栄養過剰になり，その結果肥満の割合が著しく増え，特に生活習慣病の主因となる「内臓脂肪型肥満」による肥満が増加した．また，肥満は運動不足を助長することになり，両者は相乗的に悪化す

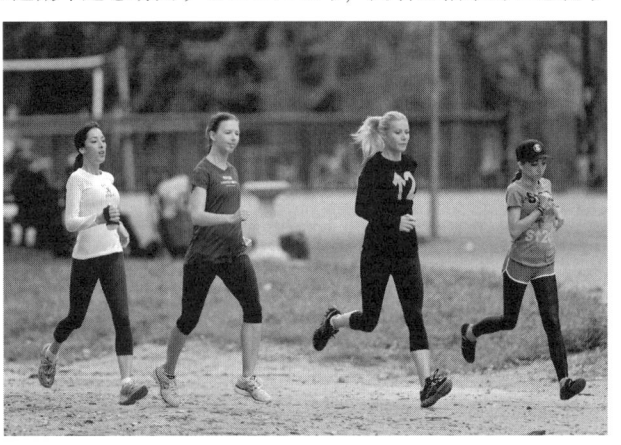

**図1.1 ジョガーのアパレル化したスポーツウエアー**
（©Getty Images）

る原因となった．

　さらに，この運動不足の原因は，人間の移動にかかわる技術革新によって交通機関が著しく発達し，特に速さと便利さという点で人間の移動様式を大きく変えた．古くは歩くことが自然なロコモーションであったが，簡単に乗り物に変え，人間の身体活動を大きく制限する結果となった．高層の建物が多くなったとしても，人間が容易に上ることのできる階層のビルまでも，エレベーターやエスカレーターが設置され，駅の階段にも，この設備は必然的に敷設されるものとなっている．これらのエネルギー節約型設備は心理的に選択しやすい環境であり，長期的にみれば，運動不足を無意識につくり，体力の低下を導いている．これらの体力減少に一層拍車をかけている要因が，OA機器の進歩によって室内で情報交換を果たすことができるようになったこと，また産業が自動化によって，座業で十分仕事の役割を果たすことができるなど，どのような職種の仕事形態でも「座業仕事（sendetary life）」が仕事のなかで重要な役割で，大半を占め，その結果，この形態は体力を奪い，行動体力が必要でない形態になっている．過去に例を見ない近代社会の特徴である．

## C. 運動不足病

　1956年に開催された全米医学会において，運動不足が筋・骨格系の疾患の発症率を高めるだけではなく，心臓血管系の疾患率を増加させることを指摘した．また，クラウスとラープは，「運動不足病（Hypokinetic Disease）」という著書を1961年にすでに著しているが[1]，その中の緒言で，ホワイト博士は，「病気を発症する原因については，注意深い研究によって明らかにしなければならないが，身体的・精神的に活発な活動が病気の予防において二次的な役割以上の働きをするということは確かなことである．」と説いている．また，運動不足病は肥満症を含め，それは座りっぱなしの生活スタイル（sedentary lifestyle）からくる運動不足の原因から生じる複合的な疾患で，心臓血管系疾患，一部のがん，背筋痛，腰痛，2型糖尿病，骨粗鬆症，精神的疾患が含まれるとしている．特に米国では，腰痛と背筋痛の40％は運動不足が原因であると報告されている．

## D. 運動不足に対する国際的警鐘のはじまり

　1958～59年にかけて，イギリスの1万人の児童生徒男女（6～16歳）についてAAHPER（アメリカ保健体育レクリエーション学会）が作成した体力テスト（主に筋力）を行った結果，同年齢のアメリカ人のそれと比較すると，イギリスの児童たちははるかにすぐれた成績を示した．また，スイス，イタリアおよびオーストリアなどヨーロッパの国々の児童と比較しても，アメリカの児童はかなり低い筋力値を示したことが明らかになった．アメリカの国レベルでの体力低下の傾向は，Clark,H.H.によってすでに指摘され，青少年の中に多くの"筋力低位者（sub-strength individual）"が存在することを認め，注意を払う必要があ

ることを強調していた[2]．この必要性は，1956年にケネディ大統領布告に発展し，大統領直轄の青少年の体力調査委員会（President's Council on Physical Fitness and Sports）が組織された．冷戦時代の緊張感のなかでの施策であり，「何のためのfitnessか」との批判もあったが，その回答は「運動不足病にかかる可能性をできるだけ少なくして生きるための体力を高めよう」ということであった．そのパイロット調査が，1957年に5歳から12歳の児童男女，8500人を対象に始められた．この調査が，国家スケールで国民の体力増進計画を実施した世界最初の試みであろう．

## E. 有酸素運動（Aerobics）

アメリカでは，ケネディ大統領の全国的な青少年体力向上推進計画と相まって，一般社会のなかで「運動をしよう」という気運が1960年半ば頃から高まり，野外ではジョグやランニングがさかんに見られるようになり，フィットネスクラブなどで自転車エルゴメーター運動やトレッドミル走ができる装置が備えられ，またいろいろなスポーツが広く行われるようになった．運動の効用を理解し，積極的に取り組む姿勢が自然と広まっていった．自らのからだを省みる『健康に対する意識改革』の始まりであったかと思われる．

全米市民の多くの人たちが運動に関心を持つなか，運動の価値，その効果を科学的にやさしく解説したCooperたちの著書『Aerobics』（図1.2）[3]はセンセーションを巻き起こし，瞬く間にベストセラーとなった．この啓蒙書は，運動を実践するうえでは大きな役割を果たした．筆者は，Cooper博士が所属するCooper Aerobic Center（当時所長）を数回訪問したことがあるが，運動実践が合理的になっていて，その実践の内容が科学的であり，メンバーの継続性が垣間見えた．アメリカスポーツ医学会の会長を歴任したM.Pollock教授，P.B.Raven教授もこのセンターで所長，副所長の要職にあった．

アメリカのスポーツ科学は世界をリードしていると考えられるが，より大切な

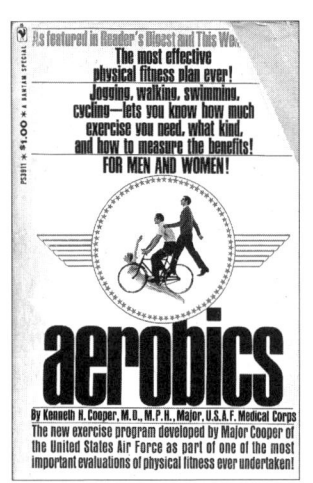

図1.2　有酸素運動を大衆化させたベストセラー『Aerobics』[3]

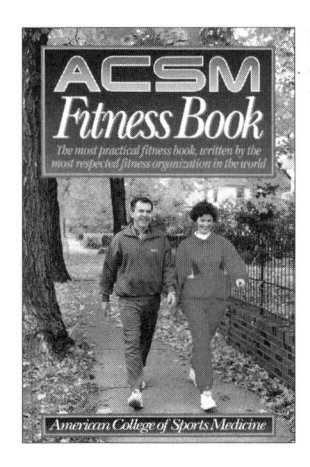

図1.3　健康のための手軽な市民のスポーツ[4]

ことは学会が科学的発見に終わることなく，広く市民の健康のために運動の実践へ応用しようとする熱意である．アメリカスポーツ医学会は，いろいろな運動処方のためのガイドラインを作成してきた．図1.3[4]は，一般市民が容易に使用できるガイドラインの表紙であるが，運動の意義，運動の準備，体力の評価，運動処方，体力プログラムがやさしく述べられている．学会全体で市民の運動による健康プログラムを作成しているところに価値がある．

### F．スポーツ・運動科学の発展と運動の価値・役割

本来，スポーツや運動は行うこと自体に楽しみを生むので，あらゆる環境条件のなかで行われてきた．したがって，楽しみが大きな目的であった時代では，スポーツや運動はあまり科学の対象ではなかった．ここに大変興味ある紹介がある．それは，用語"運動"が科学の対象として科学誌に引用されたのは，Tiptonによれば，1946年に5雑誌で12回の引用だと述べている．ところが，1962年に51雑誌に128回の引用がされるようになり，1981年になると224雑誌に用語，"運動"は655回の引用がされるに至っている．図1.4は，用語"運動"（精神的努力を必要とした運動も含め）が，科学雑誌に年代ごとにどれだけ引用されたかを示している[5]．図の中で1996年までは，棒グラフの上の数字は"運動"がトピックとして引用された回数であり，下の数字は，科学雑誌に見られた回数を示している（索引源，Index Medicus）．その後の棒グラフは，Pubmedから調べたものである．最近10年間で用語"運動"が科学雑誌で引用される回数が約5倍と，脅威の増え方である．この増え方は，運動がもつ価値が増えたことと理解している．それは，運動が科学の対象として大変価値ある対象であるということが認められたこと，また医学的にも運動がもつ価値が多元的であること，健康を維持するためのツールとしてさまざまな検証が一層必要となってきたことであろう．

多くの運動の役割が実験的に明らかにされてきた．健康を維持するために，総

**図1.4　科学雑誌で用語「運動」を取り扱った数の年代変化**

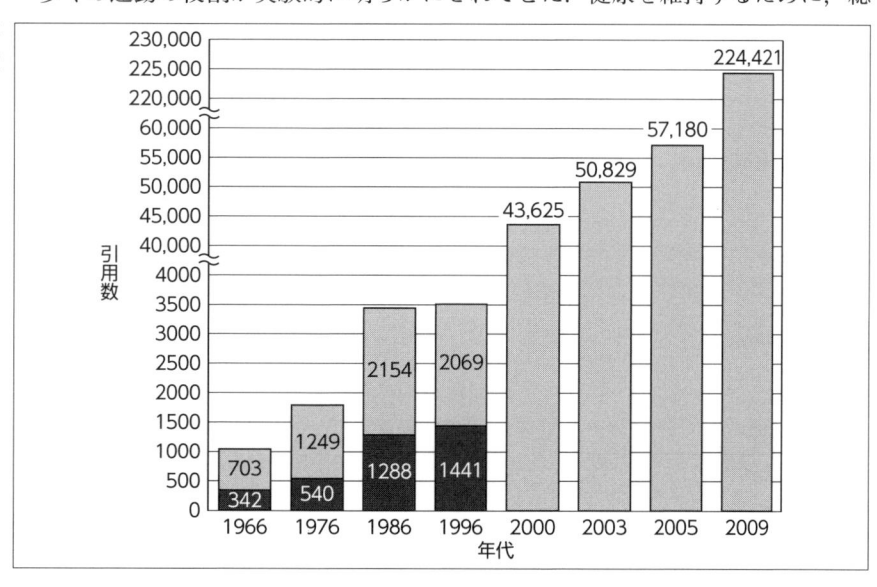

合的ストラテジーが必要であるが，運動科学の研究は遂に「運動は医学である」を主テーマにする世界スポーツ医学会までに発展した．今年で第3回目であるが，2012年の第59回アメリカスポーツ医学会と共催で，サンフランシスコ市において開催される．特に，計画されたスポーツや運動は運動のサポート的な役割だけではなく，医学的治療や薬剤治療と同等の働きをもっていると示したことの意義は大きい．

## G. 高齢化社会のなかでの自立とアンチ医療対策

日本の人口は，人口推計（平成23年11月1日現在）によれば，約1億2792万人である[7]．その中で，65歳以上の人口は約2983万人であり，総人口の中で占める割合は約23.3%である．平成13年には18%であり，平成2年12%であった．すなわち，この約20年間で65歳以上の占める人口の割合が約2倍になり，4人に1人は高齢者という社会になった．高齢者になり，介護が必要になったときに支える青年の割合が激減しているということである．これは，身体的にも経済的にも支えるソースが少なくなり，強くて健康なからだづくりだけが，高齢になってから豊かな生活を送るただ一つの防衛策である．長寿は自立できてはじめて価値がある．田端 泉は新しい運動基準・運動指針の策定を試み[6]，週23エクササイズ*をすることによって生活習慣病が予防できると推定している．この通常の身体活動を含めて週23エクササイズを行えば，日本全体で医療費にして年間2兆円軽減できると述べている．その分，介護や支援に還元されることが望まれる．

## まとめ

スポーツや運動の科学が進歩することによって，運動の健康に及ぼす好効果が明らかにされてきた．その結果，健康運動の科学的礎が確立することで，スポーツの楽しみだけから健康を維持するツールとしての価値も高まるであろう．これは根本的なパラダイムシフトというよりは，スポーツや運動の多様性を改めて認めたことであろうか．

京都大学　田口貞善

*運動強度と運動時間から1エクササイズを算出している．例えば，1エクササイズは3 Metsに相当する歩行を20分，8 Metsのランニング7〜8分，3 Metsのバレーボール20分である（p.26参照）．

### 参考・引用文献

1) Kraus, H. and Raab, W. Hypokinetic Disease. Diseases Produced by Lack of Exercise. Charles C. Thomas Publisher, 1961
2) Clark, H.H. Development of the Sub-Strength Individual. Fred Medart Products, Inc., St.Louis, 1951
3) Cooper, K.H. et al., Aerobics. pp1-182, B antam Book Inc., 1968
4) Kenney, W.L. (ed.) ACSM Fitness Book. pp1-117, Leisure Press, 1992
5) McArdle, W.D. et al., Exercise Physiology. Nutrition, Energy, and Human Performance. Seven Edition. Lippincott Williams & Wilkins. 2010
6) 田端　泉（運動所要量・運動指針の策定検討会主任研究者）．新しい運動基準・運動指針普及定着ガイド，2007
7) 人口推計，〜平成24年4月報〜総務省統計局，平成24年4月20日

# 第2章
# 生活習慣病予防のための運動処方

# 2.1 生活習慣病

## A. 生活習慣病とは

　生活習慣病の定義は「食習慣，運動習慣，休養，喫煙，飲酒などの生活習慣が，その発症・進行に関与する疾患群」であり，2型糖尿病，高血圧，脂質異常症，がん，冠動脈性心疾患，脳血管症等がこれに該当する．これらの疾患は，加齢とともに発症率が高まることから過去には「成人病」と呼称され，その対策は，疾患の早期発見・早期治療（二次予防）に重点化が置かれていた．しかし，疾患発症や進行には生活習慣が強く関与していることが明らかとなり，1996年より「生活習慣病」と呼称されるようになった．また疾患対策は，成人病時代の早期発見・早期治療から，発症予防（一次予防）に重点化が置かれるようになった．なお，生活習慣病は，「生活習慣」とともに「遺伝因子」や「外部環境」が発症に関与している．

　糖尿病が強く疑われる者，糖尿病の可能性が否定できない者の合計は，2002年の報告で1620万人であったが，2007年の報告では2210万人となり，短期間に著しい増加が見られる．また近年の調査によると，高血圧症の有病者は3970万人，正常値高血圧者は1520万人と報告されており，国民の約4割がこれに該当することになる．少子高齢化が進むわが国では，将来，医療費の大半を高齢者の医療費が占めると推測されており，寿命の延長とともに，健康寿命の延長を目指すことが重要となる．

## B. 生活習慣と健康

　カリフォルニア大学のBreslow教授は，睡眠，喫煙，肥満，飲酒，スポーツ実施や食事など7つの望ましい健康習慣を守っている者では健康度が高く，寿命が長いことを明らかにしている．特に，7つの望ましい習慣をほとんど守っていない者の不健康度の増加年齢は30歳頃であるのに対して，すべての健康習慣を守っている者における不健康度の増加年は，およそ60歳頃であることが示されており，生活習慣が健康に大きく影響している．

　一方，森本は，Breslowの7つの望ましい健康習慣をベースに，わが国の習慣等を考慮した8つの望ましい生活習慣を新たに作成し，生活習慣と染色体変異（"遺伝的健康度"）の関連性を調査している[1]．森本たちの一連の報告によれば，生活習慣が良好である者は，不良の者に比べ，遺伝的健康度が悪いことを明らかにしている．すなわち，生活習慣は自らの疾患や寿命のみならず，次世代へも影響する可能性がある[1]．なお，リンパ球小核頻度＊と生活習慣を調査した研究によれば，運動習慣，喫煙，睡眠時間が小核頻度に強くかかわっていることが報告

＊ 小核頻度：染色体異常と染色体数的異常の指標．

されている（図2.1）．

8つの健康習慣は以下の内容である．
①喫煙をしない
②過度の飲酒をしない
③毎日朝食を食べる
④毎日平均7～8時間眠る
⑤毎日平均9時間以下の労働にとどめる
⑥身体運動スポーツを定期的に行う
⑦栄養バランスを考えて食事する
⑧自覚的ストレス量が多くない

(守っている生活習慣数7～8：良好，5～6：中庸，0～4：不良)

厚生労働省は「1に運動，2に食事，しっかり禁煙，最後にくすり」という標語を掲げ，運動を重視した健康増進活動を行っている．また，生活習慣は各々が独立しているわけではなく，互いに関連していると考えられる．なお，運動はエネルギー消費量を増やすだけでなく，過食を抑制する作用を有するとの報告や，喫煙による動脈硬化の促進を抑制できるとの報告がある（図2.2）．

## C. 生活習慣病予防と運動・体力

疾患の一次予防に対する運動習慣の効果は，主に欧米の疫学研究により明らかにされてきた．生活習慣病の発症と運動に関する初期の調査では，2階建てロンドンバスの運転手と車掌，湾岸事務員と漁民など，主に座業従事者と肉体的労働者を比較する手法が用いられていた．その後，労働以外の身体活動量が注目さ

図2.1 ライフスタイルとリンパ球小核頻度
（森本兼曩，1998[1]）

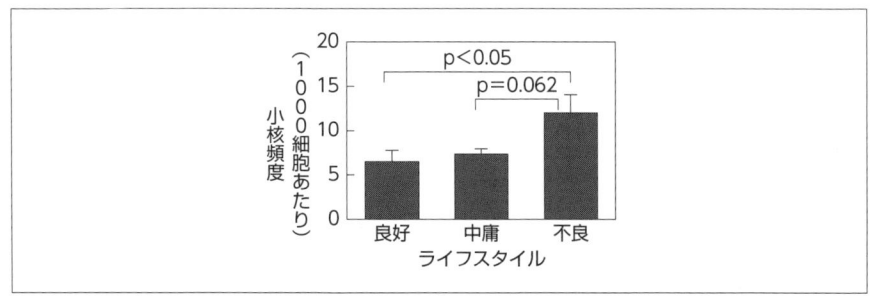

図2.2 喫煙の有無別にみた血栓形成マーカー（プロトロンビンフラグメントF1+2）に対する運動効果（本態性高血圧症患者）
（Nagashimaら，2007[11]）

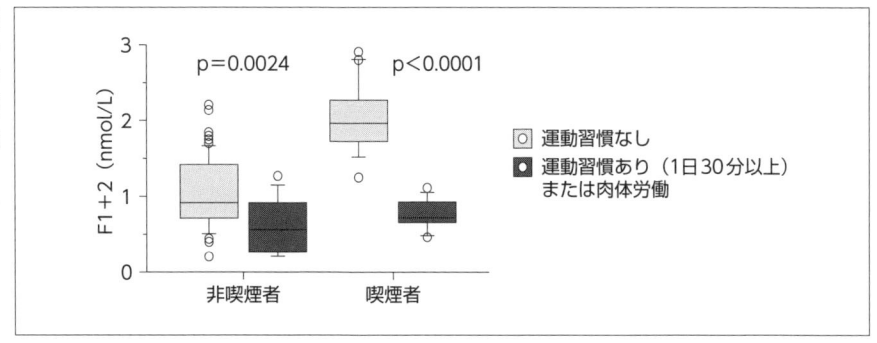

れ，余暇時間の運動習慣と疾患の関連性が明らかとなった．生活習慣病と身体活動に関する一連の研究で有名なスタンフォード大学のPaffenbarger, Jr教授は，「仕事の内容が肉体的重労働でない者は，余暇活動で活発な運動を行い，冠動脈性心疾患の発症を抑制しなければならない」と述べている．また，Paffenbarger, Jrの研究グループは，歩行，階段昇りやスポーツ活動による総エネルギー消費量（総身体活動量）と冠動脈疾患との間に，負の用量－反応（dose-response）関係\*があることや，疾患に対する運動効果には，「閾値」があることを明らかにしている[2, 12]（図2.3）．なお，身体活動と健康との間の負の用量－反応関係は，冠動脈疾患以外に，全死因の死亡率，過体重・肥満・脂肪分布，2型糖尿病（一次予防のみ，糖尿病患者の血糖コントロールは除く），抑うつ・不安においても認められている．また，これまでの研究によれば，喫煙，肥満や家族歴などの疾患の危険因子を有している者ほど，運動による生活習慣病の予防効果は高い傾向にある．

\*用量－反応関係：用量の増大とともに反応の大きさが増大すること．用量と反応との関係をグラフに示したものが用量－反応曲線（図2.4参照）．

さらに，Paffenbarger, Jrの研究グループを中心としたこれまでの研究成果から，2型糖尿病，高血圧症などの生活習慣病予防に効果的な総エネルギー消費量はおおよそ，週あたり2000〜3000kcal程度と推察される．なお疾患予防には，総エネルギー消費量とともに，エネルギーの消費方法（運動強度）が重要であり，中高年男性を対象とした研究では，4.5〜6METsの中等度の運動強度が効果的であると述べている．また，いくつかの大規模疫学研究の結果，運動強度が低い場合では，総エネルギー消費量が多くても，疾患予防効果が低い傾向にあることが示されているが，定期的な運動習慣がない"低身体活動水準の者"では，中〜高強度運動を行わなくても日常のエネルギー消費量を増加させることにより，疾患予防効果が得られる可能性がある．Pateらの報告[13]から日頃，運動不足の者は，運動を習慣としている者よりも，運動実施による健康利益が高いと推測される（図2.4）．身体活動は，スポーツなどの身体活動（運動性身体活動）と家事や歩行などの日常生活における活動（非運動性身体活動）に分類され，歩行や家事などの運動は，非運動性活動熱産生（以下NEAT；non-exercise activity thermogenesis）と呼称されている．ヒトの総エネルギー消費量は，約60％が基礎代謝，約10％が食事性熱産生，約30％が身体活動といわれている．Levineは，非肥満者に対して，体重維持に必要なエネルギー量よりも多く食事を摂取さ

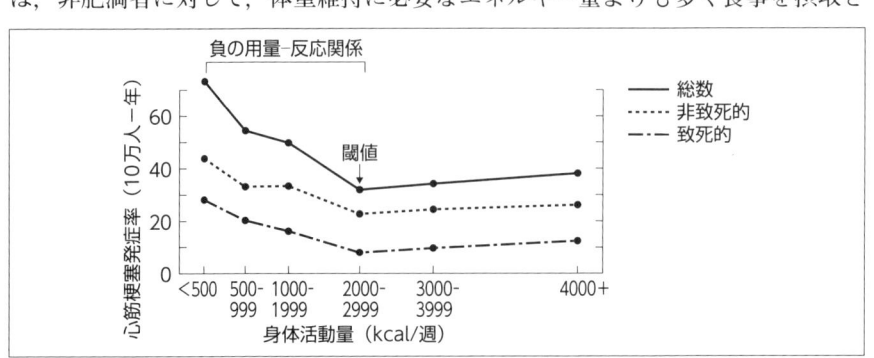

図2.3　身体活動量と心筋梗塞罹患リスク
（Paffenbargerら，1978[12]を一部加筆）

せた場合の脂肪蓄積は，基礎代謝や食事性熱産生との関連性は見られず，歩行や家事などの運動による熱産生（NEAT）と相関が見られることを明らかにしている[3]（図2.5）．すなわち運動強度が小さくとも，身体活動の積み重ねが肥満予防に重要である．なお，NEATと疾患の関連性は未だ明確でないが，肥満との関連性が高い2型糖尿病やメタボリックシンドロームを予防できると推測されている．

　身体活動による疾患発症予防効果は，一部に人種差があるとの報告がある．わが国の生活習慣病予防と運動に関する知見は，欧米に比べて非常に少ない．1990年頃より，国立がん研究センターがん予防・健診研究センター予防研究部によるJPHCスタディ（多目的コホートに基づくがん予防など健康の維持・増進に役立つエビデンスの構築に関する研究）が開始され，わが国においても大規模な疫学研究による身体活動水準と生活習慣病に関する知見が得られるようになってきた．JPHCスタディによる東北から沖縄までの11保健所管内に居住する45～74歳の男女，約83,000人を対象とした身体活動とがん，脳血管障害，冠動脈性心疾患による死亡率との関連性を調査した研究によれば，身体活動量が多いほど，死亡率が低下する傾向（男性の脳血管疾患を除く）にある（図2.6）．なお，がんについては部位別の検討がなされており，男性では結腸がん，膵臓がんおよび胃がん，女性では胃がんにおいて，運動による抑制効果が認められている．また40～69歳の女性，約50,000人を調査した研究によれば，肥満で余暇活動を行っている者では，行っていない者よりも，乳がん発症の相対危険度が著しく低いことが明らかとなっている（図2.7）．

図2.4　身体活動と健康利益の関係
（Pateら，1995[13]）

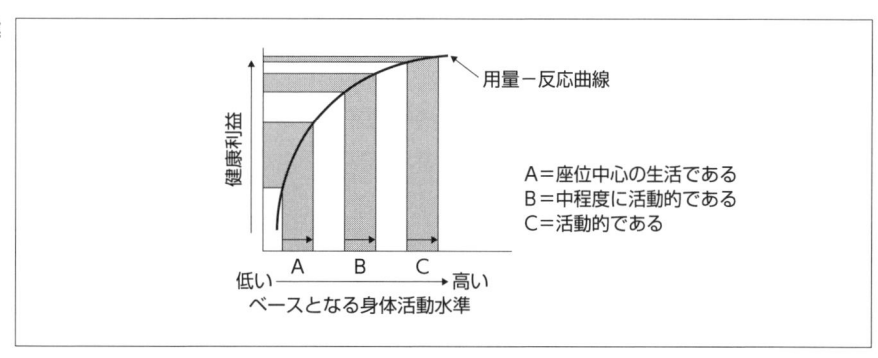

図2.5　過食による体脂肪増加と各種エネルギー消費量との関係
（Levineら，1999[3]）

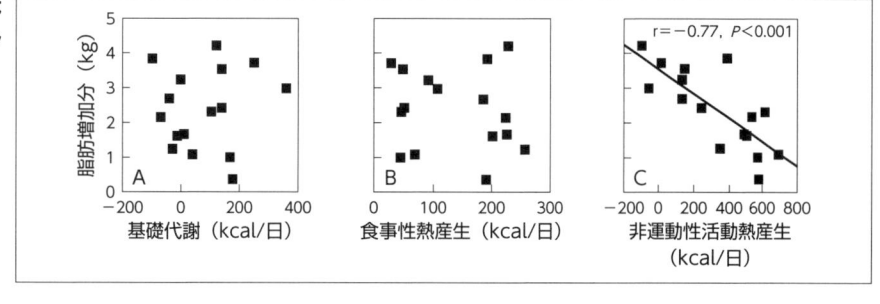

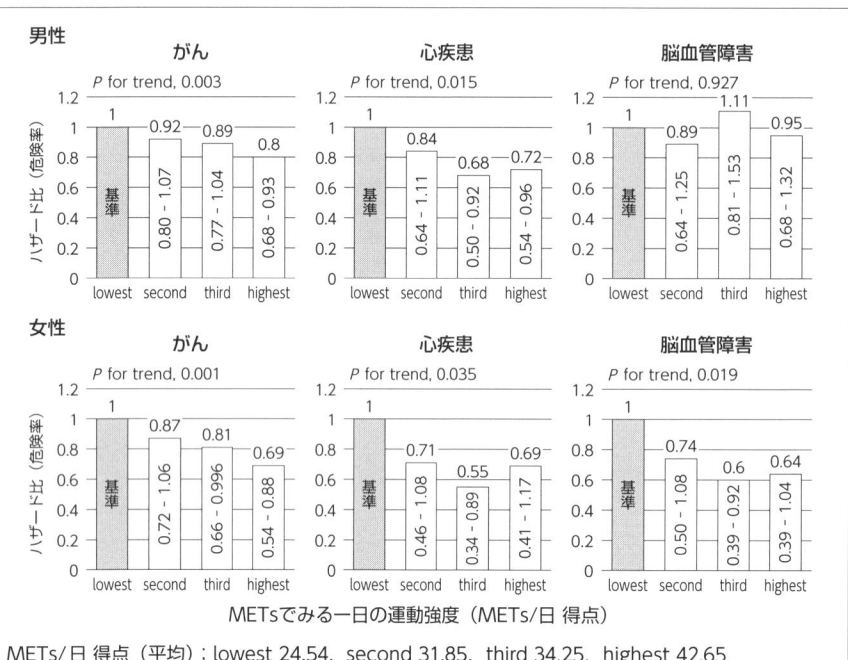

**図2.6 身体活動とがん,心疾患,脳血管障害の罹患リスク**
(Inoueら,2008[4]より作成)

METs/日 得点（平均）; lowest 24.54, second 31.85, third 34.25, highest 42.65
ハザード比は,年齢,エリア,仕事,糖尿病既往歴,喫煙状況,飲酒状況,体格指数,食事摂取量,余暇活動（スポーツ,身体活動）で補正.
棒グラフ中の数値は95％信頼区間. *P* for trend；傾向性の検定による*P*値.

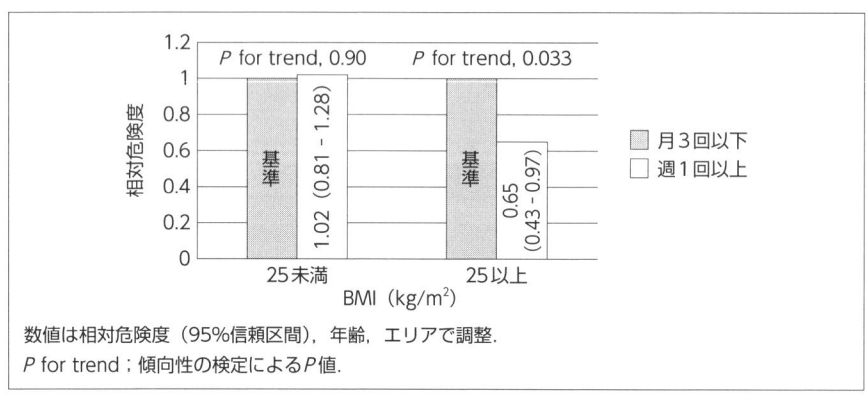

**図2.7 余暇での運動習慣と乳がんの相対危険度**
(Suzukiら,2011[14]より作成)

数値は相対危険度（95％信頼区間），年齢，エリアで調整.
*P* for trend；傾向性の検定による*P*値.

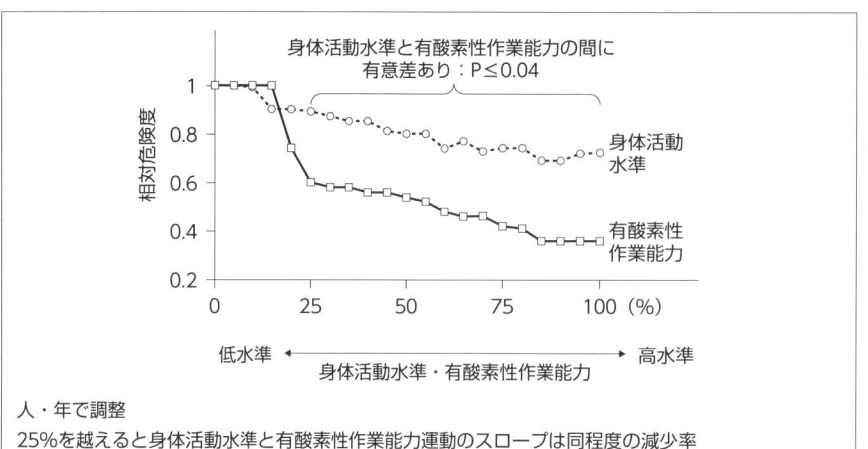

**図2.8 心・脳血管疾患（冠動脈疾患と脳卒中を含む）と身体活動水準および有酸素性作業能力の関係**
(Williams, 2011[15])を一部改変・加筆)

人・年で調整
25％を越えると身体活動水準と有酸素性作業能力運動のスロープは同程度の減少率

図2.9 有酸素性作業能力とがん死亡の相対危険度
（Sawadaら，2003[16]より作成）

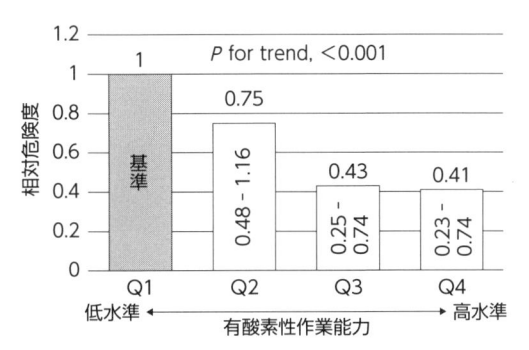

棒グラフ中の数値は95％信頼区間
相対危険度は，年齢，BMI，収縮期血圧，飲酒習慣，喫煙習慣で補正
P for trend：傾向性の検定によるP値

　一方，生活習慣病と有酸素性作業能力の関連性に関しては，米国のクーパー研究所（現サウスカロライナ大学）のBlair博士を中心とした研究グループによって多くの知見が得られている．それによれば，高い有酸素性作業能力を有している者では，高血圧，糖尿病，脂質異常症，がん，脳血管障害や冠動脈性心疾患のリスクが低いと報告されている．図2.8に示したように，有酸素性作業能力と動脈硬化性心・脳血管疾患の間には身体活動と同様に，負の用量－反応関係が成り立っており，有酸素性作業能力を高めるような身体活動は，疾患予防に対して非常に効果的であることが示唆される．

　わが国の有酸素性作業能力と生活習慣に関しては，東京ガスに勤務する男性社員を対象とした東京ガススタディが有名である．それによると高血圧，2型糖尿病罹患，がんによる死亡は，有酸素性作業能力が高いほど相対危険度が低いことが明らかとなっている（図2.9）．

　近年では，国内外において生活習慣病の一次予防に対する筋力トレーニングの効果が注目されている．しかしながら，研究数が少なく十分な知見が得られていない．

　アメリカスポーツ医学会の運動処方の指針（2011）によれば，活動性や体力レベルが高い者では，心血管疾患，冠動脈疾患，脳卒中，2型糖尿病，骨粗鬆症による骨折，大腸がん，乳がんなどの有病率が低下すること，冠動脈性疾患による死亡率が低いことがあげられている[5, 18]．なお，Friedenreich（2001）によると，運動効果が"確実"であるのは，結腸がん（40～50％の減少），乳がん（30～40％の減少），"まず確実"であるのは前立腺がん（10～30％の減少），"可能性がある"のは，肺がん（30～40％減少），子宮内膜がん（30～40％減少）と報告されている[6]．

## D．生活習慣病の病態改善と運動・体力

　高血圧症，2型糖尿病，脂質異常症は，原疾患により死亡することは少ないが，長期にわたりコントロールされずにいると，冠動脈疾患など致死率の高い疾患の

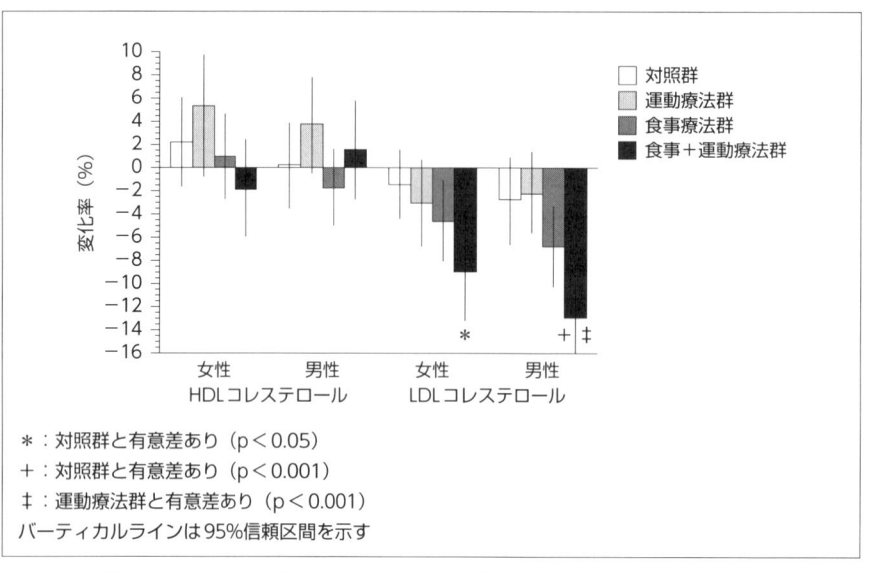

**図2.10 食事療法と運動療法が脂質代謝に及ぼす影響**
(Stefanickら, 1998[17])

＊：対照群と有意差あり（p＜0.05）
＋：対照群と有意差あり（p＜0.001）
‡：運動療法群と有意差あり（p＜0.001）
バーティカルラインは95％信頼区間を示す

リスクが高まる．なお，肥満やインスリン抵抗性は，一部のがんとの関連性が指摘されている．

多くの論文の研究成果を統合して解析を行うメタアナリシス（meta-analysis）によれば，高血圧症患者に対する有酸素運動により，収縮期血圧7mmHg，拡張期血圧5mmHgほど低下することが報告されている[7]．一方，2型糖尿病患者を対象としたメタアナリシスによれば，有酸素運動により体重の変化を認めなかったが，HbA1c＊は，0.66％改善されたことが報告されている[8]．また，高脂血症（脂質異常症）は肥満度の違いにより運動効果が異なるようである．これまで肥満者に対する運動効果は多く報告されているが，非肥満者の脂質異常症に対する明らかな運動効果を認めた報告は少ない．なお，メタアナリシスによる報告によれば，有酸素運動によるHDLコレステロール改善効果（増加）は，2.53mg/dLと報告されている[9]．

疾患の病態改善に対する運動効果は，有酸素運動と筋力トレーニングの組み合わせ効果や，運動療法と食事療法の組み合わせ効果が報告されている．特に運動と食事療法の組み合わせは，運動療法単独，または食事療法単独効果よりも効果的であるという報告が多い（図2.10）．また，食事エネルギー摂取制限を行っている場合には，筋量減少を生じやすいため，筋量や基礎代謝量の減少を抑えるという視点で筋力トレーニングの効果をとらえることも重要である[10]．筋力トレーニングが病態改善に及ぼす影響については，インスリン感受性の向上，内臓脂肪量の減少，血中脂質成分の改善などが報告されている．なお高血圧症の場合，"息こらえ"運動を避けることが望ましいとされている．骨格筋量の維持や増進は，生活習慣病予防のみならず介護予防の観点からも重要である．

アメリカスポーツ医学会の運動処方の指針[5, 18]によれば，臨床疾患患者に対する運動処方適用者として，①関節炎，②がん，③糖尿病，④機能障害，⑤脂質異常症，⑥ヒト免疫不全症候群，⑦高血圧症，⑧メタボリックシンドローム，⑨

＊HbA1c（ヘモグロビンエーワンシー）：ヘモグロビンと糖が結合したものであり，1～2か月前の血糖状態を反映する．HbA1c値（NGSP値）が6.5％以上の場合は，糖尿病が強く疑われる．

過体重および肥満，⑩骨粗鬆症，⑪末梢動脈疾患，⑫呼吸器疾患，⑬腎疾患，⑭心疾患があげられている．これらの疾患患者には，それぞれ運動時に特別な配慮が求められている．配慮を怠って運動を行った場合には，疾患の悪化や重篤な事故を生じるリスクが高まる．また，病態は個々により異なることから，医師によるメディカルチェックと指導が必要である．運動実施の際の注意事項は第4章に示されている．

富山大学　山崎先也
（現在　西南学院大学）

### 参考・引用文献

1) 森本兼曩，ライフスタイルと健康，健康理論と実証研究，医学書院，1998
2) Lee, I.M. et al., Pres Counc Phys Fit Sports Res Dig, 10(1): 1-8, 2009
3) Levine, J.A. et al., Science, 283: 212-214, 1999
4) Inoue, M. et al., Am Epidemiol, 18(7): 522-530, 2008
5) 日本体力医学会体力科学編集委員会監訳，運動処方の指針，原書第8版，南江堂，2011
6) Friedenreich, C.M., Cancer Epidemiol Biomarkers Prev, 10(4): 287-301, 2001
7) Fagard, R.H., Med Sci Sports Exerc, 33(suppl.6): s484-492, 2001
8) Boule, N.G. et al., JAMA, 12; 826(10): 1218-1227, 2001
9) Kodama, S. et al., Arch Intern Med, 167:999-1008, 2007
10) 田辺　解 他，体育の科学，61(2): 118-123, 2011
11) Nagashima, J. et al., 46(13): 933-936, 2007
12) Paffenbarger, R.S.Jr et al., Am J Epidemiol, 108: 161-175, 1978
13) Pate, R.R. et al., JAMA, 273(5): 402-407, 1995
14) Suzuki, R. et al., Preventive Medicine, 52; 227-233, 2011
15) Williams, P.T., Med Sci Sports Exerc, 33(5): 754-761, 2001
16) Sawada, S.S. et al., Med Sci Sports Exerc, 35: 1546-1550, 2003
17) Stefanick, M.L. et al., N Engl J Med, 339: 12-20, 1998
18) ACSM's guidelines for exercise testing and prescription (8th ed.), American college of sport medicine, 2011

# 2.2 近年の運動指針と運動処方の実際

## A. わが国における運動指針

### (1) 健康日本21

2000年に策定された第3次国民健康づくり運動である『健康日本21』は，栄養，運動や疾患状況などの9分野について具体的な数値目標の設定を行い，2010年に生活習慣病の発症を20%抑制することを目標とした．健康日本21の9分野中，運動に関連する「身体活動・運動」分野では，対象者を成人と高齢者に分けて，計6項目の数値目標が設定されている（表2.1）．

2011年の最終評価報告書[1]によると，成人においては，基準値よりも意識的に体を動かす者の割合は増加しているが，歩数は減少を示しており，運動を心がけているが，実践につながっていない現状が報告されている．

また高齢者においても，外出について積極的な態度をもつ人や，何らかの地域活動を実施している者が基準値よりも増加しているにもかかわらず，歩数が減少していることから，成人と同様に，運動・身体活動に対する高い意欲に対して実際の行動が伴っていないことが示されている．

身体活動・運動に関しては，健康日本21の中間報告の結果をふまえ，1989年に策定された「健康づくりのための運動所要量」を見直し，『健康づくりのための

表2.1 健康日本21（身体活動・運動分野）の最終評価
（健康日本21評価作業チーム，2011[1]）

成人

| | | 基準値 | 中間評価 | 直近実績値 | 目標値 | 結果 |
|---|---|---|---|---|---|---|
| 日頃から日常生活の中で，健康の維持・増進のために意識的に体を動かすなどの運動をしている人（%） | 男性 | 51.8 | 54.2 | 58.7 | 63.0 以上 | 増加 |
| | 女性 | 53.1 | 55.5 | 60.5 | 63.0 以上 | 増加 |
| 日常における歩数の増加（歩/日） | 男性 | 8202 | 7532 | 7243 | 9200 以上 | 減少 |
| | 女性 | 7282 | 6446 | 6431 | 8300 以上 | 減少 |
| 運動習慣者の増加（%） | 男性 | 28.6 | 30.9 | 32.2 | 39.0 以上 | 変化なし |
| | 女性 | 24.6 | 25.8 | 27.0 | 35.0 以上 | 変化なし |

高齢者

| | | 基準値 | 中間評価 | 直近実績値 | 目標値 | 結果 |
|---|---|---|---|---|---|---|
| 外出について積極的な態度をもつ者の増加 | 男性（60歳以上） | 59.8 | 64.1 | 74.7 | 70.0 以上 | 目標到達 |
| | 女性（60歳以上） | 59.0 | 60.7 | 71.4 | 70.0 以上 | 目標到達 |
| | 80歳以上全体 | 46.3 | 48.1 | 58.3 | 56.0 以上 | 目標到達 |
| 何らかの地域活動を実践している者の増加 | 男性（60歳以上） | 48.3 | 57.5 | 64.0 | 58.0 以上 | 目標到達 |
| | 女性（60歳以上） | 39.7 | 52.6 | 55.1 | 50.0 以上 | 目標到達 |
| 日常生活における歩数の増加 | 男性（70歳以上） | 5436 | 5386 | 4707 | 6700 以上 | 減少 |
| | 女性（70歳以上） | 4604 | 3917 | 3797 | 5900 以上 | 減少 |

運動基準2006』において，健康づくりに必要な運動量・身体活動量を示すとともに，運動基準に基づいて安全で効果的な運動を行うことを目的とした『エクササイズガイド2006（健康づくりのための運動指針—生活習慣病予防のために）』が策定された．

### (2) エクササイズガイド2006

エクササイズガイド2006は，身体活動を運動（スポーツなど）と生活活動（通勤，犬の散歩など）に分けて，身体活動の単位を新たにエクササイズと呼称し，運動強度（METs）と時間（h）の積から算出する方法を用いている．例えば4エクササイズとは，4METsの強度の運動を1時間，8METsの強度で30分間の運動を行うことに相当する．指針によると，週当たり3METs以上の運動強度で計4エクササイズ以上の運動を含むことが推奨され，総計で23エクササイズを目標としている．電車通勤のサラリーマンの例を図2.11に示す．なお，健康づくりの運動基準2006およびエクササイズガイド2006は改定が予定されている．

## B. 海外における運動指針

アメリカスポーツ医学会（American College of Sports Medicine；ACSM）は，スポーツ医・科学分野における世界最大規模の学会であり，世界各国の健康づくりを目指した運動指針に多大なる影響を及ぼしている．次ページに，ACSMによる対象別のガイドラインの一部を紹介する[2, 3]．

**図2.11 エクササイズガイド2006の例**

| | 活動内容 | | | | | 運動 | 生活活動 | 合計 |
|---|---|---|---|---|---|---|---|---|
| 月 | 通勤 | 通勤 | | | | 0 Ex | 2 Ex | 2 Ex |
| 火 | 通勤 | 通勤 | | | | 0 Ex | 2 Ex | 2 Ex |
| 水 | 通勤 | 通勤 | バレーボール | | | 1 Ex | 2 Ex | 3 Ex |
| 木 | 通勤 | 通勤 | | | | 0 Ex | 2 Ex | 2 Ex |
| 金 | 通勤 | 通勤 | | | | 0 Ex | 2 Ex | 2 Ex |
| 土 | 犬と散歩 | 子どもと遊ぶ | 子どもと遊ぶ | | | 0 Ex | 3 Ex | 3 Ex |
| 日 | 犬と散歩 | 洗車 | 洗車 | 速歩 | 速歩 | 2 Ex | 3 Ex | 5 Ex |
| | 合計 | | | | | 3 Ex | 16 Ex | 19 Ex |

電車通勤をしているサラリーマンAさんの場合

**Aさんの1週間の身体活動**
- ●運動
  - バレーボール　：1回 1 Ex
  - （20分）　　　　週 1回
  - 速歩　　　　　：1回 2 Ex
  - （30分）　　　　週 1回
- ●生活活動
  - 通勤の徒歩　　：1回 2 Ex
  - （往復40分）　　週 5回
  - 週末の犬の散歩：1回 1 Ex
  - （20分）　　　　週 2回
  - 子どもと活発に遊ぶ：1回 2 Ex
  - （30分）　　　　週 1回
  - 車の洗車　　　：1回 2 Ex
  - （40分）　　　　週 1回

【評価＆目標】目標の23エクササイズの身体活動には4エクササイズ足りません．また，体力の評価を行ってみると持久力が目標より低いことがわかりました．Aさんは昼休みを利用して以下の身体活動を追加することにしました．

**Aさんが追加した身体活動**

＋（プラス）
- ●運動
  - バレーボール（20分）：1回 1 Ex　週 1回
- ●生活活動
  - 昼休みの散歩（20分）：1回 1 Ex　週 3回

→
- ●運動　　　：3 Ex ＋ 1 Ex ＝ 4 Ex
- ●生活活動：16 Ex ＋ 3 Ex ＝ 19 Ex
- 合計：運動 4 Ex ＋ 生活活動 19 Ex ＝ 23 Ex

**目標達成**

〔「健康づくりのための運動指針2006」〈エクササイズガイド2006〉，運動所要量・運動指針の策定検討会資料を改変〕

## (1) 成人を対象とした運動処方のガイドライン（ACSMガイドライン，2011）[2, 3]

### ①健康な成人を対象とした全身持久性（有酸素性）運動

健康な成人に対する，健康・体力向上のための運動トレーニングプログラムにおける運動の頻度，強度，時間，種類は表2.2のように示されている．運動処方は対象者の体力や運動活動レベルによって変える必要があり，アメリカスポーツ医学会では，運動処方のFITTの原則として，実施する運動の頻度（frequency），強度（intensity），時間（time of duration），種類（type）を重視し，個々の対象者に合せた運動プログラムを作成することを推奨している．

### ②筋フィットネス

健康や体力の向上を目的とする場合，筋力や筋持久力の重要度は高い．健康目的のレジスタンストレーニングが目指すことは，日常生活（例えば階段の昇降や食料品袋を運ぶなど）がより楽に行えるようになること，慢性疾患（骨粗鬆症，2型糖尿病，肥満など）を治療，予防することである．このため，レジスタンストレーニングの重要性は，年齢とともに減るよりも，むしろ増加する[2, 3]．

レジスタンストレーニングのすべての成人に推奨される種類，頻度，反復回数とセット，手技は表2.3のように示されている．

表2.2 健康・体力の改善や維持のための有酸素運動[2, 3]

| | |
|---|---|
| 頻度 | 多くの成人に対し，中等度の有酸素運動を少なくとも週5日，または高強度の有酸素運動を少なくとも週3日，あるいは中等度と高強度の組み合わせた週3〜5日の運動が推奨される． |
| 強度 | 中等度（40〜60% $\dot{V}O_2R$で心拍数と呼吸数が大きく増加する）と高強度（60% $\dot{V}O_2R$以上で心拍数と呼吸数が大きく増加する）の組み合わせが，多くの成人に推奨される．運動強度の推定には，心拍数予備能（HRR），酸素摂取予備量（$\dot{V}O_2R$），%最大心拍数，%推定$\dot{V}O_2$max，主観的運動強度などを用いる． |
| 時間 | 中等度の運動を1日30分以上，週5日以上（週合計150分以上），または高強度の有酸素運動を20〜25分以上，週3日以上（週合計75分以上），または両者の組み合わせを20〜30分以上，週3〜5日以上行うことが，ほとんどの成人に推奨される． |
| 種類 | すべての成人に対して，中等度以上の運動強度の有酸素運動（持久性運動）で，大きな筋群をリズミカルに使い，特別な訓練が要求されない運動が，健康・体力を改善させるために推奨される．熟練や高度の体力レベルが要求される他の運動やスポーツは，十分な技術や体力がある者だけに推奨される． |

表2.3 推奨されるレジスタンス運動[2, 3]

| | |
|---|---|
| 運動の種類 | 複数の筋群を鍛える多関節の運動で，主動筋と拮抗筋の両者を鍛えるレジスタンストレーニングが推奨される．大きな筋群を鍛える単関節の運動もプログラムに加えてよい． |
| 頻度 | 大きな筋群をそれぞれ週2，3回，同じ筋群について少なくとも48時間，間隔をあけて行う． |
| 反復回数とセット | 筋フィットネスを向上させるには，1つの筋群について1セットあたりの反復回数が8〜12回の運動を2〜4セット，セット間のインターバルは2〜3分あける．高齢者やディコンディショニングの状態にある者では，中等度の強度（60〜70% 1RM）で，1セットあたり反復回数10〜15回の運動を1セット以上行うことが推奨される． |
| 手技 | 正しい手技については，全員が専門家の指導を受けるべきである．正しいレジスタンストレーニングは，関節可動域をフルに使って，短縮性および伸張性の筋肉の動きをコントロールして行うものである． |

## (2) 高齢者を対象とした運動処方のガイドライン（ACSMガイドライン，2011）[2,3]

運動処方において，若年者と高齢者を分けて考える重要なポイントは，相対的な運動強度であり，外見上健康な若年者では，中等度から高強度の身体活動は，METsを用いると相対的に示すことができる．すなわち，中等度強度の運動は3～6METs，高強度の活動は6METs以上と定義されている．一方，高齢者では，座位時を0，中等度強度を5～6，高強度を7～8，最大運動時を10とする10段階の主観的運動強度のスケールを用いて，個人に合った活動を行うようにする[2,3]．

有酸素運動と筋力増強運動に関する運動処方を，表2.4および表2.5に示す．高齢者においては，運動プログラムを最大限に効果的に進めるため，以下を含むいくつかの特別な配慮が求められている[2,3]．

①虚弱な高齢者では，運動プログラムの最初の段階では，有酸素運動よりも筋力増強運動を優先して行うべきである．

②慢性的な非活動状態のために，推奨されている最低限の身体活動ができない高齢者には，非活動の状態を避けることができる程度の運動を指導する．

③非活動の状態が強く，機能的に制限されたり，身体活動に影響するような慢性疾患がある高齢者では，運動の開始時の身体活動の強度と時間は，低めから始めるようにする．

## C. 運動処方の実際

運動を処方する場合や自ら運動を行う場合，まず運動を行う目的を明らかにする必要がある．エクササイズやトレーニングは，身体の適応現象を有効刺激を用いて，その効果を引き出す作用であるため（over load：過負荷の原則），その目的に応じて運動の種類や強度，頻度を変えることが必要である．例えば，呼吸循環器系疾患や代謝性疾患等の予防や改善を目的とする場合は，一般的にエアロビックと呼ばれる有酸素系の運動が効果的であり，整形外科的疾患の予防や改善にはアネロビックと呼ばれる無酸素系の運動が有効になる．

また，運動の内容を目的に合わせて設定するためには，運動の種類のほか，強

表2.4 高齢者の有酸素運動[2,3]

| 頻度 | 中等度強度の活動を5日/週以上か，高強度の活動を3日/週，または中等度と高強度の運動を合せて週3～5日行う． |
|---|---|
| 強度 | 0～10スケールの主観的活動強度で，5～6の中等度強度と7～8の高強度を用いる． |
| 時間 | 中等度強度の運動は1回10分で，少なくとも30～60分/日（長いほど効果がある），計150～300分/週か，またはより高強度の活動を20～30分/週の活動を組み合わせて行う |
| 種類 | 整形外科的ストレスがかからないような運動様式がよい．歩行は活動の基本であり，荷重負荷に制限がある高齢者には，水中運動や座って行う自転車運動が適している． |

表2.5 高齢者の筋力増強運動[2,3]

| 運動の種類 | 漸増的荷重負荷トレーニングのプログラム，荷重を用いた柔軟性運動（大筋群を使った8～10種類の運動を各々10～15回），階段昇降や大筋群を使ったその他の筋力増強活動 |
|---|---|
| 頻度 | 少なくとも2日/週 |
| 強度 | 0～10スケールの中等度（5～6）強度と高強度（7～8） |

度，持続時間（筋力系の運動においては反復回数），頻度の条件を規定しなければならない．この条件が不適切な場合，目的を達成することが困難になることや，効果が半減することになる．

以下に，呼吸循環器系（全身持久性）の運動処方と筋力系の運動処方について，それぞれの条件をみることにする．

### (1) 全身持久性（有酸素性）運動の運動処方

全身持久性運動の効果として，①呼吸筋の改善による肺換気量の増大，②心筋や冠循環の改善に伴う1回拍出量および最大心拍出量の増大，③末梢における筋毛細血管や筋の酸化能力の改善等があり，これらの総合的な機能改善によって，結果として最大酸素摂取量が増大する．

運動の強度と持続時間の関係について一般的な表現で述べると，軽い強度の運動では長時間，強度の高い運動では比較的短時間で効果が得られる．図2.12および表2.6は運動強度（最大酸素摂取量に対する相対値%$\dot{V}O_2$max）と時間の関係を示した[4]．なお，図2.12において0～5分間の強度が示されていないのは，呼吸循環器系機能が，ある強度に対応して定常状態に達するのに数分を要するので，5分以内の運動ではあまり効果が期待できないことがその理由である．80%$\dot{V}O_2$maxでは5分間，60%$\dot{V}O_2$maxでは30分間の運動継続が，中等度のトレーニングに相当することを示している．

また，どれだけ運動を継続すれば効果があるかをみると，運動の強度を最高心拍数（HRmax）の85～90%とし，運動の継続時間を1回15分，30分，45分とした場合，1回の運動の継続時間が長いほど最大酸素摂取量の改善率が高い（図2.13）[5]．

同様に，頻度について1週間に1日，3日，5日行った場合，頻度の高い，すな

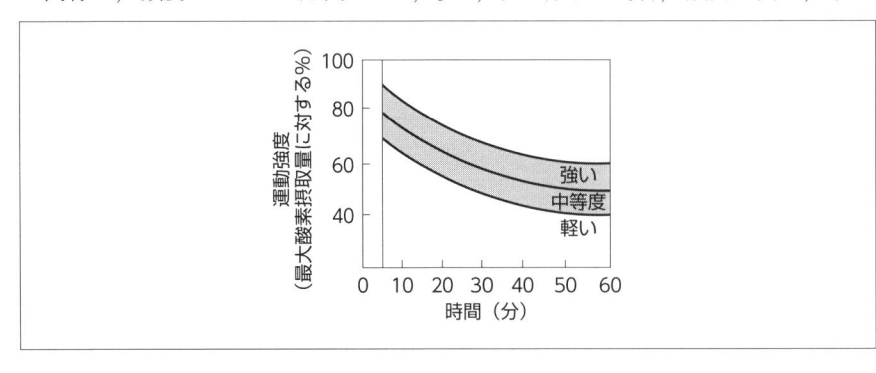

**図2.12 運動カルテによるトレーニング処方の強度と時間の組み合わせ**
（体育科学センターによる持久走トレーニング）
（『健康づくり運動カルテ』1976[9]，『身体運動科学』1992[10] より引用）

強度（$\dot{V}O_2$maxに対する%） **表2.6 トレーニング時間と強度の関係**
（『健康づくり運動カルテ』1976[9]，『身体運動科学』1992[10] より引用）

| 時間 | 軽いトレーニング | 中等度のトレーニング | 強いトレーニング |
|---|---|---|---|
| 5分 | 70% | 80% | 90% |
| 10 | 65 | 75 | 85 |
| 15 | 60 | 70 | 80 |
| 30 | 50 | 60 | 70 |
| 60 | 40 | 50 | 60 |

わち，実施回数が多ければ多いほど，改善率が高い（図2.14）．

**(2) 筋系（レジスタンス運動）の運動処方**

　筋力の発揮特性を要素的にみると，①力の要素，②速さの要素，③持久力の要素の3つに分類することができる．トレーニングによる筋の適応結果もこれらの要素のかかわり程度で異なり，筋力トレーニングでは主に筋肥大や筋・神経機能の改善が起こり，筋持久力のトレーニングでは筋毛細血管が発達し，ミトコンドリアでの酸素利用率も向上し，筋パワーのトレーニングでは筋力と筋収縮の速さが改善される．筋力を高めようとすると，その筋力を発揮する様式（動的・静的）によって，負荷強度は多少違ってくるが，最大努力で力を一気に発揮する方法（100％最大筋力）が最も効果がみられるとされている。また，最大パワーは，最大筋力の30％に相当する負荷で出現するが，トレーニングによってパワーを高める場合も最大筋力の30％に相当する負荷が最適の効果を生むとされている。しかし，近年の研究では，複合的な方法（同時期に，同一個人に最大筋力の30，60，100％の3種の負荷を変えながら行うトレーニング）で行う方法がより効果的という報告もある。筋持久力を高めるには，トレーニングの過程で血流が阻害されるような強い負荷は望ましくなく，最大筋力の15〜30％の負荷が良いとされている。一方，最近，持久性を向上させるには，強い負荷を間欠的に加えることも筋細胞のミトコンドリア量も増加させ，持久力向上に有利だという

**図2.13 運動の持続時間と最大酸素摂取量の改善効果**
（Pollockら，1984[11]）

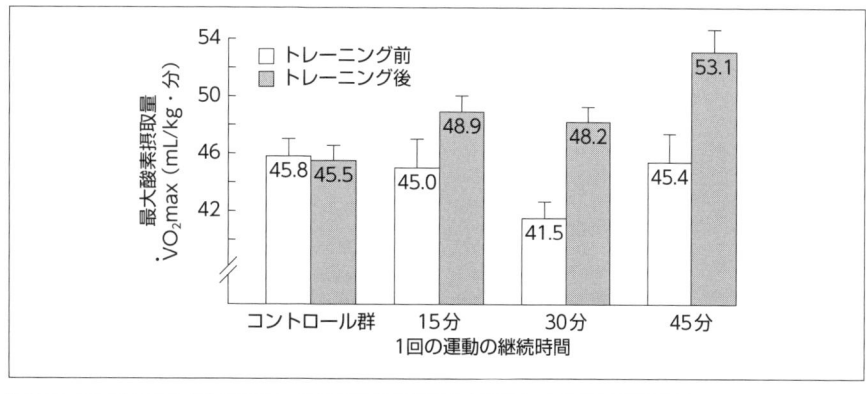

**図2.14 運動の頻度と最大酸素摂取量の改善効果**
（Pollockら，1984[11]）

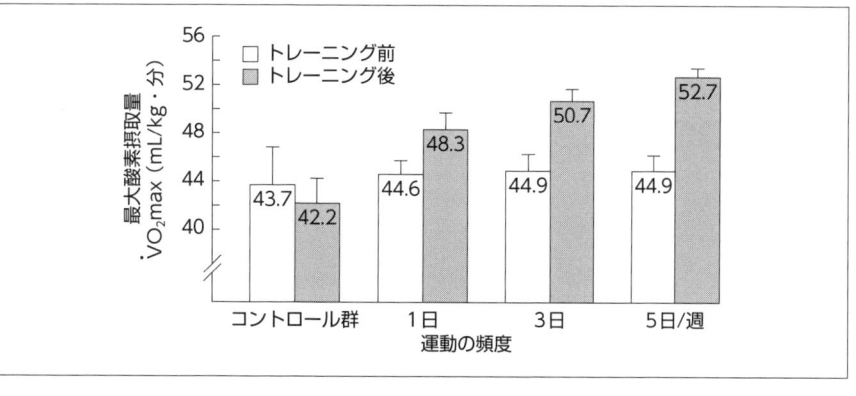

説もある．また，頻度は図2.15に示すように，毎日トレーニングした場合の筋力の改善率を1とすると，2日に1回ではその効果が約25％減少する．さらに間隔を置いて1週間に1度のトレーニングでは，毎日行った場合の効果と比べ40％ほどになる．この結果から，健康づくりのための運動での頻度は，2日に1回でも大きな効果が得られそうである．

## D．運動の強度指標と運動量の評価

運動処方の強度，時間，頻度の条件のうち，具体的に把握するのに難しい条件が強度条件である．強度の表示法と，先に述べたトレーニングの強度条件を具体化する方法について以下に述べる．

### (1) 全身持久性運動の強度指標

全身持久性運動の強度指標は，客観的強度と主観的強度に大きく分けることができる．客観的強度はさらに，速度や仕事量のような物理的強度と，心拍数や酸

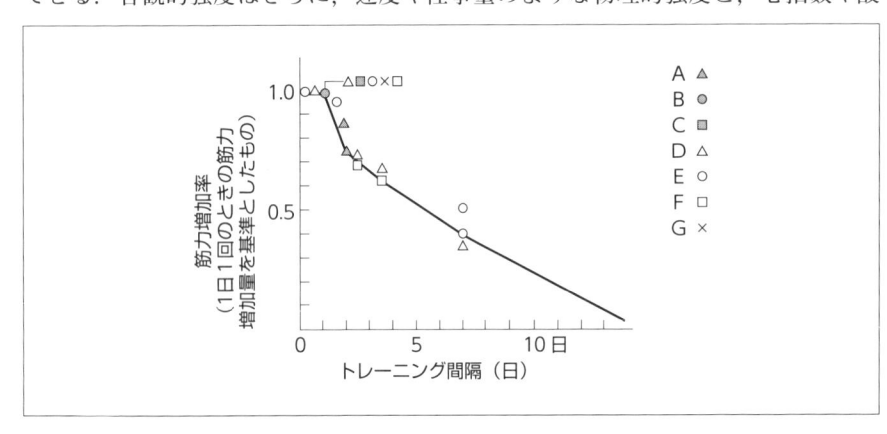

**図2.15 筋力トレーニングの頻度と筋力増加率**
トレーニング練習間隔1日のときの筋力増加量を1.0としたときの値で表している．
(Müllerら，1957[12])．

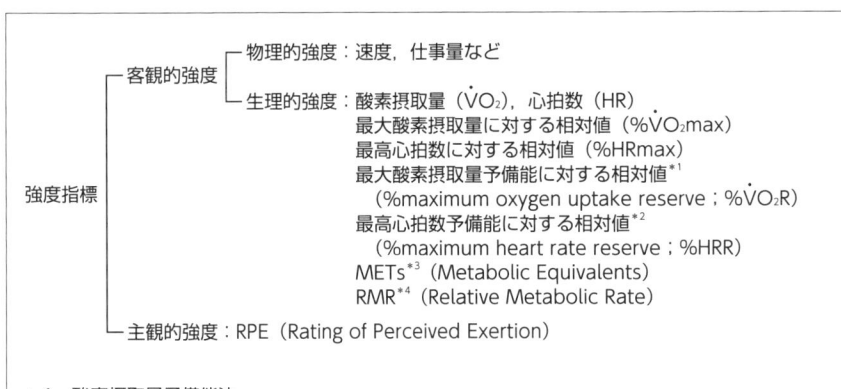

**図2.16 全身持久性運動における強度指標**

強度指標
- 客観的強度
  - 物理的強度：速度，仕事量など
  - 生理的強度：酸素摂取量（$\dot{V}O_2$），心拍数（HR）
    最大酸素摂取量に対する相対値（％$\dot{V}O_2$max）
    最高心拍数に対する相対値（％HRmax）
    最大酸素摂取量予備能に対する相対値[*1]
    　（％maximum oxygen uptake reserve；％$\dot{V}O_2$R）
    最高心拍数予備能に対する相対値[*2]
    　（％maximum heart rate reserve；％HRR）
    METs[*3]（Metabolic Equivalents）
    RMR[*4]（Relative Metabolic Rate）
- 主観的強度：RPE（Rating of Perceived Exertion）

[*1] 酸素摂取量予備能法
　％$\dot{V}O_2$R＝（運動時酸素摂取量−安静時酸素摂取量）／（最大酸素摂取量−安静時酸素摂取量）
　目標値＝（最大酸素摂取量−安静時酸素摂取量）×目標運動強度（％$\dot{V}O_2$R）＋安静時酸素摂取量
[*2] 心拍数予備能法
　％HRR＝（運動時心拍数−安静時心拍数）／（最高心拍数−安静時心拍数）
　目標値＝（最高心拍数−安静時心拍数）×目標運動強度（％HRR）＋安静時心拍数
　一般に最高心拍数は［220−年齢］で推定，安静時心拍数は実測
[*3] METs（メッツ）＝運動時酸素摂取量／安静時酸素摂取量
[*4] RMR（エネルギー代謝率）＝（運動時代謝量−安静時代謝量）／基礎代謝量

素摂取量およびその最大値に対する相対値のような生理的強度に分類される（図2.16）．

**【物理的強度】**

仕事量と酸素摂取量の間に比例関係があることから，エネルギー消費量を算出する場合や，競技におけるタイムを予測する場合に物理的強度は有効な指標となる．しかし，個人の体力水準（最大酸素摂取量等）が異なる場合，各個人の負担度である最大に対する相対的な生理的強度は同一にはならないという欠点がある．例として，陸上競技において400mを60秒のラップで集団で練習している場合，それぞれの体重が同じと仮定すると，400mを走行するために必要な，または消費されるエネルギー量はみな同じになる．しかし，それぞれの最大酸素摂取量が異なる場合，体力水準の高い者と低い者では相対的な生理的強度が異なり，体力水準の低い者では高い者に比べて高い強度が負荷されることになる．

**【生理的強度】**

①**最大能力に対する相対値の指標**：生理的強度には心拍数（HR）や酸素摂取量（$\dot{V}O_2$）等が用いられるが，心拍数は加齢に伴い最高心拍数（HRmax）が低下することや，運動習慣によって安静時心拍数が異なることから，心拍数の絶対値より最高心拍数に対する運動時心拍数の相対値（%HRmax），さらに安静時心拍数を考慮した心拍数予備能法（カルボーネン法）による% maximum heart rate reserve（%HRR）が用いられることが一般的である．同様に，酸素摂取量についても，最大酸素摂取量に対する運動時酸素摂取量の相対値%$\dot{V}O_2$maxや安静時酸素摂取量を考慮したmaximum oxygen uptake reserve（%$\dot{V}O_2$R）が用いられている．これらの指標は体力水準が異なっていても各個人にかかる相対的負担度は同じになるため，パフォーマンスが違っても生理的"つらさ"は同じになる．なお，%HRRと%$\dot{V}O_2$Rはおおまかに一致する．

②**METs**：さらに，前述した最大能力に対する相対値の指標と異なり，運動時代謝量が基礎代謝量や安静時代謝量の何倍になるかという指標がある．代表的な指標としてMETsがある．METsは，Metabolic Equivalentsの略語であり，運動時の酸素摂取量が安静時のそれの何倍に相当するかを表す．この指標は，運動強度を表すとともに，単位時間当たりのエネルギー消費量の推定算出が容易であることから，よく用いられる．例えば，1METの運動による消費エネルギーを考える場合，安静時の代謝量は体重1kg当たり1分間3.5mL/kg/分であり，60分での代謝量は3.5mL/kg/分×60分で210mL/kg/時となる．1000mLの酸素消費量は，約5kcalに相当するので，おおむね1時間当たりで，体重1kg当たり1kcalの消費に相当する．この値に体重を乗ずれば，1時間当たりの全消費量を簡単に推定できる．例えば，体重60kgの人が3METsの運動を1時間行ったとすると，3kcal×60kg×1時間＝180kcalのエネルギー消費量になる．

③**RMR**：METsと同様の考え方であるが，日本では，エネルギー代謝率（RMR；Relative Metabolic Rate）が，多く用いられてきた．RMRは安静時代謝

表2.7 主観的運動強度(RPE)の日本語表示法
(小野寺,宮下,1976[13])

| RPE | 日本語 | 英語 |
|---|---|---|
| 20 | | |
| 19 | 非常にきつい | Very very hard |
| 18 | | |
| 17 | かなりきつい | Very hard |
| 16 | | |
| 15 | きつい | Hard |
| 14 | | |
| 13 | ややきつい | Somewhat hard |
| 12 | | |
| 11 | 楽である | Fairly light |
| 10 | | |
| 9 | かなり楽である | Very light |
| 8 | | |
| 7 | 非常に楽である | Very very light |
| 6 | | |

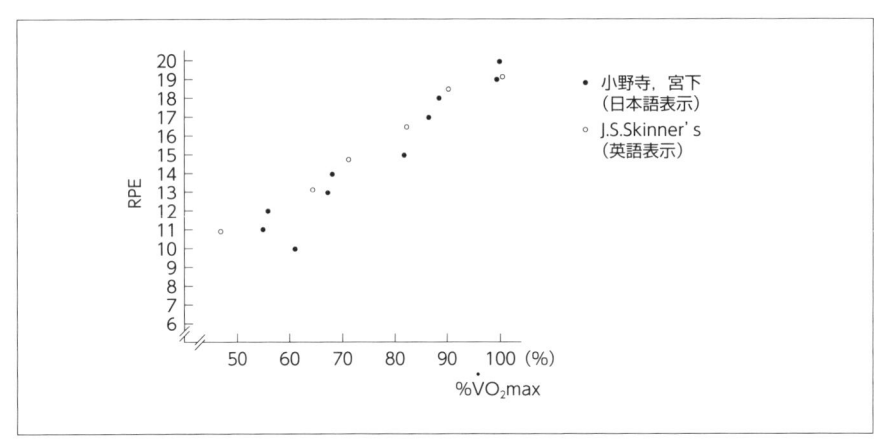

図2.17 RPEと%$VO_2$maxとの関係(日本語表示の場合と英語表示の場合の比較)
(小野寺,宮下,1976[13], Skinnerら,1973)

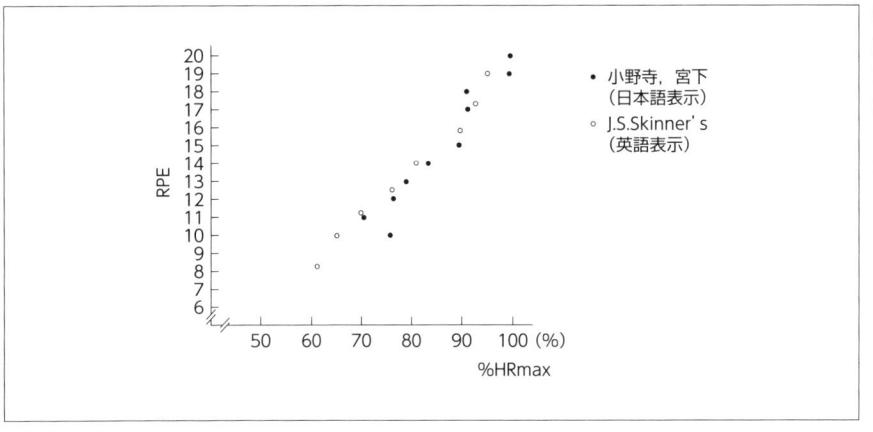

図2.18 RPEと%HRmaxとの関係(日本語表示の場合と英語表示の場合の比較)
(小野寺,宮下,1976[13], Skinnerら,1973)

量を考慮した運動時代謝量が基礎代謝量の何倍に相当するかを表したものであるが,基礎代謝量の実測は困難なため,一般的には身長,体重,年齢から推測する方法が用いられる.なお,安静時代謝量は基礎代謝量のおおよそ1.2倍に相当す

ることから，METsとRMRの互換は可能である（RMR＝1.2×(METs−1)）．

④RPE：主観的強度は，持久性運動時に感覚的に強度をどのように感ずるかを表す指標である．生理学的に感覚を考える場合，刺激（光，音，味，運動等）に対する反応は，ウェーバーフェヒナーの法則に従い，両者の間に対数関係が成り立つ[5]．そのため，感覚を数量化して一般化することが難しく，運動時の主観的強度を強度指標として用いることがなされなかった．1970年代前半にGunnar Borgによって主観的強度を数量化するスケール（RPE；Rating of Perceived Exertion）が作成され，主観的に判断した強度と，酸素摂取量の相対値や心拍数との間に，1次関数と有意な相関が得られた．そのスケールの日本語版は，小野寺と宮下によって作成され実用化に至った（表2.7）．図2.17，図2.18にそれぞれ，RPEと％$\dot{V}O_2$max，RPEと％HRmaxの関係を示した．この図から運動中にRPE15"きつい"と感ずる強度は，ほぼ80％$\dot{V}O_2$maxに，RPE12の「"楽である"と"ややきつい"の中間」が60％$\dot{V}O_2$maxに相当することがわかる．

このスケールは，心理学ではカテゴリーレイシオスケールといわれ，序数にカテゴリー表現を加えて作成したものであり，原典では，全身持久性運動を対象にしている．このスケールを筋力発揮に用いるためには，さらなる検証が必要である．

### (2) 筋力発揮運動における強度指標

①RM：最大筋力に対して発揮する筋力の割合を，トレーニングの場において把握することは非常に困難で，実際に行っている負荷強度が妥当なものであるかどうかは判断し難い．そこでRM（Repetition Maximum）という考え方が用いられる．RMは最大筋力の相対値に相当する反復回数を利用する方法で（図2.19），1回しか反復できない負荷量（重量）を最大とし（1RM），2〜3回反復できる負荷量がおおよそ95％，同様に4〜5回反復可能は90％，6〜7回反復可能は85％に相当するという原則を用いる．このRMを用いて筋力トレーニングの負荷強度を表すと，筋力トレーニングでは10〜12RM以内の反復を，筋持久力トレーニングでは50〜60RM，筋パワートレーニングでは10〜60RMで最大速度で反復するということになる．

②中高年者が主観的強度を指標とする場合：近年，競技や体力向上のためのト

**図2.19　動的筋力トレーニングにおけるピラミッド形式で増加される負荷**
(Bührle, 1971[14])

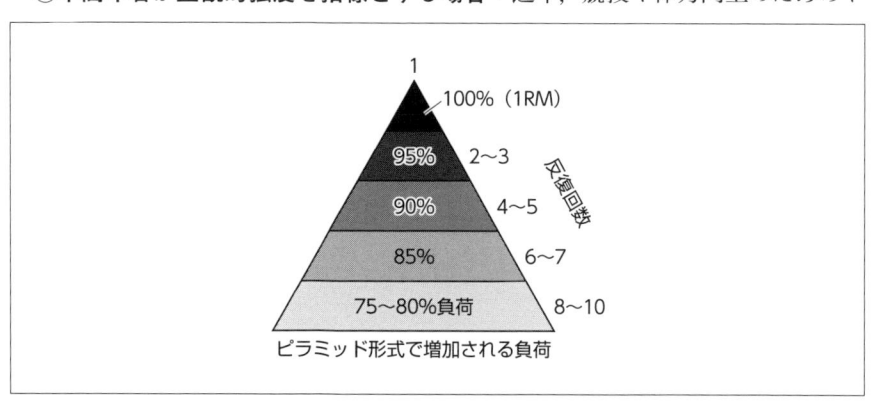

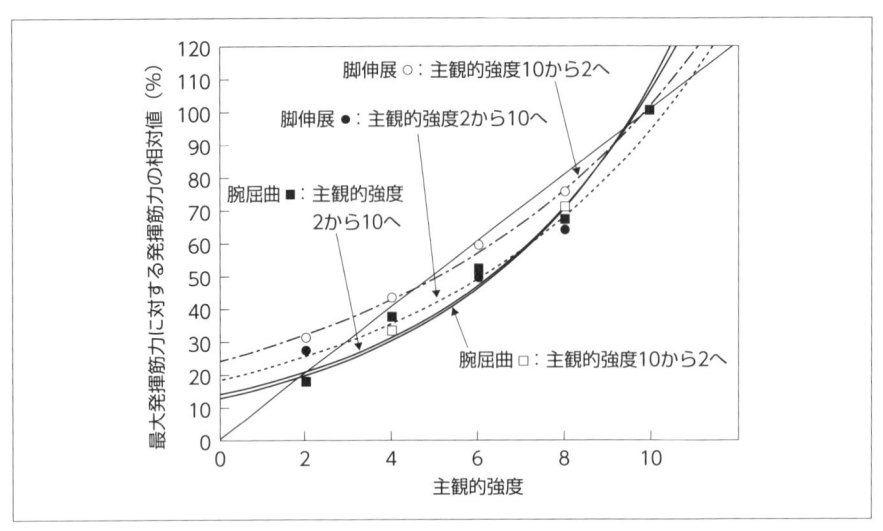

図2.20 主観的強度と発揮筋力の関係
(Onodera, 2005[8])

レーニングとは目的が異なり，高齢者や中高年者の間で，転倒防止や介護予防のために筋力の維持増進を目的とした運動が行われるようになってきた．このような目的で運動を行う場合，RMの原則を用いて，反復して筋力トレーニングを行うと，過強度になり望ましい方法とは言えない．また，筋力トレーニングを最大下の負荷強度で行った場合の効果についての研究は，未だ十分に確立されているとは言えない．

小野寺らは，中高年者を対象に主観的強度を強度指標とした，最大下の運動負荷で週3日，10週間の筋力トレーニング行った結果，主観的強度6（60％）（最大努力を100％として）でおおよそ15％，主観的強度8（80％）でおおよそ30％の筋力改善が得られる結果を示した[7]．主観的強度と発揮筋力との関係は，図2.20に示すように指数関数的関係になる[8]．図2.20からわかるように，主観的強度60％で発揮された筋力は最大筋力に対して35～40％，主観的強度80％で60～65％であった．主観的強度を強度指標としたトレーニングを行う場合，主観的強度と発揮筋力は直線的関係にないということと，前述したBorgのスケールは全身持久性運動が対象で，筋力トレーニングへの応用に関しては十分な検証がなされていないことに留意すべきであろう．

## (3) 運動量の評価

運動の量がどのくらいになるかを推定する場合，基本的には行っている運動の強度と実施時間の積を求めればよいことになる．歩行や走行のように，運動強度が定常状態になる場合は比較的容易に推定できるが，球技のように運動中に運動強度が変化する場合は，なかなか正確な強度はとらえにくい．しかしながら，平均的な生理的指標と運動時間からおおよその酸素消費量を求めることができる．また酸素消費量1L当たりおおよそ5kcalとして算出すれば，その運動によって消費されたエネルギー量を知ることができる．

運動時の酸素消費量が不明な場合，前述したMETsから推定する方法もある．

表2.8 レジャー活動のMETs（スポーツ，運動，ゲーム，ダンス）
（ACSM，1995）

| 種目 | METs 平均 | METs 範囲 | 種目 | METs 平均 | METs 範囲 |
|---|---|---|---|---|---|
| アーチェリー | 3.9 | 3-4 | 狩猟（弓，銃） | | |
| バックパッキング | | 5-11 | 　小さい獲物 | | 3-7 |
| バドミントン | 5.8 | 4-9+ | 　大きい獲物 | | 3-14 |
| バスケットボール（ゲーム） | 8.3 | 7-12+ | 柔　道 | 13.5 | |
| ビリヤード | 2.5 | | 登　山 | | 5-10+ |
| ボーリング | | 2-4 | 音楽演奏 | | 2-3 |
| ボクシング | | | パドルボール，ラケットボール | 9 | 8-12 |
| 　リング上の試合 | 13.3 | | 縄跳び | | |
| 　スパーリング | 8.3 | | 　60-80回/分 | 11 | |
| カヌー，ボート，カヤック | | 3-8 | 　120-140回/分 | 9 | 11-12 |
| コンディショニング運動 | | 3-8+ | ジョギング（ランニング） | | |
| 丘登り | 7.2 | 5-10+ | 　（12分/mi）分速134m | 8.7 | |
| クリケット | 5.2 | 4-8 | 　（11分/mi）分速146m | 9.4 | |
| クロッケー | 3.5 | | 　（10分/mi）分速161m | 10.2 | |
| サイクリング | | | 　（9分/mi）分速179m | 11.2 | |
| 　レジャーと通勤 | | 3-8+ | 　（8分/mi）分速201m | 12.5 | |
| 　10mi(マイル)/時（時速16km） | 7.0 | | 　（7分/mi）分速230m | 14.1 | |
| 社交ダンス，タップダンス | | 3-8 | 　（6分/mi）分速268m | 16.3 | |
| エアロビックダンス | | 6-9 | 帆　走 | | 2-5 |
| フェンシング | | 6-10 | スキューバダイビング | | 5-10 |
| フィールドホッケー | 8 | | シャッフルボード | | 2-3 |
| 磯釣り | 3.7 | 2-4 | スケート | | 5-8 |
| 渓流釣り | | 5-6 | スキー（雪上） | | |
| タッチフットボール | 7.9 | 6-10 | 　ダウンヒル | | 5-8 |
| ゴルフ（電動カート使用） | | 2-3 | 　クロスカントリー | | 6-12+ |
| ゴルフ（クラブをかつぐ，カートを引く） | 5.1 | 4-7 | 水上スキー | | 5-7 |
| ハンドボール | | 8-12 | そりすべり，トボガン | | 4-8 |
| ハイキング | | 3-7 | 雪ぐつで雪上を歩く | 9.9 | 7-14 |
| 乗　馬 | | | スカッシュ | | 8-12+ |
| 　ギャロップする | 8.2 | | サッカー | | 5-12+ |
| 　トロットする | 6.6 | | 水　泳 | | 4-8+ |
| 　歩行 | 2.4 | | 卓　球 | 4.1 | 3-5 |
| 蹄鉄投げ | | 2-3 | テニス | 6.5 | 4-9+ |
| | | | バレーボール | | 3-6 |

（ACSM：Guidelines for Exercise Testing and Prescription, 1995, 一部改変）
（健康・体力づくり事業財団，健康運動実践指導者用テキスト，南江堂，1999）

表2.8にレジャー活動におけるMETsの平均と範囲を示した．消費エネルギー量の算出方法は前述した．

富山大学　小野寺孝一

**参考・引用文献**

1) 健康日本21評価作業チーム, 健康日本21最終評価, 2011
2) 日本体力医学会体力科学編集委員会監訳, 運動処方の指針, 原書第8版, 南江堂, 2011
3) ACSM's guidelines for exercise testing and prescription (8th ed.), American college of sport medicine, 2011
4) 体育科学センター, 健康づくり運動カルテ, 講談社, 1976
5) Milesis, C. A. et al., Res. Q.47, 716-725, 1976
6) 真島英信, 生理学, 文光堂, 1979
7) 小野寺孝一, 第65回日本体力医学会大会, 2010, 千葉
8) Onodera K. et al., 52$^{nd}$ Annual meeting of American College of Sports Medicine, 2005
9) 健康づくり運動カルテ, 体育科学センター, 講談社, 1976
10) 身体運動科学, 東京大学出版会, 1992
11) Pollock, et al., Exercise in health and disease, W.B.Saunders Company, 1984
12) Müller, E. A., J.Ass. Phys. Ment. Rehab, 11, American Corrective Therapy Association, 1957
13) 小野寺孝一他, 体育学研究21(4), 191-203, 1976
14) Bührle, M., Die Lehre der Leichtathletik, 4, 1971
15) 厚生労働省, 健康づくりのための運動指針2006(エクササイズガイド2006), 運動所要量・運動指針の策定検討会2006

# 2.3 生活習慣病予防・改善のための効果的ウォーキング方法

## A. ウォーキングの動向

　近年，健康の保持増進のための身体運動として最も行われている運動は，ウォーキング（歩行運動）である．内閣府の調査[13]によると，最近1年間に行った運動・スポーツ種目の中で，男女ともウォーキングが他の種目を大きく離し1位となっている（男性47.7％，女性48.8％）．これは，ウォーキングが①ひとりで行えること，②特別な技術を必要としないこと，③道具や施設が必要ないことなどが，その理由と考えられる．また，平成20年国民健康・栄養調査報告[9]によると，20～59歳の日本人の1日平均歩数は，男性7,800歩，女性6,750歩であり，『健康日本21』で定めた目標値（男性9,200歩，女性8,300歩）を下回っている．『健康日本21』の最終評価（平成23年）においても目標値に到達しておらず，基準値よりも歩数の減少していることが報告されている（2.2節）．

　ウォーキングは比較的身体への負荷が低く，歩行スピードやフォームも自分でコントロールできるので，安全度も非常に高い．さらに日常生活での歩行運動と区別してエクササイズ・ウォーキングとも称され，健康増進運動としてウォーキングが推奨されている．

## B. 生活習慣病予防・健康増進のためのウォーキング

　ウォーキングは，日常生活において身体活動量を手軽に増加できる運動である．しかし，手軽にできるために長続きしなかったり，気休め程度のウォーキングで満足している人々もいるようである．

　2.1節に示してあるように，有酸素性作業能力が高い者では生活習慣病の発症率が低いことが報告されている．したがって，疾患予防を目的として行うウォーキングは，有酸素性作業能力を高める速度での歩行を目指すことが望ましい．また，ウォーキング時には歩幅を普段の歩行時よりも，やや広げることによって多くの筋が活発に活動するため，全身運動になり得る（図2.21）[11]．一般的には背筋を伸ばし，肘を軽く曲げて顎を引き，骨盤を中心に前へ進み，踵から着地することが望ましい（図2.22）．しかし，過度にフォームにこだわると快適性を失ったり，局所に過剰な負荷がかかったりする場合がある．無理なく長時間歩けるフォームを身につけたい．また，ウォーキングは手軽に行える運動ではあるが，地形（坂道）や歩行速度によっては中等度から高強度運動となるため，疾患を有していなくても肥満者や中高年者では，実施前に健康チェックを受けることが望ましい（4.1節）．

　年齢や個人差はあるものの，平均的な日本人では，「ゆっくりとした歩行の歩行

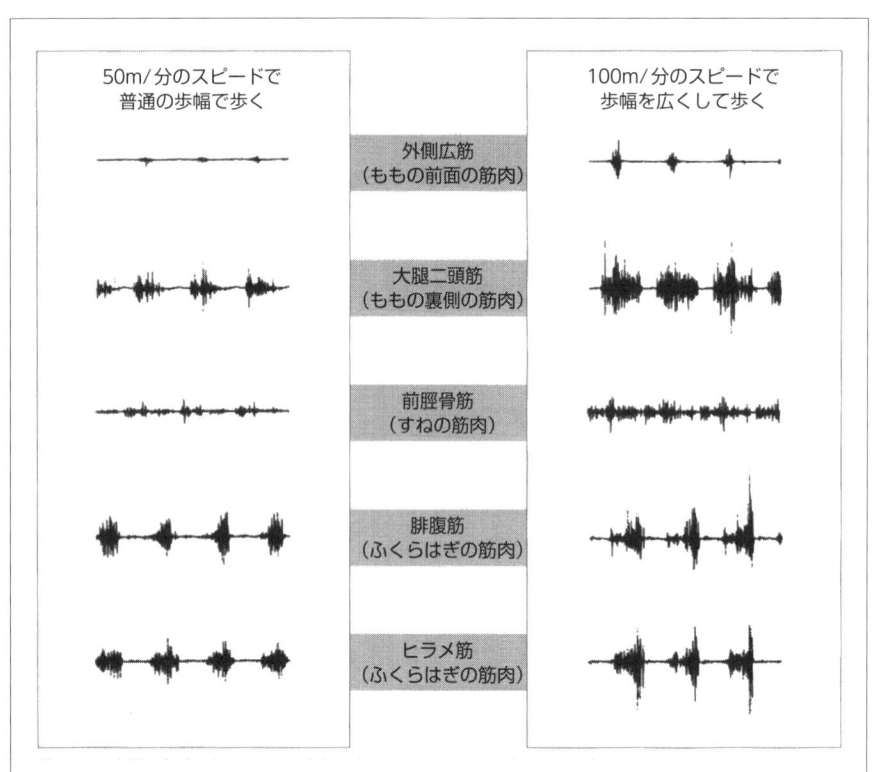

図2.21 歩幅を広げて歩いたときの筋電図の違い
(宮下, 2006[11])

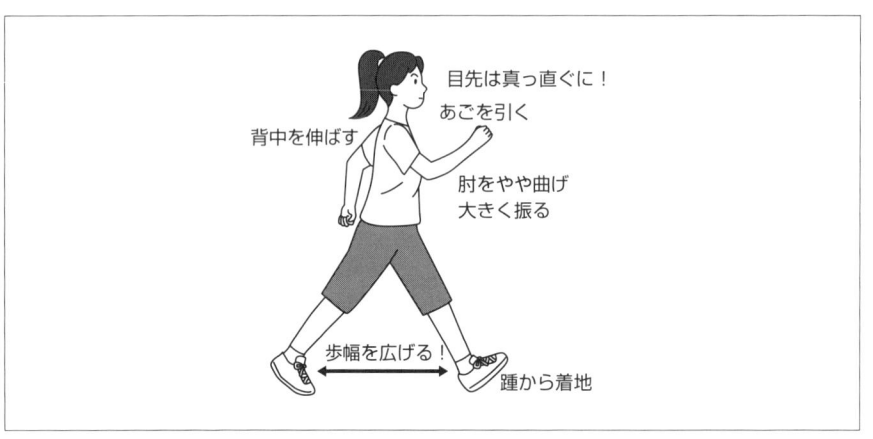

図2.22 望ましいフォームでウォーキングをしよう

| 歩く速さ | 歩幅/身長 (%) | 身長155cm | | 身長165cm | | 身長175cm | |
|---|---|---|---|---|---|---|---|
| | | 歩幅 (cm) | 歩行率 (歩/分) | 歩幅 (cm) | 歩行率 (歩/分) | 歩幅 (cm) | 歩行率 (歩/分) |
| 70m/分 | 37 | 57 | 122 | 61 | 115 | 65 | 108 |
| 90m/分 | 45 | 70 | 129 | 74 | 122 | 79 | 114 |
| 110m/分 | 50 | 78 | 141 | 83 | 132 | 88 | 125 |

歩行率は文献10のデータから算出「歩行率＝速度/歩幅」

表2.9 日本人の歩くスピードと標準的な歩幅と歩行率
(宮下, 2006[11]のデータを筆者が作表)

率*」が80〜110歩,「ふつう歩行」が110〜130歩/分,「速歩」は, 130歩/分以上とされる[11]. 表2.9には, わが国における身長と歩行速度別にみた標準的な歩幅と歩行率を示した. 一般的に歩行速度を増加させると, 歩数の増加とともに歩

＊歩行率（ケイデンス）：単位時間当たりの歩数

表2.10 体型別にみた歩行スピードと歩行率,歩幅,運動強度およびRPE
(Marshallら, 2009[10])

| | 歩行率<br>(歩/分) | 歩幅<br>(cm) | METs | RPE<br>(0〜20) |
|---|---|---|---|---|
| **65 m/分** | | | | |
| 標準体重 | 110 | 63 | 3.3 | 7.5 |
| 過体重 | 107 | 66 | 3.0 | 7.8 |
| 肥満 | 112 | 59 | 3.1 | 8.9 |
| **80 m/分** | | | | |
| 標準体重 | 115 | 69 | 3.9 | 10.1 |
| 過体重 | 113 | 70 | 3.6 | 8.9 |
| 肥満 | 117 | 67 | 3.8 | 9.9 |
| **95 m/分** | | | | |
| 標準体重 | 124 | 75 | 4.9 | 11.9 |
| 過体重 | 121 | 78 | 4.7 | 10.8 |
| 肥満 | 126 | 80 | 5.2 | 12.5 |
| **110 m/分** | | | | |
| 標準体重 | 135 | 80 | 7.1 | 14.3 |
| 過体重 | 132 | 83 | 6.4 | 13.1 |
| 肥満 | 136 | 82 | 7.3 | 14.7 |

平均値のみ表示,歩行率は計数カウンターの値

幅が増加する傾向にある.

　わが国の運動指針[8]によれば,生活習慣病予防には3.0METs以上の運動強度が望ましいとされている.表2.10[10]には,平均年齢32歳（範囲18〜55歳）の男女における体型別,歩行スピード別の歩行率,歩幅と運動強度を示した.この結果からは,3.0METsに該当する歩行率は,体型にかかわらずおおよそ,分速100〜110歩の歩行率に該当するようである.しかし,1.1節に示してあるように,生活習慣病予防には,高い有酸素能力を獲得することが効果的であることから,分速100〜110歩のウォーキングがRPEで"13 ややきつい"未満で行える場合では,運動強度（歩行速度）を上げることが望ましい（自身の有酸素性作業能力に適した運動の強さはRPEで"13 ややきつい"が目安となる（1.2節参照））.すなわち,アスリートなど高い有酸素能力を有している者では,3.0METs程度の運動では,相対的にみて運動強度が低すぎることになる.一方,運動不足者や有酸素性作業能力が低い者では,分速100〜110歩でも効果が期待できるであろう.中年女性を対象とした運動疫学研究によれば,歩行速度が時速3.18km（分速53m）以下の者に比べ,時速4.68km（分速78m）以上の速度で歩行している者では,脳血管障害の発症率が有意に低いことが明らかにされている[6].また,中高年男性を対象とした研究によれば,普段の歩行速度がおおよそ時速6.36km（分速106m）の者は,時速3.18km（分速53m）以下の者に比べ,冠動脈性心疾患の発症率が約50％低いことが示されている[20].脳血管障害や冠動脈性心疾患の発症率が低いグループでは,中〜高強度に概当する速度でウォーキングができる有酸素性作業能力を有していると考えられる.したがって,疾患を予防するた

めには，中等度（3.0〜6.0METs）に該当する歩行率でウォーキングを継続できる有酸素性作業能力を獲得・維持したい．なお，同程度の歩行速度であっても，平坦な道と坂道では大きく運動強度が変わるため，調整が必要である．RPEとともに指標として心拍数や血圧の実測を行うことが望ましい．

なお，ウォーキングの時間は，強度（歩行速度）にもよるが，1回当たり20分以上，週当たり180分以上運動すると，その効果はかなり期待できる．運動の頻度については，週当たり3回以上行うことが望ましい．1回のウォーキング時間が短くても，回数を多くすることで運動量が確保できる．できれば毎日行うことが有効である．

ウォーキングは生活習慣病予防以外に，骨粗鬆症の予防や感染症予防にも効果があることがわかっている．閉経後の女性を対象とした実験では，3.1kgのウエイトを腰につけて50分間ウォーキングを実施したグループでは，1年間で腰椎の骨密度が0.5％増加し，行わなかったグループでは7.0％減少したという報告がある[14]．さらに，やや速い速度で30分間のウォーキングをした場合，白血球の好中球とナチュラルキラー細胞が増加し，急性の短期的な免疫系の反応を引き起こすことが報告されている[15]．毎日のウォーキングにより，感染症に対する防衛能力が改善する可能性を示唆するものである．

## C. 生活習慣病改善のためのウォーキング

ウォーキングの目標歩数は，1日に8,000〜10,000歩とされている．表2.11には1日の平均歩数と身体の各種パラメーターとの関係について示した[1]．通常，1日1万歩が目標とされるが，1万歩以上歩行している群では体脂肪率が低く，内臓脂肪の指標であるウエスト/ヒップ比も有意に小さかったと報告されている．

表2.11　1日の歩数と身体組成
（安部ら，1995）

|  | 万歩計による1日の平均歩数 | | |
| --- | --- | --- | --- |
|  | 8000歩未満 | 8000〜10000歩 | 10001歩以上 |
| 人数（人） | 11 | 10 | 13 |
| 年齢（歳） | 50.1　(6.7) | 82.2　(6.7) | 48.5　(6.1) |
| 身長（cm） | 163.2　(6.8) | 161.7　(6.2) | 163.4　(5.2) |
| 体重（kg） | 68.6　(10.9) | 60.5　(8.1) ** | 57.9　(6.9) ** |
| BMI（kg/m²） | 25.7　(3.2) | 23.1　(2.3) ** | 21.7　(2.3) ** |
| ウエスト/ヒップ比 | 0.93　(0.07) | 0.90　(0.05) | 0.85　(0.08) ** |
| 体脂肪率（％） | 20.6　(3.6) | 17.8　(3.3) | 15.3　(2.7) ** |
| 最高血圧（mmHg） | 128　(10) | 120　(15) | 123　(22) |
| 最低血圧（mmHg） | 78　(9) | 80　(11) | 79　(13) |
| 総コレステロール；TC（mg/dL） | 210　(25) | 197　(28) | 185　(33) ** |
| HDLコレステロール；HDL-C（mg/dL） | 42.5　(6.7) | 46.5　(8.9) | 57.8　(8.6) *,** |
| HDLC/TC比 | 0.21　(0.05) | 0.24　(0.07) | 0.32　(0.06) *,** |

＊：8000〜10000歩の群と10001歩以上の群の有意差
＊＊：8000歩未満の群と8000〜10000歩の群，および10001歩以上の群の有意差
（　）内の数値は標準偏差

表2.12 運動強度別にみた1分当たりの歩数
(天川, 2011[2]) の表を筆者が改変)

| 運動強度（METs） | 1分当たりの歩数 |
|---|---|
| 3.2 | 110 |
| 3.3 | 112 |
| 3.4 | 114 |
| 3.5 | 115 |
| 3.6 | 116 |
| 3.7 | 118 |
| 3.8 | 120 |
| 3.9 | 122 |
| 4.0 | 124 |

＊METs/日は平均運動強度の指標であり，運動量の (kcal) と活動時間 (分) を用いて算出．(運動量／活動時間)／体重÷1.05×60

同様に血中総コレステロールが低く，逆に善玉コレステロールであるHDLが高かった．

しかしながら，1日の歩数が1万歩であったとしても，歩行速度（運動強度）が異なるからその運動量は異なる．糖尿病患者を対象とした先行研究[2]では，減量，血糖値に良好な結果をもたらすためには，1日8,000歩以上，運動強度が2.5 METs/日＊以上と報告されている．これを充足するためには，3.0 METs以上の運動が総歩数の37％以上になる必要がある．すなわち，1日8,000歩中で37％に相当する約3,000歩を3.0 METs以上の運動強度でウォーキングすることが求められ，遂行できれば，生活習慣病改善に効果があるとされている．また，3.6 METs以上のウォーキングを指導する場合，1日の目標が8,000歩ならば，1分当たり116歩のペースで約30分ウォーキング（約3,000歩に相当）を行うと，生活習慣病改善に効果的なウォーキングとなる．表2.12には，この指導で用いられた運動強度と歩数の関係表を示した[2]．なお，糖尿病患者では，必ずしも速歩を行わなくても「ぶらぶら歩き」で，血糖降下作用があることが明らかにされている（図2.23）[18]．

生活習慣病改善のためには，歩行時間（量）を増やすことでも効果が得られるが，歩行速度（質）を考慮することにより，一層効果が得られるようである．なお，有疾患者における運動の可否については4.1節を参照のこと．

## D. いろいろなウォーキング

### (1) 水中ウォーキング

ウォーキングで足が地面に接地するたびに足裏が受ける反力は，体重の約1.2倍といわれている．ちなみにジョギングでは，体重の3〜4倍である．体重の重

図2.23 歩行速度の違いによる食後血糖への影響
(佐久間 他, 2011[18])

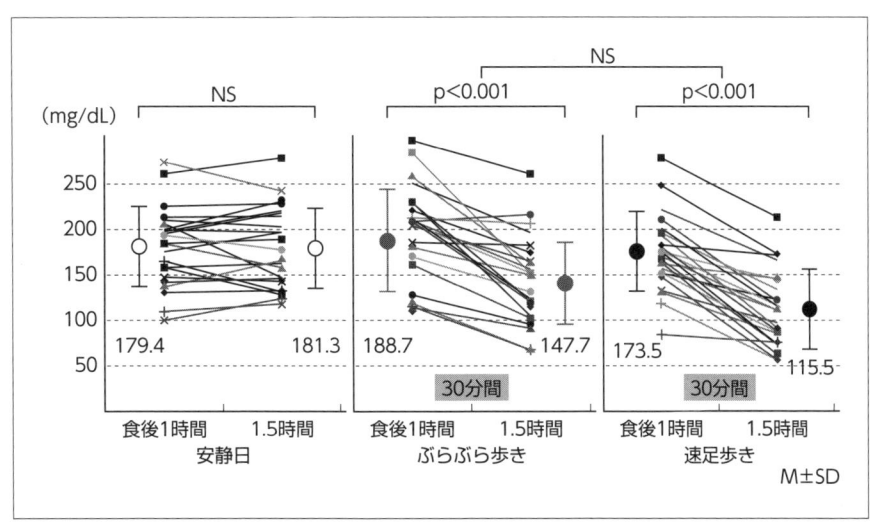

い人や高齢者のように，脚筋力の衰えている方が急にウォーキングを開始すると，膝，足首など下肢への障害を引き起こす危険性が高い．このように，陸上でのウォーキングに支障を来す場合などは，水中ウォーキングが有効である．水中では浮力が作用し，抗重力筋への負荷が低下されるだけでなく，膝や腰への負担も軽減でき，衝撃の緩和により転倒や着地などによる障害の発生を予防できる．また，水の粘性抵抗は空気よりも高いため，水中ウォーキングでは陸上のウォーキングよりも大きな抵抗を受けることになる．同時に，水は熱伝導率が非常に高く，体温よりも低い温度の水中にいるだけで非常に多くのエネルギーを消費する．また，プールでの水中ウォーキングにおけるエネルギー消費量は，水位の増大とともに大きくなる．さらに水中ウォーキング中の酸素摂取量は，速度が同じであれば陸上でのウォーキングよりも大きい．これは，陸上での空気抵抗よりも水の粘性抵抗が大きいためである．したがって，同じ速度でも水中ウォーキングのほうがエネルギー消費量が大きくなる．このことからも，水中ウォーキングは安全で，体重減少と筋力の維持と増進にとって効果の高い運動といえる．

水中でのウォーキングを1週間に2～3回の頻度で8～12週間継続して行うと，体脂肪が減少し，筋肉量が増加，安静時や運動時の心拍数，血中総コレステロールや中性脂肪の減少，血圧の減少，心拍出量，血中HDLの増加する結果が報告されている[11]．

水中ウォーキングは，25mを45～50秒のペースが目安となる．水深は腰よりも浅いと浮力の影響が少なく，衝撃力が緩和されにくいので，胸から腰ぐらいの水深で実施することが望まれる．また，水温は不感温度帯である30～35℃が望ましい．そして目標心拍数は，陸上ウォーキング時に求められたものから10拍/分を差し引いた運動強度で実施するとよい．表2.13には，水中ウォーキングにおける歩行内容とエネルギー消費量を示した[7]．このエネルギー消費量に各自の体重を乗ずると，それぞれの歩行内容で1分間当たりのエネルギー消費量が推

表2.13 水中ウォーキングの種目別エネルギー消費量
（伊藤ら，2011[7]のデータを筆者が作表）

| 歩行内容 | 速度（m/秒） | エネルギー消費量（kcal/kg/分） |
|---|---|---|
| 横向き歩行 | 0.35 | 0.045 |
| 横向き大股歩行 | 0.34 | 0.053 |
| 後ろ向き歩行 | 0.48 | 0.061 |
| 前向き歩行 | 0.35 | 0.062 |
| 前向き腿上げ歩行 | 0.38 | 0.070 |
| やや速い前向き歩行 | 0.60 | 0.073 |
| 前向き歩行ビート板持ち | 0.52 | 0.082 |
| 横向き速歩 | 0.61 | 0.090 |
| 横向き大股速歩 | 0.55 | 0.099 |
| 前向き速歩 | 0.74 | 0.109 |
| 前向き大股速歩 | 0.43 | 0.119 |
| 前向き腿上げジョギング | 0.54 | 0.126 |
| 前向きジョギング | 0.85 | 0.139 |

図 2.24 ノルディック・ウォーキング

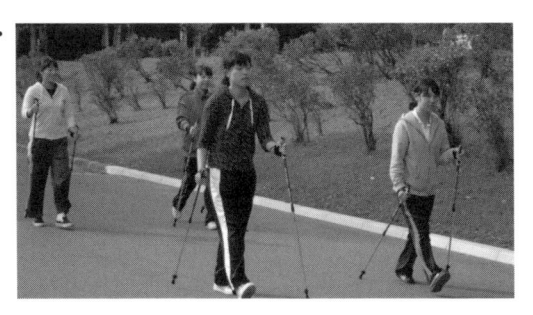

図 2.25 通常歩行とノルディック・ウォーキングの比較
（Church ら，2002[3]のデータを筆者が作図）

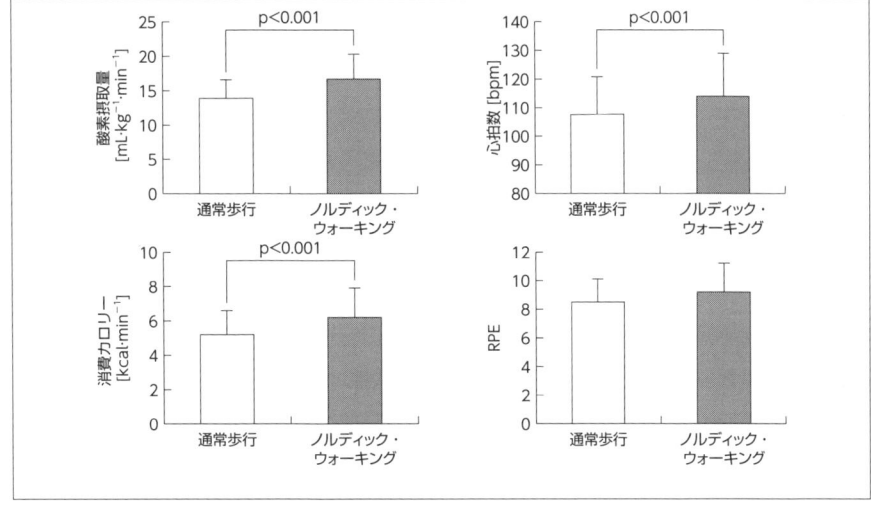

定できる．

### （2）ノルディック・ウォーキング

最近，ストックを持ってウォーキングを行っている人を見かける（図2.24）．これはノルディック・ウォーキングと呼ばれ，北欧を中心に流行している健康増進運動の1つである．ノルディック・ウォーキングは，1930年頃にノルディックスキーの夏季トレーニングとして行われるようになった．現在普及しているノルディック・ウォーキングは，フィンランドが発祥である．このノルディック・ウォーキングは，2001年にフィンランド国民の約50万人が，少なくとも週1回行っている運動で，ジョギングよりも一般的に行われている．フィンランドの人口は約500万人であるから，ノルディック・ウォーキングを国民の10人に1人が行っていることになる．

ノルディック・ウォーキングは通常の歩行よりも上肢を使うため，酸素摂取量[19]，歩幅の増加など身体への負荷を増強させ，代謝を上昇させる効果がある[4]．Churchら[3]は，ノルディック・ウォーキングのフィールド実験を行った結果，RPEには有意な変化が見られなかったが，酸素摂取量は通常歩行よりも約20％増加したことを報告している（図2.25）．また，通常歩行と比べてコレステロールや中性脂肪を低下させ，さらに上体をポールで支えることから脊柱起立筋の筋放電量が減少するとの報告もある（表2.14）[21]．ストックを用いることから，膝関節や股関節など下肢関節への負担軽減が期待できるが，逆に推進力の増加に伴

2.3 生活習慣病予防・改善のための効果的ウォーキング方法

表2.14 6か月間のノルディック・ウォーキングが血液性状に与える効果
（寄本ら，2007[21]）のデータを筆者が作表）

| | 体重 | 腹囲 | BMI | 体脂肪率 | TC | HDL | TG | AI | 血糖値 |
|---|---|---|---|---|---|---|---|---|---|
| 通常ウォーキング | ↓ | ↓ | ↓ | → | ↓ | ↑ | ↓ | ↓ | → |
| ノルディック・ウォーキング | ⇓ | ⇓ | ⇓ | ⇓ | ⇓ | ⇑ | ⇓ | ⇓ | → |

矢印が太いほど効果あり
TC：総コレステロール，HCL：善玉コレステロール，TG：中性脂肪，AI：動脈硬化指数

図2.26 インターバル速歩の効果
（Nemoto, 2005[16]）

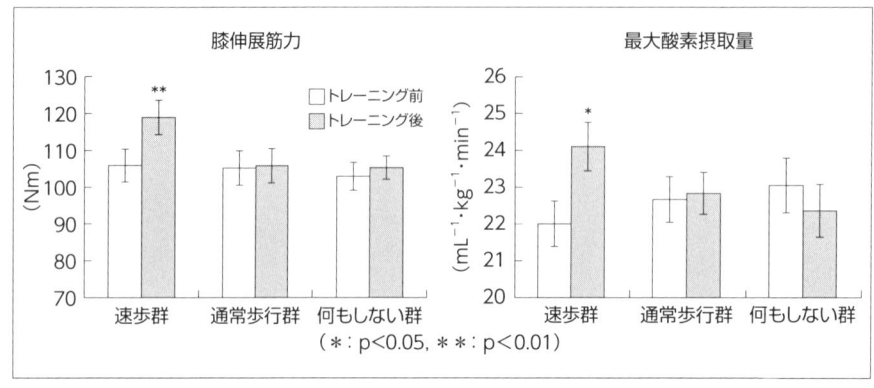

う歩幅の延長により，下肢への負担が増すといった報告もなされている[4]．近年ではノルディック・ウォーキングの効用を利用して，人工関節などの整形外科的疾患のリハビリとしても取り入れられている．

### (3) その他のウォーキング

陸上でのウォーキングは，意外なことに脚筋力はあまり増加しない．このことを改善すべく，松本市で行われている熟年体育大学では，ゆっくりとした歩行と速歩を組み合わせて，それぞれ数分間ずつ繰り返し行うインターバル速歩を開発した[17]．これは，最高酸素摂取量（peakVO$_2$）の40％程度のゆっくりとした歩行を3分間行い，その後，70％ peakVO$_2$の高強度で3分間，これを4セット以上行うものである．このインターバル速歩を週4日以上，1回30分以上行うと，有酸素性能力の指標であるpeakVO$_2$が10％程度増加し，血圧が有意に低下，通常歩行では増加しない膝伸展筋力が10～15％増加した[16]（図2.26）．このように，新しく開発されたインターバル速歩は生活習慣病の危険因子を低下させ[12]，さらにマシンを使ったトレーニングに匹敵する程度の大腿部の筋力増強を起こす効果的なウォーキングと考えられる．

その他に，雪の中をかんじき（スノーシュー）で歩く雪上ウォーキングや海の浅瀬を歩く海中ウォーキング，イギリスが発祥で森林や田園地帯，古い町並みなど地域に昔からあるありのままの風景を楽しみながら歩くフットパスなど，さまざまなウォーキングがある．

日本赤十字北海道看護大学　山本憲志

**参考・引用文献**

1) 安部　孝, 琉子友男編, これからの健康とスポーツの科学, p53, 講談社, 2005
2) 天川淑宏, 糖尿病レクチャー 2(2), pp294-301, 総合医学社, 2011
3) Church, T.S. et al., Res Q Exerc Sport 73: 296-300, 2002
4) Figard-Fabre, H. et al., Eur J Appl Physiol 108: 1141-1151, 2010
5) Hagen, M. et al., J Appl Biomech 27: 22-31, 2011
6) Hu, F.B. et al., JAMA 283: 2961-2967, 2000
7) 伊藤博之 他, アクアビクス・水中歩行. メタボリックシンドロームに効果的な運動・スポーツ, 坂本静男 編著, pp131-141, 2011
8) 厚生労働省, 健康づくりのための運動基準2006～身体活動・運動・体力～. 運動所要量・運動指針の策定検討会, 2006
9) 厚生労働省, 平成20年国民健康・栄養調査報告, 2011
10) Marshall, S.J. et al., Am J Prev Med 36: 410-415, 2009
11) 宮下充正, ウォーキングブック　科学に基づいたウォーキング指導と実践, ブックハウスHD, 2006
12) Morikawa, M. et al., Br J Sports Med 45: 216-224, 2011
13) 内閣府, 体力・スポーツに関する世論調査, 2009
14) Nelson, M.E. et al., Am J Clin Nutr 53: 1304-1311, 1991
15) Nieman, D.C. et al., Med Sci Sports Exerc 37: 57-62, 2005
16) 能勢　博, 環境生理学, 本間研一, 彼末一之 編著, p372, 北海道大学出版会, 2007
17) Nose, H. et al., J Physiol 587: 5569-5575, 2009
18) 佐久間貞典他, 糖尿病レクチャー 2(2), pp311-317, 2011
19) Schiffer, T. et al., Med Sci Sports Exerc 41: 663-668, 2009
20) Tanasescu, M. et al., JAMA 288: 1994-2000, 2002
21) 寄本　明 他, ウォーキング研究 11：133-141, 2007

# 第3章
# 介護予防のための運動処方

# 3.1 介護予防と身体活動

## A. わが国における高齢化の現状と将来像

わが国の総人口は，平成22（2010）年10月1日現在で1億2,806万人，そのうち，65歳以上の高齢者人口は過去最高の2,958万人（前年2,901万人）となり，総人口に占める65歳以上人口の割合（高齢化率）は23.1％（前年22.7％）となった（平成23年版 高齢社会白書）．また，75歳以上である後期高齢者の人口増加（1,430万人）が著しく，前期高齢者（65～74歳）の人口（1,528万人）に迫っている（表3.1）．

さらに高齢化は進み，2015年には高齢者が3,000万人を超え，2042年以降に高齢者人口が減少に転じるまで増え続ける．2055年には，高齢化率は40.5％に達し，2.5人に1人が65歳以上となり，後期高齢者だけでも総人口の26.5％となると推定されている（図3.1）．

平均寿命は，平成21（2009）年現在，男性が79.59年，女性が86.44年であり，2055年には男性が83.67年，女性が90.34年と，女性の平均寿命は90年を超え

**表3.1 高齢化の現状**
資料：総務省「人口推計」（10月1日現在）

| | | 平成22年10月1日 | | |
|---|---|---|---|---|
| | | 総数 | 男 | 女 |
| 人口（万人） | 総人口 | 12,806 | 6,236<br>（性比）94.9 | 6,570 |
| | 高齢者人口（65歳以上） | 2,958 | 1,264<br>（性比）74.7 | 1,693 |
| | 65～74歳人口（前期高齢者） | 1,528 | 720<br>（性比）89.0 | 808 |
| | 75歳以上人口（後期高齢者） | 1,430 | 545<br>（性比）61.5 | 885 |
| | 生産年齢人口（15～64歳） | 8,152 | 4,102<br>（性比）101.3 | 4,050 |
| | 年少人口（0～14歳） | 1,696 | 869<br>（性比）105.2 | 827 |
| 構成比（％） | 総人口 | 100.0 | 100.0 | 100.0 |
| | 高齢者人口（高齢化率） | 23.1 | 20.3 | 25.8 |
| | 65～74歳人口 | 11.9 | 11.5 | 12.3 |
| | 75歳以上人口 | 11.2 | 8.7 | 13.5 |
| | 生産年齢人口 | 63.7 | 65.8 | 61.6 |
| | 年少人口 | 13.2 | 13.9 | 12.6 |

（注1）「平成22年国勢調査人口速報集計」による人口を基準としている．
（注2）「性比」は，女性人口100人に対する男性人口
＊平成22年国勢調査人口速報集計結果を基に遡及的に補正した暫定値は12,803（万人）

**図3.1 高齢化の推移と将来推計**
(平成23年版 高齢社会白書[1])

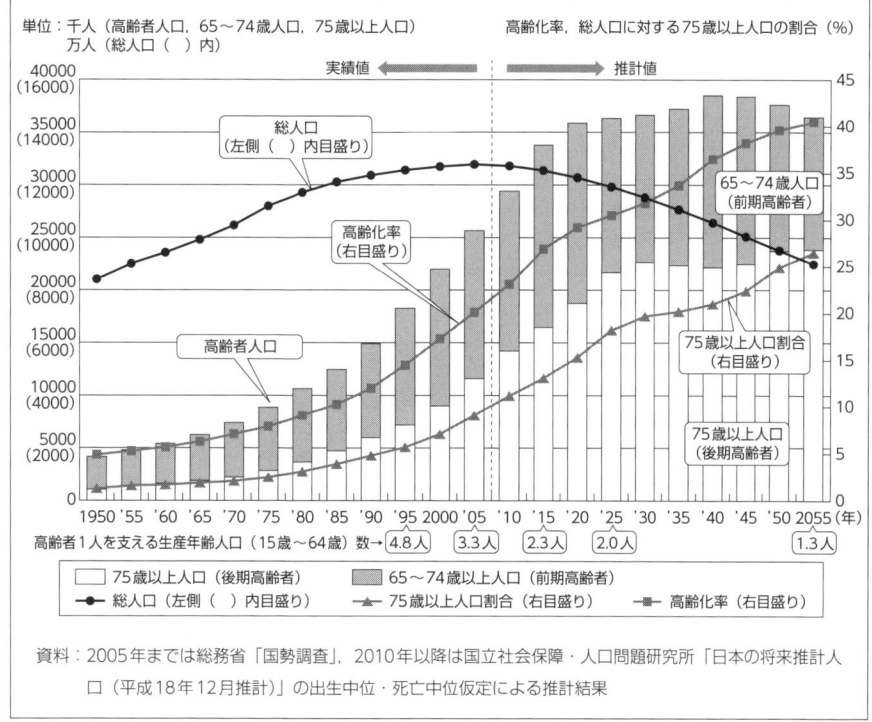

**図3.2 平均寿命の推移と将来推計**
(平成23年版 高齢社会白書[1])

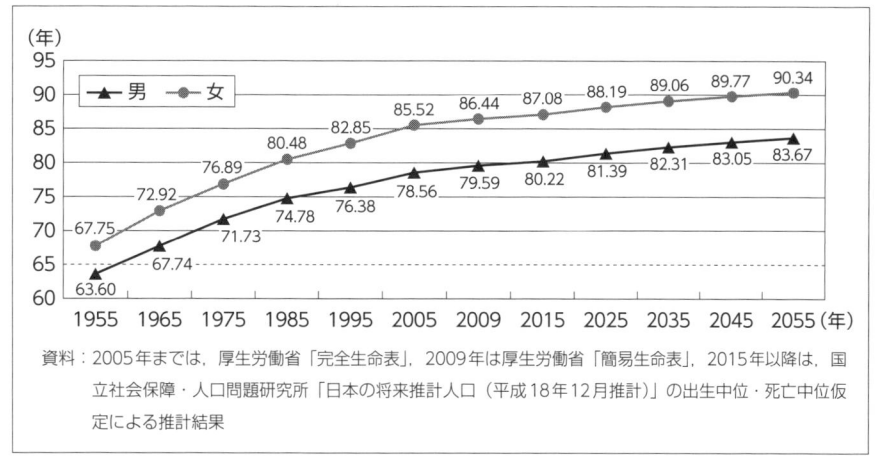

ると予測されている（図3.2）.

## B. 高齢者の身体機能的特徴

　高齢者になると，個人差はあれ誰でも老いを感じるようになる．ものが見えにくい（老眼），音が聞こえにくい（老人性難聴）ことから，年齢を感じるようになる．あるいは，鏡に映った自分を見て，白髪や皮膚のしわ，前屈み姿勢などから老いを感じる．このように，加齢変化は身体機能に生じやすい．

### （1）形態的な変化

　身長は，40歳代から減少し始め，60〜70歳代でその減少率は最大となる．体重は中年期に増加（いわゆる中年太り）し，老年期で減少する．

老年期の姿勢変化で特徴的なのは，円背姿勢（腰が曲がり背中が丸くなった状態）である．この円背姿勢の発生には，骨粗鬆症，背筋力の弱化，農業などの職業的な要因が関与する．

### (2) 骨の変化

健常成人では，骨組織における骨形成と骨吸収の動態バランス（骨リモデリング）が適切に保たれている．しかし，この調節が老化（閉経や各種薬剤の影響も大きい）により崩れると，骨吸収が骨形成より優位となり骨量が減少する．病的に骨量が減少した状態を骨粗鬆症という．

### (3) 筋の変化

老化により筋も萎縮する．この高齢者特有の筋萎縮を「サルコペニア」という．中年期以降，骨格筋の形態は退行変化するが，老化により筋の断面積は減少し，筋線維のサイズも減少する．これは特に伸筋において著しい．筋線維サイズの減少は，一般的にはタイプⅡ線維（速筋線維）がより減少する．また筋線維の数は変化しないという報告もあるが，減少するという報告が多い．

筋力は，25歳前後にピークを迎え，60歳代ではピーク時の約60％にまで低下するといわれている．また，上肢より下肢の筋力低下が著しい．

### (4) 神経の変化

中枢神経系および末梢神経系ともに，老化によりその機能は低下する．脳はさまざまな神経細胞が集まり，複雑な神経回路を形成して情報を統合処理するが，その神経細胞が老化により減少する．特に大脳は全般的に萎縮し，なかでも前頭葉と後頭葉の萎縮が著しい．

末梢神経では，神経線維密度の低下や脊髄前角の運動ニューロン数の減少が起こる．

### (5) 感覚の変化

高齢者では一般に視力が低下する．老眼は，レンズの役割をする水晶体の弾性が低下し，調節機能が低下したことにより生じるもので，40歳代から始まることが多い．また，老眼により明暗順応や深視力（両目をバランスよく使って距離を把握する力）の低下，眼精疲労を起こしやすいなどの視覚機能も変化する．この他，高齢者に特有の眼の疾患として白内障がある．白内障は，水晶体が混濁し，不透明になることにより生じる．

老化により聴覚，味覚，臭覚も低下する．聴覚は，特に高い音が聞こえにくくなる（老人性難聴）．味覚には酸味，甘味，苦味，塩味，うま味の5つがあるが，味覚受容器である味蕾の数が減少することにより，特に塩味と苦味の感覚が低下する．

皮膚感覚については，触覚と振動覚は老化により低下することが明らかとなっている．これは，皮膚の弾力性の低下と感覚受容器であるマイスネル小体とパチニ小体の数の減少が原因とされている．

### (6) 持久力の変化

持久力も老化により低下する．持久力は最大酸素摂取量（V̇O₂max）で評価されることが多いが，最大酸素摂取量は10年で10％低下するといわれる．ただし，この持久力の低下は日常での活動量の減少の影響が大きく，高齢者でも運動を積極的に行うことにより持久力の低下を抑制することができる．

### (7) 歩行の変化

一般に高齢者の歩行パターンは，若年者より歩幅が短く，速度が減少する．高齢者は若年者に比べ，歩行速度が10％〜20％減少するといわれるが，それは両脚支持期の時間延長，歩行率の減少，歩幅の減少によって起こる．

### (8) 姿勢調節の変化

歩行の安定性は姿勢制御に依存し，姿勢調節機構は視覚系，前庭迷路系，固有感覚系などからの求心性情報に基づいて制御される．高齢者ではこの姿勢調節機能が低下するが，特に75歳以上で著明となり，高齢者の転倒に関係する．また，通常の立位姿勢よりも片足で眼を閉じると，高齢者と若年者の差が明らかになる．

## C. 介護予防とは

### (1) 要介護高齢者の急増

高齢者の要介護者数は急速に増加しており，特に75歳以上で割合が高い．65歳以上の要介護認定者数は平成20（2008）年には452.4万人となり，2001年と比べて164.7万人も増加している．

介護が必要となった主な原因をみると，要支援者では「関節疾患」が20.2％，「高齢による衰弱」が16.6％の順となっている．要介護者では「脳血管疾患（脳卒中）」が27.3％，「認知症」が18.7％の順となっている（図3.3）．

### (2) 介護予防の重要性

介護予防とは，高齢者が要介護状態になることをできる限り防ぐ（発生予防）ことであり，要介護状態になっても状態がそれ以上悪化しないようにする（維

**図3.3 介護が必要となった主な原因**
（資料：厚生労働省「平成19年 国民生活基礎調査」）

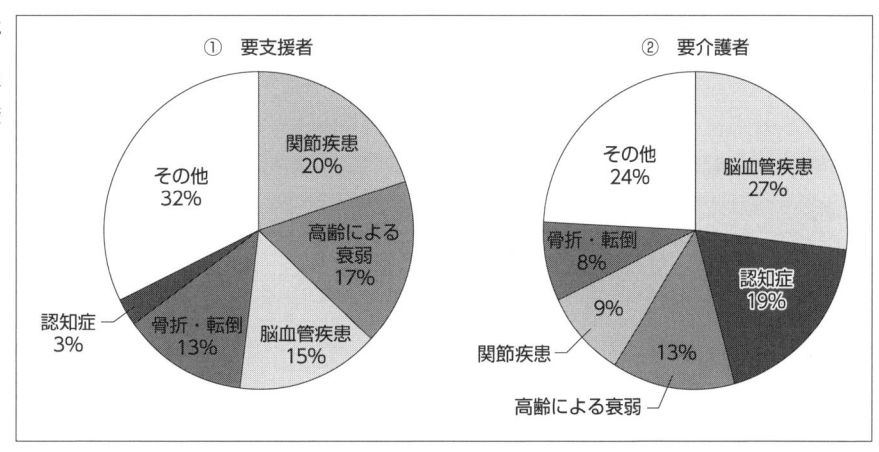

持・改善）ことである．

　介護を必要とする高齢者を社会全体で支える仕組みとして，2000年より始まった介護保険制度は，介護予防の観点からは不十分であった．特に，要支援者と要介護1の認定者が多く，認定者全体の約半数を占めている．そこで，2006年の介護保険制度の改正により，介護予防を重点施策とした予防重視型システムへの転換が図られた．

　要介護の原因をふまえた効果的な介護予防を行うため，要支援者および軽度の要介護者については，筋力の維持・向上，転倒予防（バランス・歩行能力の向上など），骨折予防（骨粗鬆症の予防），認知症予防が重要となる．なお，それらの具体的な運動による予防対策については後述（第3.2節～3.4節参照）されるため，ここでは省略する．

### (3) 介護予防に必要な身体活動

　介護予防を効果的に行うためには，個人の状態に合わせた運動が必要となるため，画一的に論じることは難しい．ただし，①有酸素運動（ウォーキングや健康体操など強度の低い運動），②レジスタンス運動（筋力，パワー，筋持久力を高めるための運動），③バランス運動，④柔軟性運動などを組み合わせて実施することにより，その効果が報告されている．

　高齢者では，健康度の高い人から介護が必要な人まで，その自立度に大きな差がある．健康で元気な高齢者に対する運動指導では，介護予防よりむしろ生活習慣病予防が主となり，有酸素運動がその中心となる．後期高齢者や体力が低下し，自立度に不安が生じた高齢者では，転倒予防を主目的とした運動指導が行われることが多い．その場合は，有酸素運動に加えて筋・骨格系を強化するためのレジスタンス運動やバランス運動が重要となる．なお，運動に伴う障害予防や疲労回復を目的として，高齢者の状態に応じたストレッチなどの柔軟性運動を行う必要がある．

　また，最近では特別な運動を行うのではなく，その人のライフスタイルに関連した身体活動（例えば家事や庭仕事など）の重要性が指摘されている．生涯にわたって，活動的で自立した生活を送るためには，定期的な運動のみでは無理があり，その人に合わせた趣味や社会活動が必要であろう．それら身体活動と定期的な運動を組み合わせて身体活動量を増やすことが，効果的な介護予防につながると考えられる．

### (4) 要介護予備群を見極める

　介護予防を効果的に行うためには，要介護予備群（要介護になる危険度の高い高齢者）を見極め，重点的に介護予防対策を講じる必要がある．介護保険制度における予防重視型システムの一環として，要介護予備群を特定高齢者と位置づけ，そのスクリーニングが各自治体で行われている．まず，日常生活の状況に関する25項目からなる基本チェックリスト（表3.2）を用いて，特定高齢者の候補者を選出する．市町村は，特定高齢者の候補者に選定された人に対して，身体機

**表3.2 健康度評価のための質問票（基本チェックリスト）**

（財団法人 長寿科学振興財団ホームページ (http://www.tyojyu.or.jp/hp/page000000800/hpg000000790.htm) より引用）

| No. | 質問項目 | 回答（いずれかに○をお付け下さい） | |
|---|---|---|---|
| 1 | バスや電車で1人で外出していますか | 0. はい | 1. いいえ |
| 2 | 日用品の買物をしていますか | 0. はい | 1. いいえ |
| 3 | 預貯金の出し入れをしていますか | 0. はい | 1. いいえ |
| 4 | 友人の家を訪ねていますか | 0. はい | 1. いいえ |
| 5 | 家族や友人の相談にのっていますか | 0. はい | 1. いいえ |
| 6 | 階段を手すりや壁をつたわらずに昇っていますか | 0. はい | 1. いいえ |
| 7 | 椅子に座った状態から何もつかまらずに立ち上がっていますか | 0. はい | 1. いいえ |
| 8 | 15分位続けて歩いていますか | 0. はい | 1. いいえ |
| 9 | この1年間に転んだことがありますか | 1. はい | 0. いいえ |
| 10 | 転倒に対する不安は大きいですか | 1. はい | 0. いいえ |
| 11 | 6ヵ月間で2～3kg以上の体重減少がありましたか | 1. はい | 0. いいえ |
| 12 | 身長　　cm　体重　　kg（BMI＝　　）(注) | | |
| 13 | 半年前に比べて固いものが食べにくくなりましたか | 1. はい | 0. いいえ |
| 14 | お茶や汁物等でむせることがありますか | 1. はい | 0. いいえ |
| 15 | 口の渇きが気になりますか | 1. はい | 0. いいえ |
| 16 | 週に1回以上は外出していますか | 0. はい | 1. いいえ |
| 17 | 昨年と比べて外出の回数が減っていますか | 1. はい | 0. いいえ |
| 18 | 周りの人から「いつも同じ事を聞く」などの物忘れがあると言われますか | 1. はい | 0. いいえ |
| 19 | 自分で電話番号を調べて，電話をかけることをしていますか | 0. はい | 1. いいえ |
| 20 | 今日が何月何日かわからない時がありますか | 1. はい | 0. いいえ |
| 21 | （ここ2週間）毎日の生活に充実感がない | 1. はい | 0. いいえ |
| 22 | （ここ2週間）これまで楽しんでやれていたことが楽しめなくなった | 1. はい | 0. いいえ |
| 23 | （ここ2週間）以前は楽にできていたことが今ではおっくうに感じられる | 1. はい | 0. いいえ |
| 24 | （ここ2週間）自分が役に立つ人間だと思えない | 1. はい | 0. いいえ |
| 25 | （ここ2週間）わけもなく疲れたような感じがする | 1. はい | 0. いいえ |

（注）BMI＝体重(kg)÷身長(m)÷身長(m)が18.5未満の場合に該当とする

（平成18年3月31日　老発第0331027号　保健事業実施要領の一部改正について）

能評価の結果などを勘案した医師の判断をふまえ，特定高齢者を決定する．

## D. 高齢者の身体機能評価

### (1) 高齢者用　新体力テスト[6]（文部科学省）

身体機能評価には，それぞれの機能に合わせて多種多様な評価方法がある．文部科学省では，65歳以上の高齢者における体力・運動能力調査として，日常生活活動（ADL）についてスクリーニングを実施した後，①握力，②上体起こし，

③長座体前屈，④開眼片足立ち，⑤10m障害物歩行，⑥6分間歩行を行っている（図3.4）．この6種類の測定を行うことにより，高齢者の筋力，柔軟性，平衡機能，俊敏性，持久力を評価できる．各年代別のそれぞれの平均値を表3.3に示す．

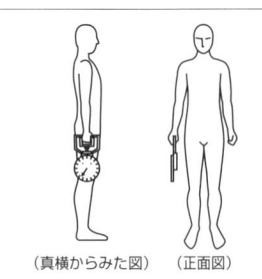

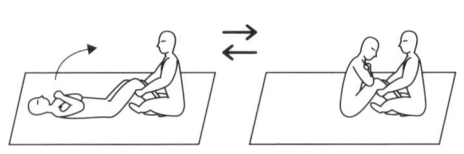

**図3.4 高齢者用新体力テスト**[7]（文部科学省）

① 握力
直立姿勢で両足を左右に自然に開き腕を自然に下げ，スメドレー式握力計を身体や衣服に触れないようにして力一杯握りしめる．

② 上体起こし
マット上で仰臥位をとり，両膝を90度曲げて両腕を胸の前で組む．補助者は図のように下肢を固定して，30秒間に何回上体を起こせるかを記録する．

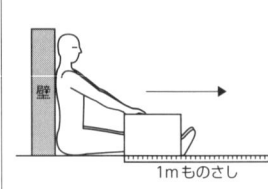

③ 長座体前屈
長座位をとり，壁に背と殿部をつけた姿勢から肘を伸ばしたままゆっくりと前屈し，箱全体を前方へ滑らせる．その際，膝が曲がらないよう注意する．

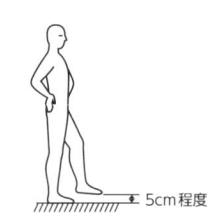

④ 開眼片足立ち
素足で，両手を腰に当て，120秒を上限に片足立ちで保持できる時間を記録する．

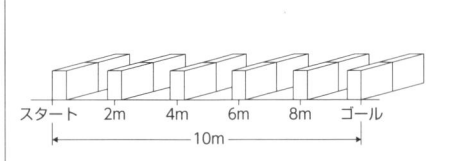

⑤ 10m障害物歩行
スタートラインにできるだけ近づいて両足をそろえて立つ．障害物をまたぎ越しながら，できるだけ速く歩く時間を記録する．その際，走らないように注意する．

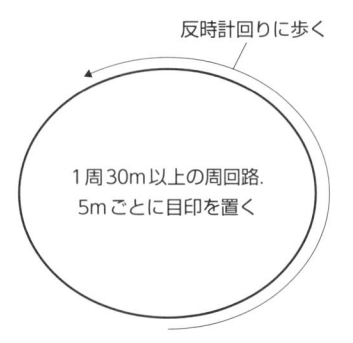

⑥ 6分間歩行
普段歩く速さで6分間歩行し，その距離を5m単位で記録し，5m未満は切り捨てる．走らないよう注意する．

**表3.3 高齢者用新体力テストの平均値**
(資料：平成19年度 体力・運動能力調査結果統計表（文部科学省）)

| 項目 | 年齢 | 男子 標本数 | 男子 平均値 | 男子 標準偏差 | 女子 標本数 | 女子 平均値 | 女子 標準偏差 |
|---|---|---|---|---|---|---|---|
| 握力 | 65-69 | 940 | 39.09 | 5.96 | 940 | 24.65 | 4.30 |
| | 70-74 | 937 | 36.98 | 5.85 | 940 | 23.25 | 4.27 |
| | 75-79 | 920 | 34.55 | 5.79 | 890 | 22.03 | 4.34 |
| 上体起こし | 65-69 | 940 | 13.76 | 5.89 | 939 | 7.58 | 5.95 |
| | 70-74 | 931 | 11.57 | 6.07 | 937 | 6.38 | 5.70 |
| | 75-79 | 903 | 9.92 | 5.92 | 841 | 5.65 | 5.32 |
| 長座体前屈 | 65-69 | 940 | 37.58 | 10.30 | 940 | 40.88 | 9.20 |
| | 70-74 | 936 | 36.83 | 10.46 | 940 | 39.52 | 9.32 |
| | 75-79 | 921 | 34.70 | 10.53 | 893 | 37.61 | 9.21 |
| 開眼片足立ち | 65-69 | 940 | 82.01 | 42.72 | 940 | 77.46 | 42.26 |
| | 70-74 | 932 | 67.18 | 43.32 | 940 | 60.31 | 43.43 |
| | 75-79 | 912 | 48.38 | 40.12 | 874 | 40.68 | 36.69 |
| 10m障害物歩行 | 65-69 | 940 | 6.18 | 1.27 | 940 | 7.01 | 1.33 |
| | 70-74 | 925 | 6.64 | 1.41 | 937 | 7.57 | 1.65 |
| | 75-79 | 885 | 7.13 | 1.50 | 844 | 8.27 | 1.66 |
| 6分間歩行 | 65-69 | 940 | 623.14 | 93.85 | 940 | 573.59 | 96.94 |
| | 70-74 | 913 | 590.24 | 89.10 | 940 | 545.28 | 78.17 |
| | 75-79 | 859 | 554.93 | 93.53 | 803 | 508.94 | 88.33 |

### (2) その他の身体機能評価

身体機能が低下してくると，高齢者用新体力テストのうち，「上体起こし」，「10m障害物歩行」，「6分間歩行」の測定を行うことが難しくなる．虚弱高齢者の身体機能評価として，①ファンクショナルリーチテストと，②タイムドアップアンドゴーテスト（Timed Up and Go；TUG）が行われることが多い．

#### ①ファンクショナルリーチテスト（図3.5）

立位で，片方の肘をまっすぐに伸ばしたまま，肩を90度あげる（床面と水平の高さ）．その状態から，足を動かさずにできるだけ遠くに手を伸ばす．開始姿勢から最終姿勢の変化を距離（cm）で評価する．このテストは，立位における前方へのバランス評価として，簡便で定量的に計測できるため，国際的にも広く利用されている．

#### ②タイムドアップアンドゴーテスト（図3.6）

椅子から立ち上がり，3m先に置かれた目標物（ポール）を回って，椅子に戻り，座るまでの一連の動作に要する時間を測定する．このテストは，立位や歩行における動的バランスを評価する指標である．

特に障害のない健常高齢者であれば10秒以内に可能であり，20秒以内であれば屋外に外出が可能，30秒以上を要する場合は起居動作や日常生活における諸動作に介助が必要となる．また，13.5秒以上かかれば転倒の危険性が高まるとされている．

京都橘大学　村田　伸

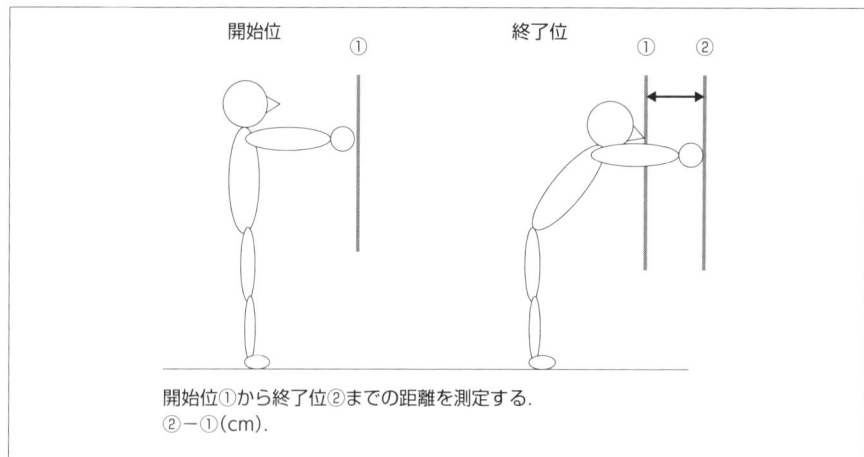

図3.5 ファンクショナルリーチテスト

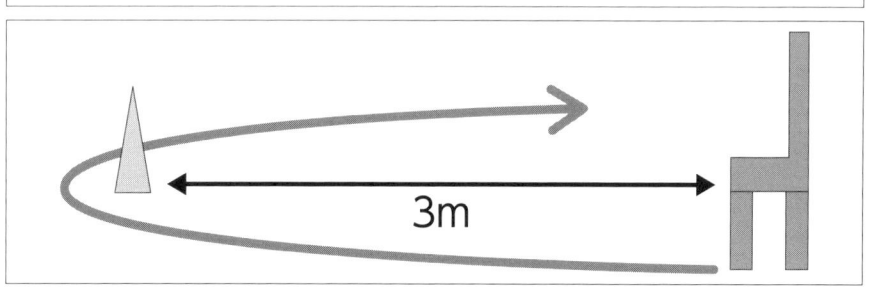

開始位①から終了位②までの距離を測定する.
②－①(cm).

図3.6 タイムドアップアンドゴーテスト

## 参考・引用文献

1）平成23年版　高齢社会白書
2）福祉士養成講座編集委員会編,老人福祉論第5版,pp.170-200,中央法規,2007
3）村田　伸,老年期の発達,大城昌平編,リハビリテーションのための人間発達学,pp.107-121,メディカルプレス,2010
4）佐藤祐三編,高齢者運動処方ガイドライン,pp.1-32,南江堂,2002
5）林　泰史編,イラスト高齢者の生活援助,pp.22-44,文光堂,2007
6）内山　靖 他,臨床評価指標入門,pp.94-159,共同医書,2003
7）文部科学省編,新体力テスト―有意義な活用のために,pp.117〜132,ぎょうせい,2000

# 3.2 骨粗鬆症の予防と対策

## A. 健康で，丈夫な骨

"からだ"は旧体字では"體"と書いた．正に健康なからだは豊かで，強靭な骨格に宿るということであろうか．人体もまず大切なことは，土台を築くということである．さらに運動やスポーツをするための動作，あるいは一般生活での物を運ぶなど，すべての身体活動の源は活発な健脚が主役をなし，それは強靭な骨・筋の連関が巧みに機能するからである．もちろん，動きの原動力は骨格筋の収縮であるが，この収縮が関節を動かし，骨への機械的ストレスを課し，結果的に，健康な骨づくりにかかわっていることになる．

骨は，有機物質である基質と無機成分である骨塩（bone mineral）から成っている．前者はコラーゲン線維とその線維間に多糖体が存在し，後者はカルシウム，りん酸，炭酸，クエン酸，イオン等である．健康な骨は骨塩量，骨密度が高く，骨強度が大きい．丈夫で強靭な骨をつくるには，(a) 骨形成に欠かすことのできない栄養素（カルシウム，ビタミンD等）の適切な摂取，(b) ある程度強い強度のメカニカルストレス運動（機械的荷重）を適宜行うこと，寝たきりになったような場合，他動的でも積極的に筋を動かすようにすること，(c) 骨代謝に関係するホルモンの分泌が正常であるかどうか，特に女性はチェックすることが大事である．これらの条件は発育期，中年期，高齢期と加齢や性別によって変化し，年代によって，それぞれ留意点の違いを心得る必要がある．特に女性では閉経によって女性ホルモンであるエストロゲンの分泌が著しく減少するので，骨代謝に影響し，骨形成を促進することが十分できなくなる．閉経後の女性で骨折が多いのはその理由である．

図3.7は男女の年代と平均最大骨量の推移を示している．男性も女性も平均最大骨量は若年期に著しく上昇し，青年期で最大に達すると下降を開始する．その傾向は同じであるが，骨量の絶対値の差が男女で大きく違い，この差が男女の骨強度に反映していると思われる．すなわち，**最大に骨量が達する若年期においていかに高めておくかということが重要となる**．また，骨量がグラフ中の灰色のゾーン内になった場合は，静かに骨粗鬆症が進んでいると捉え，予防は万全を期すことが求められる．

## B. 骨代謝，骨量，骨強度

骨代謝には，古い骨細胞を吸収（骨吸収）する破骨細胞と，骨細胞を形成（骨形成）する骨芽細胞がかかわっている．楠原によると，1年間で全身の骨量の約20〜30％が新しく形成され，新しい骨組織に入れ替わると述べている[2]．これ

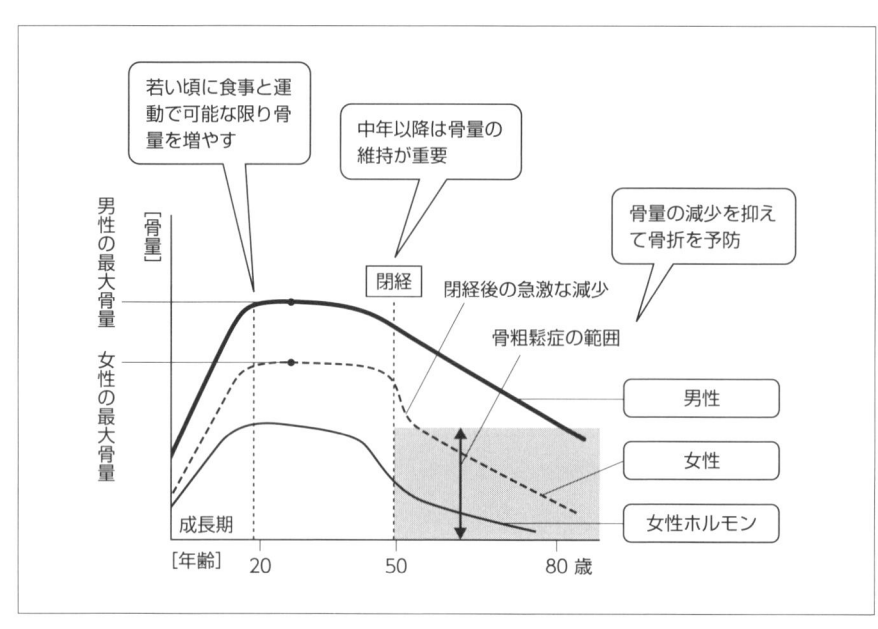

**図3.7 発育期, 中年期, 高齢期の骨量と女性ホルモンの推移**
(白木正孝(監), 2010[1]を改変)

が骨のリモデリング（再構築）で，3か月周期で行われている．したがって，骨代謝とは骨吸収と骨形成の代謝的ダイナミックスであり，バランスがとれていれば，骨量は一定に保たれる．骨強度は基本的には骨量によるが，骨の構造，骨基質と骨塩量の比率にも関係してくる．

図3.8は，健常人と骨粗鬆症患者の骨細胞を比較したものである．明確に骨粗鬆症の場合，骨量が少なく，骨梁の断裂が確認できる．このように，何らかの理由で骨の粗化（骨吸収が上回る）が起きると，構造的に骨が脆くなる．骨量（骨塩量）が減少し，構造的に脆弱になれば，骨強度の低下に反映する．

## C. 老人の転倒と骨折の起きやすい部位

高齢になると左右の脚力がアンバランスに低下し，平衡機能（平衡性）も落ち，転倒しやすくなる．しかも突然の転倒であるので，対応が遅れ，図3.9のようにお尻から急激に転んだりすることが多い（大腿骨近位部や椎体の骨折）．転

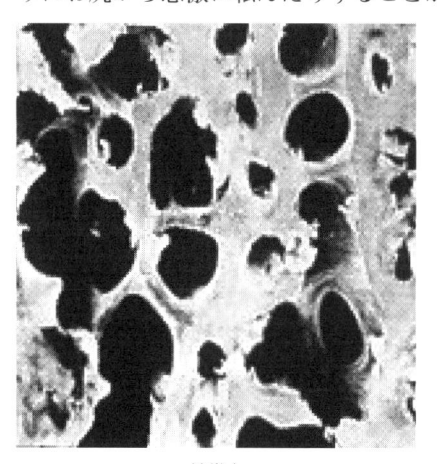

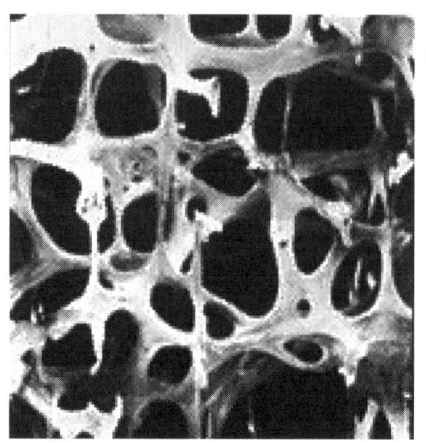

**図3.8 健常人と骨粗鬆症患者の骨組織像**
(野田政樹, 2010[3])

んだ衝撃が大きい場合，とっさに手をつくことで，肩（上腕骨）や手首（橈骨）の骨折が起きやすい．この防御の1つは，重心を一瞬に低くして，衝撃を和らげることであるが，大腿の伸展筋が関与するこの動作では，なかなか難しい．それは，重心を低くするには屈筋の働きで十分であるが，必ず伸筋（大腿四頭筋）が反動作として協調する必要があるからである．しかしながら，高齢になると大腿四頭筋の萎縮率が大きく，これが動きの平衡性や協応性を欠く原因となる．

野田は大腿骨頸部骨折に関して，その転倒の危険因子をあげ，1）筋力（筋量）の低下，2）平衡性の低下，3）視力の低下，4）ベンゾジアゼピン薬の服用（不安，興奮の抑制），5）全体的な健康レベルの低下などをあげている[3]．また，その転倒による骨折の危険因子について，1）転倒を防ぐ力の低下，2）側道をうまく歩けないこと，3）年齢，4）低骨量，5）望ましくない骨の形状，6）過剰な骨吸収などを指摘している．

骨折・転倒の予防対策として，年齢や性別による関与はともかく，運動処方による対策は全身を支える**脚の伸展力や屈曲力をまず鍛えること**であろう．

毎日，数段の階段を数回，昇り降りするのも手軽な対策で，特に降りるときに伸筋を鍛え，バランス感覚を同時に養うことができる．

## D. 骨粗鬆症の予防と運動の効果

骨組織の正常な発達は骨形成を促進する条件を整えることであることは前述したとおりであるが，特に年齢を問わず運動を積極的に行うこと，カルシウム，ビタミンDなどを適切な量摂取すること，またビタミンDをつくるために適度に日光浴をすることが大切である．この中で最も重要なことは，骨組織に機械的なストレスを与えることであるが，それは筋運動を介してストレスを与える方法以

**図3.9** 高齢者の転倒による骨折しやすい部位

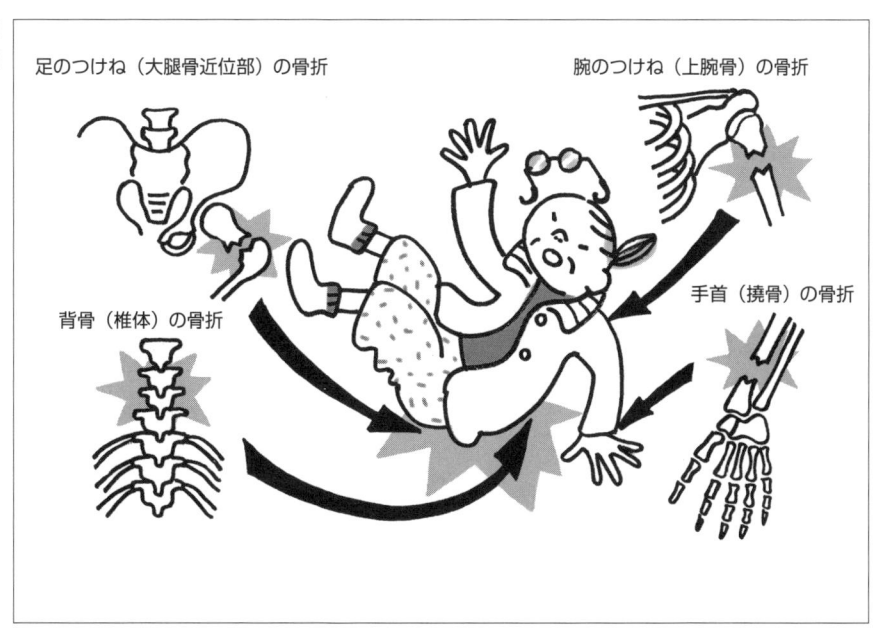

外に策はない．

　図3.10の結果は，ほとんど運動経験がない男性12名（60～72歳）に12週間，レジスタンス脚筋運動（1RMの80％）のトレーニングを行ったときの最大筋力の結果である．トレーニング終了時に最大筋力は，伸筋で107.4％，屈筋で226.7％増加することを認めている．高齢者における筋力の増加の可能性を示した貴重な報告である[4]．

　では運動することによって，骨密度の高い，丈夫な骨は達成できるのだろうか．

　図3.11は，腰椎（L2-4）骨密度に関与する週当たりの運動時間を表している．運動をしている人が約60％で運動をしていない人が約40％であるが，週当たりの運動時間が長いと，腰椎の骨密度が統計的に有意に高いことが明らかである．また，栄養摂取が十分である場合は，骨密度にはカルシウム摂取量よりも運動時

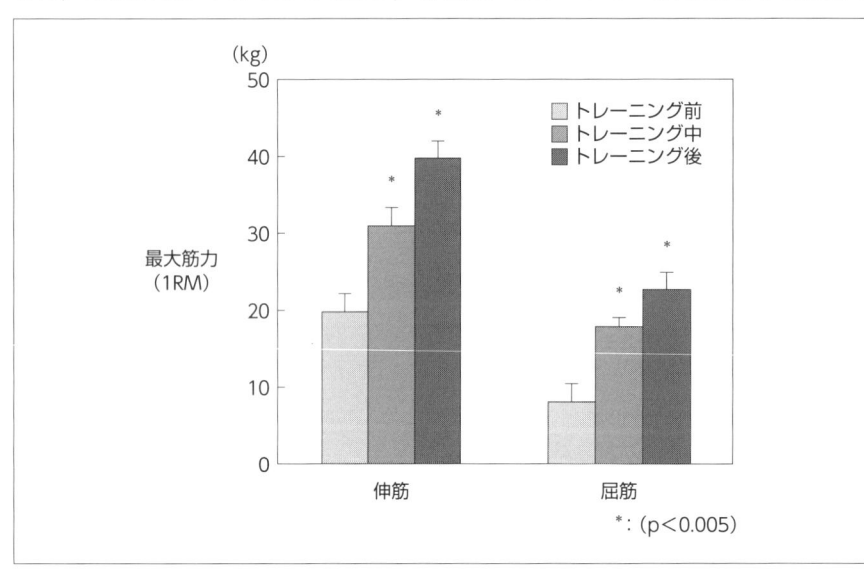

**図3.10　高齢者に12週間の筋力トレーニングを行ったときの最大筋力の変化**
（Fronteraら，1988[4]）

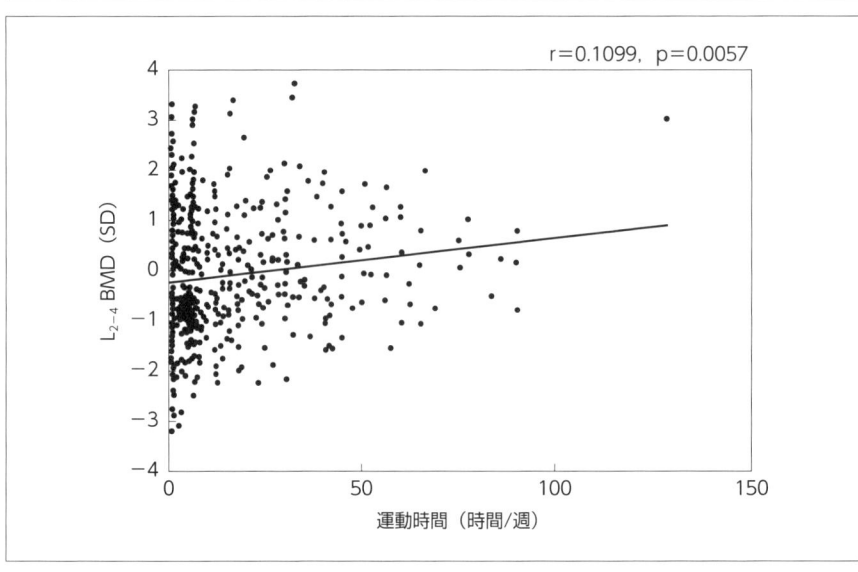

**図3.11　運動時間と腰椎骨密度の関係**
（太田博明，2009[5]）

間と強い関係のあることを示している[5]．

　また，逆にベットレストの非荷重状態や宇宙飛行のような無重力環境に滞在すると，骨量は著しく減少する．図3.12は，90日間のベットレスト実験の骨密度（大腿骨近位部）の減少を示したものである．90日間で約6％減少していることが分かる[11]．骨格筋の萎縮をみると，長期の宇宙滞在では，抗重力筋は10～20％の減少，短期の飛行では，下腿三頭筋で1日で1％，またベットレストでは下腿三頭筋で1日当たり0.5％減少する．また，加齢に伴う筋萎縮は，30～60歳で年にして0.7％，60歳以後は2％とされている．

## E. 健康な骨は学童期から

　学童期や若年期に丈夫な骨をつくることが，成人期およびその後の人生全般にわたって健康な骨状態を保つための最善策である．さらに，学童期にはタンパク質やカルシウムの十分な摂取（食育）と，身近な身体活動やスポーツと組み合わせることが一層の効果を生み出し，成長と筋骨格系の発達に決定的な影響を及ぼす[12]．Borerは骨を太くするために生涯を通して常に身体活動の刺激を加えるべ

**図3.12　90日間のベットレスト実験の骨密度（大腿骨近位部）の減少**
（Watanabeら，2004[11]）

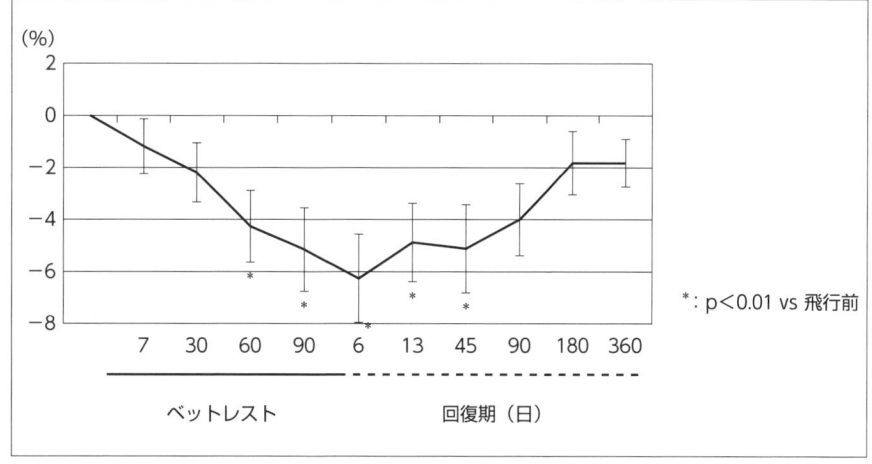

**図3.13　学童の身体活動量と骨折危険因子**
（Clarkら，2008[9]）

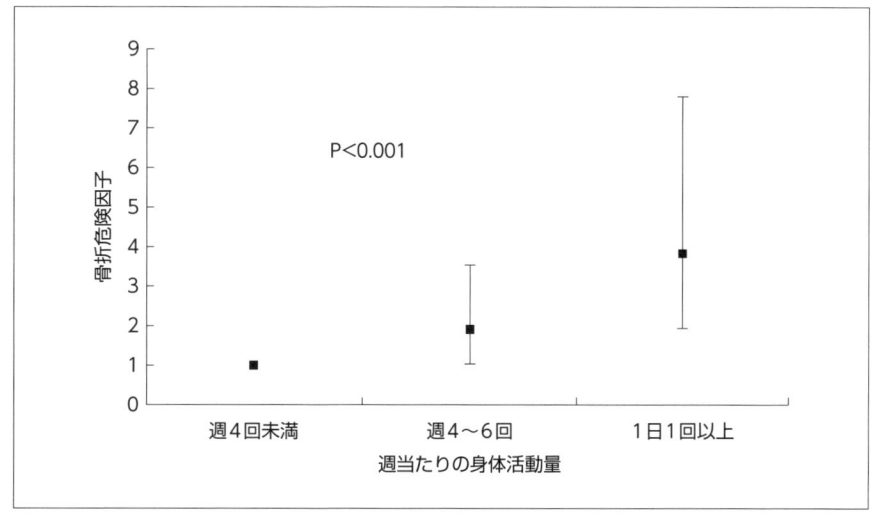

きであると説いている[6]．また，アメリカスポーツ医学会やカナダ骨粗鬆症学会も，規則正しい中程度の運動が転倒を減少させ，骨折を減らし，骨粗鬆症を予防すると提言している．このために，Suominenはレジスタン・タイプの筋力トレーニングが骨量増加に有効であると述べている[7]．また，Gunterらは8年間の追跡研究から，学童の思春期前から高強度の跳躍運動を行っておくと成人初期まで骨塩量を高水準までに維持できることを見出し，運動が骨の強化に重要な役割を果たすことを明らかにした[8]．

ところが，週当たりの身体活動数が多い児童は体重当たりの骨の太さも大きいが，毎日運動している児童は週当たり4回以下の児童に比べ，骨折回数は4倍多いことが分かる（図3.13）[9]．活発な子は骨折も多いということである．児童の運動には十分安全な配慮が必要である．

図3.14は10歳児の運動能力の低下と骨折を年代的推移で表したものである．運動能力の低下が直接身体活動量の減少によるといえないが，骨や筋の発達に影響する一因になり，骨折の増加に関与しているのかもしれない．

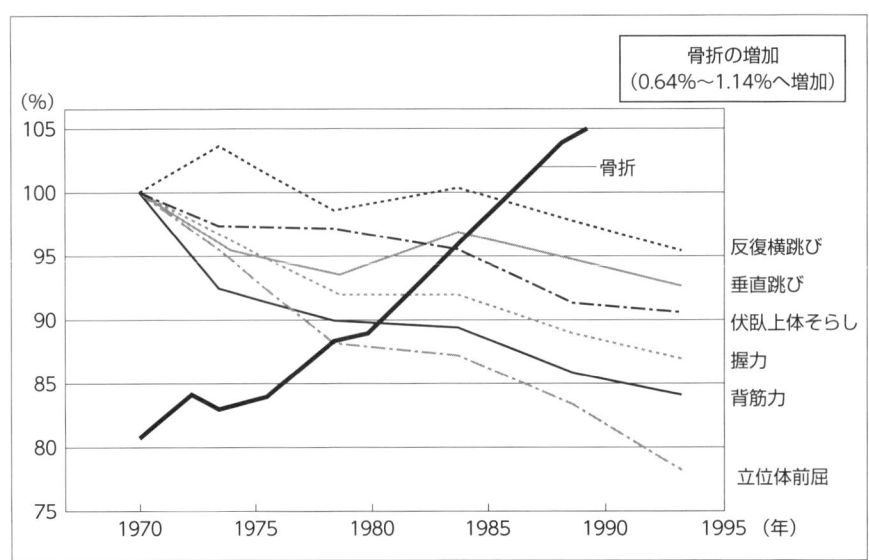

**図3.14 10歳児の運動能力低下と骨折率の年代的推移**
（楠原慶子，2005[2]）

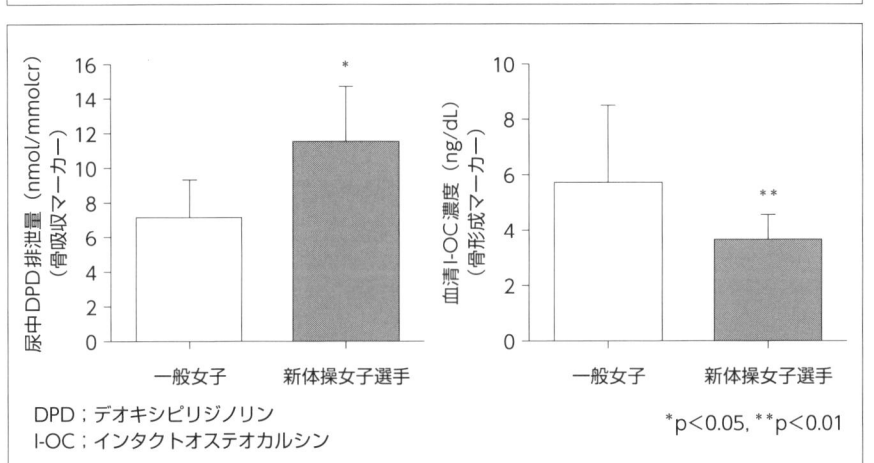

**図3.15 一般女子と新体操選手の骨形成と骨吸収の比較**
（山﨑ら，2001[10]）

DPD：デオキシピリジノリン
I-OC：インタクトオステオカルシン

$*p<0.05, **p<0.01$

## F. 運動のし過ぎと骨密度

　運動時間が多ければ多いほど，図3.11で示したように骨密度を高めるが，し過ぎは逆に骨密度を下げることになる．図3.15は，一般女子と20歳前後の全国レベルの新体操選手の骨吸収マーカー（デオキシピリジノリン）（図左）と骨形成マーカー（インタクトオステオカルシン）（図右）の比較である．新体操の運動やトレーニングでは跳躍を多く含み，十分に機械的ストレスは高いが，し過ぎると図3.15のように，骨形成を骨吸収が越し，骨密度の低下を招来する．また，新体操ではウエイトコントロールが厳しく，極端な脂肪減量はホルモン分泌に影響を与え，異常月経の発生も多くみられた[10]．

## G. まとめ

　丈夫で健康な骨づくりは，最も骨量の増加する学童期から始めることが重要である．しかし，どの年代からも遅くはなく，適切な処方を粘り強く，毎日行うことである．からだの構造的な器官の健康づくりは，筋と骨の連関が調和的に機能して達成されるものである．骨も筋も左右がバランスよく働いているかを，ときどき確かめるべきである．

京都大学　田口貞善

### 参考・引用文献

1) 白木正孝（監修），骨についてここが知りたい．p2，ライフサイエンス出版，2010
2) 楠原慶子（安部　孝，琉子友男編），これからの健康とスポーツの科学．10章．どのような運動をすると骨が強くなるか．講談社，2005
3) 野田政樹，非荷重と骨量制御のメカニズム．骨と筋肉の健康に及ぼすメカニカルストレスと栄養：最新の進歩．牛乳栄養学術研究会．第25回国際学術フォーラム報告書，2010
4) Frontera, W.R. et al., J.Appl.Physiol. 64 : 1038-1044, 1988
5) 太田博明　若年期からの骨粗鬆症予防．骨の健康における最近の進歩．牛乳栄養学術研究会．第24回国際学術フォーラム報告書，31-45，2009
6) Borer, K.T., Sports Med.35:779-830, 2005
7) Suominen, H. Aging Clin. Exp. Res. 18 : 85-93, 2006
8) Gunter, K. et al., J.Bone Miner. Res. 23 : 986-993, 2008
9) Clark, E.M. et al., J.Bone. Miner. Res. 23 : 1012-1022, 2008
10) 山崎先也，田口貞善 他，日本運動生理学雑誌，8：99-105，2001
11) Watanabe, Y. et al., J Bone Miner. Res. 19 : 1771-1778, 2004
12) 提言．子どもを元気にする運動・スポーツの適正実施のための基本指針．日本学術会議，健康・生活科学委員会，健康・スポーツ科学分科会，2011，8月
13) 大島　博，宇宙飛行士の骨量減少と筋萎縮対策．骨と筋肉の健康に及ぼすメカニカルストレスと栄養：最新の進歩．牛乳栄養学術研究会．第25回国際学術フォーラム報告書，2010

# 3.3 転倒予防運動

## A. 転倒予防の必要性

　65歳以上の高齢者の3人に1人は，1年間に1回以上転倒することが報告されている．また，転倒は虚弱な高齢者に限って発生するものではなく，要支援・要介護高齢者を除く一般高齢者に対して実施した調査（基本チェックリスト）でも，30％程度の転倒発生率となっている．さらに，著者らが独自で行った調査では，移動能力指標となるタイムドアップアンドゴーテスト（p.47参照．一般的に13.5秒以上で転倒ハイリスク者と判断）を8.3秒以内に遂行するような，高い移動能力を有している高齢者であっても，5人に1人は1年間に1回以上の転倒をすることがわかった．もちろん，移動能力が低下すれば，その頻度は高まり，タイムドアップアンドゴーテストの遂行に15秒以上かかるような高齢者になると，2人に1人は1年間に1回以上の転倒を経験していた．

　本稿では，これまでの研究で明らかになってきた転倒の要因，有用な転倒予防法を紹介しながら，テーラーメード型転倒予防介入に迫ってみたい．

## B. 転倒要因

　転倒の要因は，大きく内的要因と外的要因に分けられる．内的要因とは，高齢者個人が抱えている身体内部の要因であり，外的要因とは主に不適切な環境要因などのことを指す．

　アメリカ老年医学会[1]は，2001年に高齢者の転倒予防のためのガイドラインを報告し，その中で主たる転倒要因をまとめている．この報告の中で，地域在住高齢者における転倒リスクで，最もハイリスクだと判断されたのは筋力低下であり，オッズ比は4.4であった（筋力低下の認められる高齢者では，認められない高齢者よりも4.4倍転倒しやすい）．これに次いで，過去の転倒経験（オッズ比3.0），歩行機能低下（同2.9），バランス機能の低下（同2.9），補助具の使用（同2.6），視力障害（同2.5），関節障害（同2.4），起居動作能力の低下（同2.3），抑うつ（同2.2），認知障害（同1.8），80歳以上（同1.7）となった．このように，転倒は運動器の機能低下だけでなく，視力障害や認知障害などの要因も関与している．

　一方Rubensteinら[2]は，施設入所高齢者を対象とした内的要因の相対リスクを報告している．この報告でも，やはり筋力低下の相対リスクが6.2と最も高くなっていた．これに次いで，バランス障害（相対リスク4.6），歩行障害（同3.6），歩行補助具の使用（同3.3），視力障害（同2.7），起立性低血圧（同2.1），認知障害（同1.5）となった．

アメリカ老年医学会が報告した内容と，Rubensteinら[2]の報告の内容が若干異なるように，地域在住高齢者の転倒リスクと施設入所高齢者の転倒リスクは異なることが報告されている．Morelandら[3]は，地域在住高齢者では認知機能低下と抗精神病薬の服用が最も転倒リスクが高く，次いでバランス機能低下や下肢筋力低下などが続くが，施設入所高齢者の場合では，認知機能低下や抗精神病薬の服用は，バランス機能低下や下肢筋力低下などと同等のリスクであると報告している．このように同じ転倒といっても，対象者の機能レベルや居住環境によって，そのリスク因子は異なる．

また外的要因としては，床の状態（滑りやすい床，まくれたじゅうたん，目の粗いじゅうたん），照明の状態（暗い照明，不適当な照明），階段（段差の大きい階段，手すりの不備），風呂場（滑りやすい床面，手すりの不備），敷居やカーペットなどの目立ちにくい障害など，さまざまな不備な環境があげられる．なお，ここであげているのはほんの一例であり，列挙すれば無数に存在することになる．

## C. 転倒予防のエビデンス

B項では観察研究等によって明らかとなった転倒要因について述べたが，本項では介入研究によって明らかとなった転倒予防効果について解説する．

地域在住高齢者の，転倒予防のための介入方法に関するコクラン・システマティックレビュー2009年版[4]によると，①複合的な介入には転倒予防効果がある，②太極拳には転倒予防効果がある，③在宅での個別運動介入には転倒予防効果がある，④ビタミンDを摂取しても転倒を予防する効果は認められない，⑤在宅での安全な運動介入には転倒予防効果は認められない，⑥滑りにくい履物には転倒予防効果がある，⑦抗精神病薬の中断には転倒予防効果がある，⑧頸動脈洞過敏症を改善することで転倒予防効果を認める，⑨白内障の治療には転倒予防効果がある，ということが主たる結果であると報告されている．このように高齢者の転倒は，適切な介入を行うことで予防できる可能性が極めて高くなることが示されている．

また，Sherringtonらは，運動介入に焦点を当て，転倒予防のための運動介入に関するシステマティックレビューを行っている（表3.4）[5]．その中では，①強度の程度には関係なく筋力トレーニングには転倒予防効果がない，②難易度に関係なくバランストレーニングには転倒予防効果がある，③持久トレーニングには転倒予防効果がない，④ストレッチには転倒予防効果がない，⑤歩行プログラムには転倒予防効果がないということが示された．筋力低下が主たる転倒要因として挙げられているにもかかわらず，筋力トレーニングに転倒予防効果がないという矛盾した結果になっていることに関しては，後述する身体機能レベルによって転倒要因が異なるということが関与している可能性がある．また時間としては，介入期間の合計で50時間以上のエクササイズを行うことによって，転倒予防効

表3.4 転倒予防のエビデンス
(Sherringtonら, 2008[5]より引用, 一部改変)

| 介入の特徴 | 相対リスク | (95% Confidence interval) | P値 |
|---|---|---|---|
| 介護を必要とする対象者 | 1.17 | (0.92〜1.49) | 0.19 |
| ハイリスクな対象者 | 1.21 | (0.97〜1.50) | 0.09 |
| 対象者の平均年齢が75歳以上 | 1.05 | (0.83〜1.33) | 0.66 |
| 中〜高強度の筋力トレーニング | 1.09 | (0.87〜1.36) | 0.47 |
| 高強度の筋力トレーニング | 1.16 | (0.81〜1.67) | 0.40 |
| 中〜高難度のバランストレーニング | 0.75 | (0.60〜0.94) | 0.01** |
| 高難度のバランストレーニング | 0.76 | (0.62〜0.93) | 0.01** |
| 中〜高負荷の持久トレーニング | 0.94 | (0.75〜1.18) | 0.58 |
| ストレッチプログラム | 0.89 | (0.69〜1.15) | 0.37 |
| 歩行プログラム | 1.19 | (0.96〜1.46) | 0.11 |
| 長距離歩行プログラム | 1.07 | (0.79〜1.45) | 0.67 |
| 監視型エクササイズ | 0.89 | (0.68〜1.17) | 0.40 |
| 段階的エクササイズ | 1.12 | (0.89〜1.40) | 0.34 |
| タイプおよび強度の修正 | 1.21 | (0.98〜1.49) | 0.08 |
| 指導者とともに30時間以上のエクササイズ | 0.95 | (0.77〜1.19) | 0.67 |
| 自宅で30時間以上のエクササイズ | 0.84 | (0.66〜1.07) | 0.15 |
| 指導者によるエクササイズと自宅でのエクササイズの合計が50時間以上 | 0.8 | (0.65〜0.99) | 0.04* |
| トータルで1か月に8時間以上のエクササイズ | 1.04 | (0.83〜1.30) | 0.72 |
| 12か月以上のエクササイズプログラム | 0.98 | (0.78〜1.22) | 0.83 |

＊効果があったトレーニング

果が認められることが報告されており，有用な目安となるだろう．

また，コクランのシステマティックレビューであっても，Sherringtonが報告したシステマティックレビューであっても，効果判定の基準を転倒予防としていることに注意が必要である．効果がないと判定された介入項目であっても，それらを実施することで身体機能が向上することは十分にあり得る．実際に，転倒予防効果は得られなかったものの，身体機能は向上したという報告は数多く存在している．

## D. 新たな転倒の概念（二重課題）

転倒リスク評価としては，タイムドアップアンドゴーテストやファンクショナルリーチ，10m歩行，片脚立位，5回立ち座りテスト，タンデム歩行などが一般的に行われる．これらの測定項目は移動能力やバランス能力，それに筋力が求められる複合的なものであり，高齢者の身体機能を簡便に把握することができる．しかしながら，高齢者の転倒リスク評価（特に比較的身体機能レベルの高い高齢者）には，これだけでは不十分である．日常生活は非常に多くの課題（例えば，お茶の入ったコップを把持した状態で敷居や電気コードをまたぐ等）に包囲された複数課題環境であり，もちろんこのような複雑な環境で転倒も発生している．そのため，歩行のみに注意を向けていてもよい単一課題試行中での歩行能力検査

よりも，副次課題にも注意を分散しなければならない二重課題試行中歩行検査のほうが，より実生活場面での歩行を反映すると考えられている．二重課題条件が重要視されるきっかけとなったのは，1997年にLundin-Olssonら[6]が報告した"Stops Walking When Talking"である．これは，歩行中に話しかけられて立ち止まってしまう高齢者は，この先6か月以内に転倒する可能性が高いということを示したものである．この報告は，非常にシンプルな二重課題の方法で転倒リスクを判断できるという汎用性の高さからも注目を集めた．この報告以後，二重課題遂行能力と転倒との関係を調査した報告が増え，2009年にBeauchetら[7]が報告したレビューでは，二重課題条件試行中での運動機能は転倒リスク評価になることをまとめた．しかし，一方でBeauchetらは，どのような対象者においても転倒リスク評価として二重課題条件試行中での運動機能が有用としているのではなく，適応外となる高齢者もいることを述べている．

そこで，筆者ら[8]は1,038名の高齢者を，移動能力別（タイムドアップアンドゴーテストの遂行時間）に4つのグループに分類し（4分位），それぞれの群において二重課題試行中歩行（ボールをのせたお皿を把持して歩行する，100から順次1ずつ引きながら歩行する）を含めたいくつかの転倒リスク評価を実施し，各グループで最も転倒発生と関係が強い測定項目を模索した．その結果，移動能力が最も速かったグループでは，ボールをのせたお皿を把持した歩行（マニュアルタスク歩行）が，次いで速かったグループでは100から順次1ずつ引きながらの歩行（コグニティブタスク歩行）が，転倒リスク評価として有用であることがわかった．さらに，移動能力が遅かった2つのグループでは，いずれも二重課題試行中歩行が有用ではなく，筋パワーが求められる5回立ち座りテストが転倒リスク評価として有用であることが示された．つまり，比較的運動機能の高い高齢者であれば，二重課題歩行は転倒リスク評価として有用であるが，運動機能の低下した高齢者では二重課題歩行は有用ではないことから，機能レベル別の至適なリスク評価が必要であることを示した（図3.16）．ここで注意すべきなのは，運動機能の低下した高齢者が，二重課題歩行を得意としているというわけでは決してないということである．運動機能の低下した高齢者でも二重課題歩行が困難となっているが，そのことが直接的に転倒の要因にはなっているのではなく，下肢筋力が重要な指標となったことを示している．

## E. テーラーメード型転倒予防介入

筆者らは，高齢者に対して集団で運動指導する場合にも個別対応と同様に，機能レベル別の運動処方が必要と考えている．図3.16の結果より，高齢者を4つの機能レベルに分類し，それぞれの機能特性に応じたエクササイズを作成したので紹介する．

### (1) タイプ1に対するエクササイズ

単純な移動能力が維持されているにもかかわらず，二重課題試行中などでは移

図3.16 機能レベル別転倒リスク

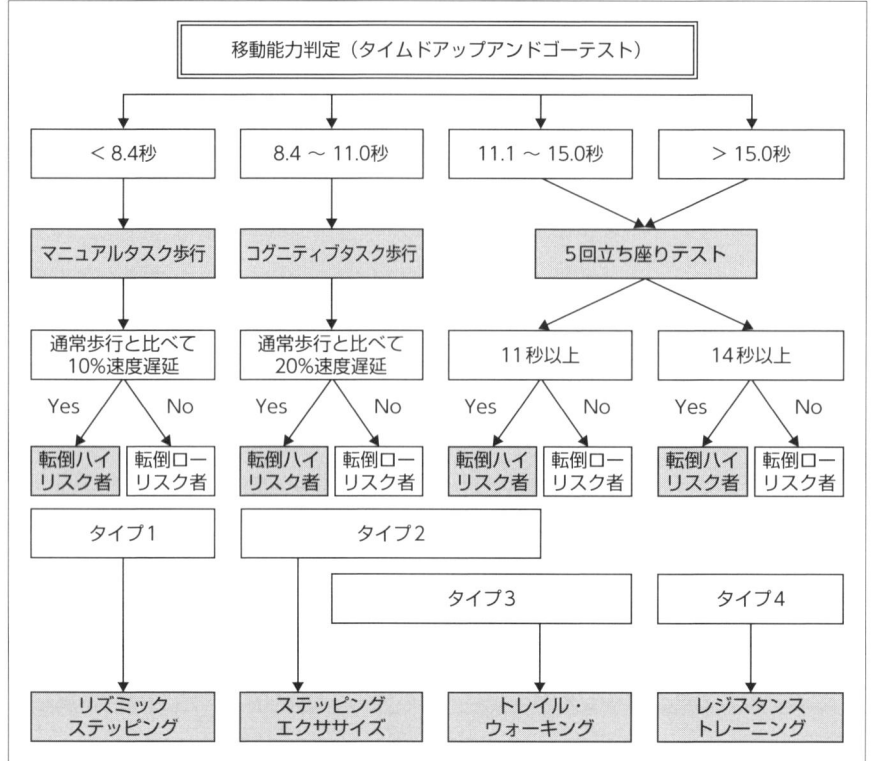

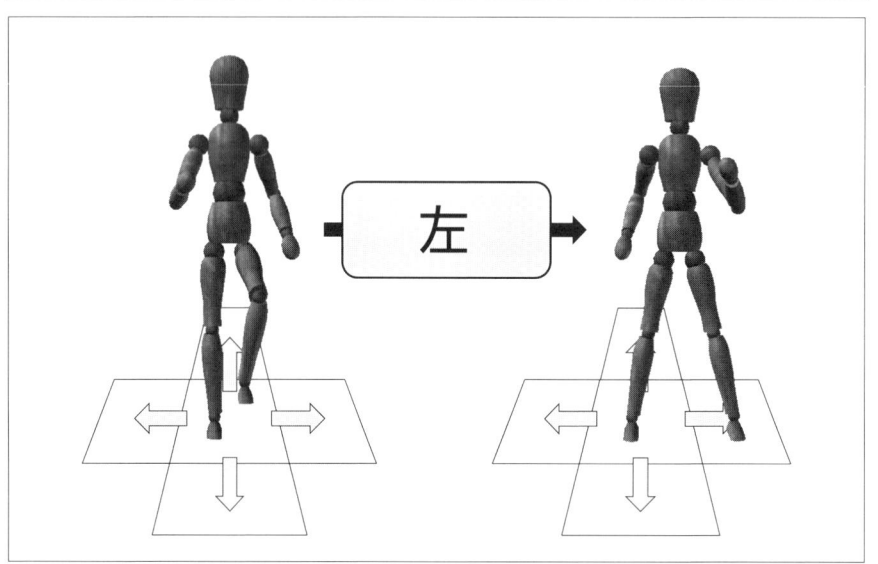

図3.17 リズミックステッピングエクササイズ

動能力が低下している場合には，リズミックステッピングエクササイズが有用である．このエクササイズは，60～120beat/minのテンポで足踏みを行いながら，図3.17に示すように口頭および視覚的に指示された方向へステップを行うものである．時間は1分程度から開始し，段階的に3分，5分と延長していく．このリズミックステッピングエクササイズは，単純な足踏み運動やあらゆる方向へのステップ運動などの運動課題的要素と，指示を聞くための注意力，それに短期記憶などの認知課題的要素が同時に求められる多重課題運動である．また運動課題

的要素の難易度は，足踏みの速度を変化させることで調整可能である．さらに，認知課題的要素の難易度は「前」「後」「右」「左」の指示方向を，「赤」が前，「青」が後，「緑」が右，「黄」が左のように指示を色に変換したり，「2」が前，「4」が後，「3」が右，「1」が左と，指示を数字に変換することなどで調節可能である．

また，Shigematsuら[9]が報告しているスクエアステッピングエクササイズも有用である．このエクササイズは，1m×2.5mのマットに4×10のマス目が描かれており，指定のルールに従いマス目にステップしていくものである．

### (2) タイプ2に対するエクササイズ

単純な移動能力が比較的維持されているにもかかわらず，二重課題試行中などでは移動能力が顕著に低下する場合には，座位で行うステッピングエクササイズが有用である（図3.18）．これは，椅子座位の状態で語想起などの認知課題を行いながら，できるだけ速く足踏みを行うというものである．時間は5秒から開始し，段階的に10秒へ延長していく．認知課題としては，「動物の名前をできるだけ多く」「国の名前をできるだけ多く」などカテゴリーを指示するものや，「"か"から始まる言葉」と頭文字を指示するなどの語想起や，「100から順次3を引く」「100から順次1を引く」などの単純計算課題が有用である．

### (3) タイプ3に対するエクササイズ

移動能力がやや低下しており，移動を伴うエクササイズでは転倒リスクが高い場合には，トレイル・ウォーキングエクササイズ[10]が有用である．このエクササイズは，注意機能検査であるトレイル・メイキングテストを歩行版に改良したものである．5m四方の領域に，①から⑮までの旗を図3.19のように設置し，①から順に②，③…⑮と通過していくものである．このトレイル・ウォーキングエクササイズには，旗を探すという探索能力や注意機能，旗の位置を短期的に記憶しておく短期記憶能力，それに頻回な方向転換やかがみ動作（旗が何番なのか確認する際に行う）など，多くの機能が同時に求められる複数課題条件である．

**図3.18 ステッピングエクササイズ**

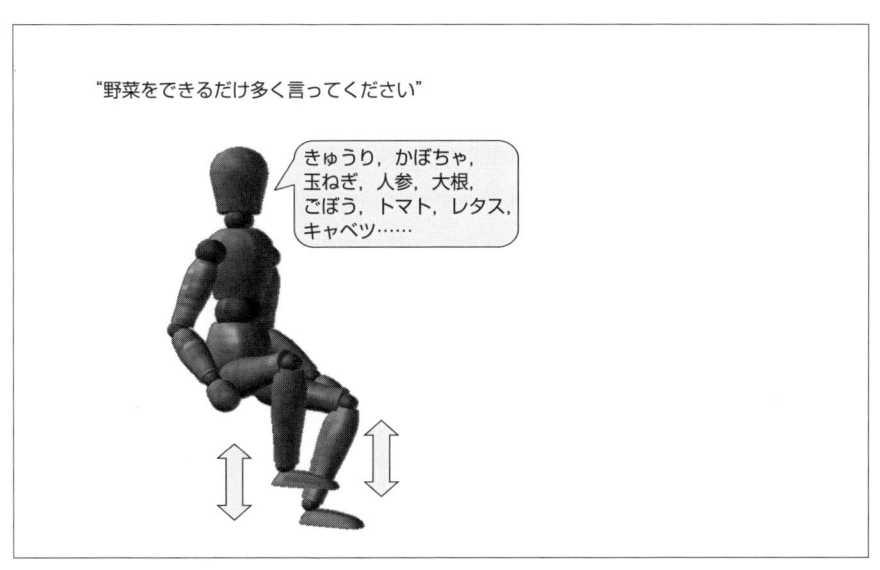

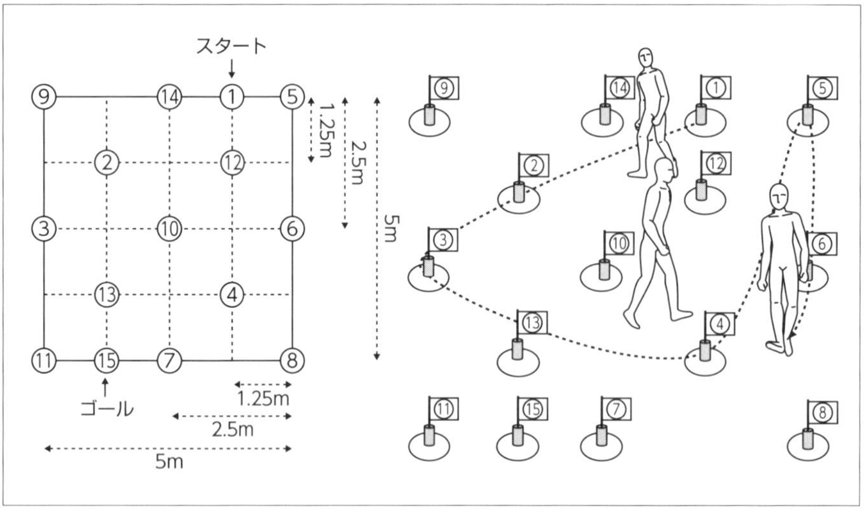

図 3.19 トレイル・ウォーキングエクササイズ

### (4) タイプ4に対するエクササイズ

　移動能力が著しく低下している場合には，二重課題試行中，運動機能を強化するよりは，まず単純な筋力強化が重要である．筋力強化に関しては，セラバンドを用いたものや，マシーンを用いたものが多いが，なかには自重によるトレーニングでも十分な効果を示している．筆者らはタイムアップアンドゴーテストが13.5秒より遅い比較的虚弱な高齢者と，それより速い比較的健常な高齢者に対して，週に2回の頻度で24週間のレジスタンストレーニング（負荷量は10RM）を実施した[11]．その結果，両群ともにレジスタンストレーニングによって筋肉量は増加したが，移動能力の向上および転倒に対する恐怖感の減少に至ったのは，虚弱な高齢者群のみであった．つまり，レジスタンストレーニングが生活機能の向上に有用なのは，虚弱な高齢者群であると言える．

　また，Kitaら[12]が報告しているダイナミックフラミンゴ体操（片脚立位体操）も有用である．椅子の背などに軽く手を触れた状態での片脚立位体操は，バランス能力の向上につながり転倒・骨折予防に有用である．

## F. おわりに

　「転倒予防」について，運動指導にあたる立場から記述した．しかしながら実際には，転倒は"地域"で予防していくものであり，運動だけが有効な手段ではない．2008年に米国のコネティカット州で行われた，転倒予防の地域介入に関する論文を紹介する．ここでは，郵便番号によって1つの地域を介入地域，もう一方を対照地域としたものである．介入地域には，転倒予防教室の開催のほかにポスターやセミナー，それにウェブなどを用いて積極的な啓発活動を実施した．その結果，転倒に関連する外傷発生や医療費が，介入地域で有意に低くなることを示した．この結果は，運動教室に参加した高齢者だけでなく，地域全体の転倒を抑制したことを示している．本邦でも，各地方自治体であらゆる啓発活動が実施されている．基本チェックリストの結果では，地方自治体間で10％程度も転倒

発生率が異なる地域が存在しており，この背景には，各自治体での啓発活動などが影響している可能性も示唆されている．運動指導者には，より広い視野を持ちながら，適切な運動処方と積極的な啓発活動を行うことが求められる．

京都大学　山田　実
（現在　筑波大学）

**引用文献**

1) American Geriatrics Society, et al., J Am Geriatr Soc, 49, 664-672, 2001
2) Rubenstein, L.Z. et al., Ann Intern Med, 121, 442-451, 1994
3) Moreland, J. et al., Gerontology, 49, 93-116, 2003
4) Gillespie, L.D. et al., The Cochrane Database of Systematic Reviews, Issue 3, 2009
5) Sherrington, C. et al., J Am Geriatr Soc, 26, 2234-2243, 2008
6) Lundin-Olsson, L. et al., Lancet, 349, 617, 1997
7) Beauchet, O. et al., European Journal of Neurology, 16, 786-795, 2009
8) Yamada, M. et al., J Am Geriatr Soc, 59, 163-164, 2011
9) Shigematsu, R. et al., J Gerontol A Biol Sci Med Sci. Jan; 63 (1): 76-82, 2008
10) Yamada, M. et al., J Am Geriatr Soc, 58, 1946-51, 2011
11) Yamada, M. et al., Age Ageing, 40, 637-641, 2011
12) Kita, K. et al., Osteoporos Int. May; 18(5): 611-619, 2007, Epub 2007 Jan 9

# 3.4 認知症予防を目指した運動

## A. 認知症予防の現状と課題

　2004年12月に「痴呆」の呼び名が「認知症」に改まり,「認知症を知り地域をつくる10ヵ年」の普及啓発キャンペーンが現在進行中である.2014年までの到達目標は,「認知症を理解し,支援する人(サポーター)が地域に数多く存在し,すべての町が認知症になっても安心して暮らせる地域になっていること」である.

　一方,認知症の人や軽度認知機能障害(Mild Cognitive Impairment:以下,MCI)の人への直接的な取り組みは,2009年より介護予防特定高齢者施策として「認知症予防・支援」が市町村で実践されている.しかしながら,これらの取り組みの参加者は比較的自己管理ができたり,周囲の勧めに応じたりすることができる「元気高齢者」であることが多く,本来の対象者は自宅でひっそりと認知症を進行させている可能性が高い.そのため,認知症やMCIの人の早期発見・早期治療は,わが国の早急に解決すべき課題の1つとなっている.

　本稿では,認知症予防を「認知症やMCIの人が,介護状態をこれ以上進行させないこと」と位置づけ,認知症と運動に関するこれまでの知見や,認知症の人に受け入れられやすい運動(レクリエーション)を紹介することとする.

## B. 認知症とは？

　認知症の症状は,中核症状と認知症の行動・心理症状(Behavioral and Psychological Symptoms of Dementia:以下,BPSD)を合わせたものである.中核症状とは,記憶障害,見当識障害などであり,BPSDは徘徊や不潔行為などの行動障害と幻覚・妄想などの精神症状からなる.

　図3.20に認知症の治療の大まかな流れを示す.医学的アプローチでは,中核症状やBPSDに対する薬物療法が行われるが,高齢者は薬物の副作用の影響を受けやすいため,非薬物療法としてのリハビリテーションや認知症状を理解したうえで実践される治療的ケアが重要視されている.また,中核症状は現在の医学では根治不可能なため,BPSDの軽減を図り生活能力や生活の質(Quality of Life:QOL)を向上させることが治療目的となる[1].

　ここで少し治療的ケアについて触れる.認知症は記憶障害が出現する病気であるが,加齢に伴うもの忘れとは対応がまったく異なる.加齢に伴うもの忘れは,俗に言う「ど忘れ」であるため,ヒントを与えることで「思い出す」ことが可能である.しかし,認知症の記憶障害は「覚えられない」ことが主体であるため,ヒントを与えるとかえって混乱してしまう.

**図3.20** 認知症の治療の大まかな流れ

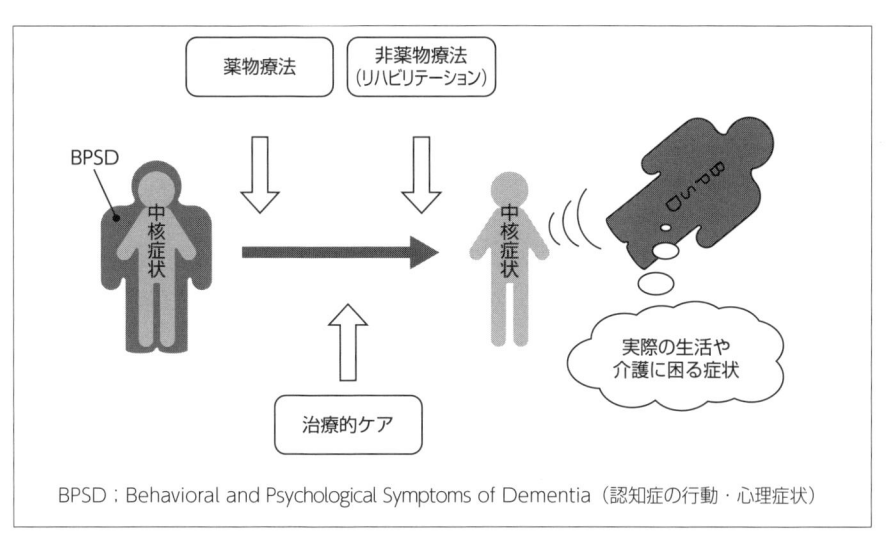

BPSD：Behavioral and Psychological Symptoms of Dementia（認知症の行動・心理症状）

　例えば，食後に「ごはんはまだ？」と祖母が嫁に尋ねる．嫁はさっき食べさせたので，「今日はうどんでしたよ」や「食事中，○○の話をしたよね」と言う．一方，祖母は食事の体験そのものを忘れているため，「絶対，食べてない！」と言い，最終的にはケンカになることが多い．軽度の認知症では，ヒントを出しても大丈夫な時期はしばらく続くが，上記ケースの場合「ヒントは出さない」という治療的ケアが重要である．ちなみに1つの対応としては，最初から食事を2つに分けておき，「ごはんはまだ？」と聞かれたら，「ごめんね，まだ食べてなかったですね」と残り半分の食事を出すという方法が考えられる．

　これを運動にあてはめた場合はどうだろうか．我々は安易に「今日教えた運動をご自宅でも行ってくださいね」や「週3回は運動しましょうね」という声かけをしてしまうが，それが実施される可能性はかなり低い．

　作業療法士の立場から，このような認知症やMCIの人に「運動」を習慣づけるためには，①人（なじみの関係），②環境（楽しい雰囲気のある場），③作業（面白みのある運動）が必要であると考える．

## C. 認知症と運動に関するこれまでの知見

　認知症の非薬物療法では，認知機能障害やBPSDに対する改善効果を期待している．治療介入の標的とされるのは，認知，刺激，行動，感情の4つがあげられ，用いられる手法としては，心理学的なもの，認知訓練的なもの，運動や音楽など芸術的なものに大別される[1]．

　認知症と運動に関するこれまでの知見では，①認知症の発症を前向きに疫学研究したもの，②高齢者の認知機能に対する運動の効果を検討したもの，③認知症の人に対する運動の効果を検討したものが散見される．①疫学研究[2,3]に関しては，週3回程度の定期的な運動（歩行以上）が，アルツハイマー病やMCIの発症を抑制する効果があると報告している．②高齢者の運動介入研究[4,5]では，無酸素運動に比して有酸素運動が遂行機能を改善させ，前頭前野の活性に寄与すると

報告されている．これらより，運動には認知症の症状改善の効果があるのではないかと期待されている．③認知症の人への運動介入研究では，エビデンスレベルの高い無作為化対照試験（randomized controlled trial）において，ウォーキングなどの運動プログラムが，身体機能の改善のみならず認知機能改善に有効であったと報告されている．しかしながらその一方で，運動療法は認知症の認知機能改善に影響しない[7]との報告もあるため，認知症に対する運動の効果に関するエビデンスは統一見解に至っていないと考えられる．

## D. 認知症の人に受け入れられやすい運動（レクリエーション）

認知症の人の転倒骨折率は一般患者の約3倍とされており，「歩けない」ことによる日常生活動作（ADL）の低下や，「行きたいところに行けない」という不満足感からBPSDも悪化する．このように転倒予防の観点からも，運動機能を維持することは重要な課題である．しかしながら前述したように，認知症の人に受け入れられやすい工夫（人・環境・作業）がなければ，運動を継続することは難しい．そのため，これまでの虚弱高齢者に対する運動療法では，歩行訓練をウォーキングや散歩と言い換えたり，音楽や踊りを取り入れ，ダンス（フラダンス）や体操（太極拳）などに形を変え，「単なる運動」に面白みを持たせる工夫が実践されている．

ここでは，認知症の人に受け入れられやすいレクリエーションを重症度別に紹介する．

## E. 重症度別のレクリエーション

### (1) MCI〜軽度認知症

認知機能が軽度の場合は，散歩，ダンスなどの有酸素運動を行い，脳の活性化を図る．最近では，「ふまねっと」[8]という運動プログラムが介護予防事業に取り入れられている（図3.21）．これは，床に敷かれた網目を，あらかじめ用意されたステップ表の通りにリズムよく歩くもので，歩行機能の改善や認知機能の低下抑制効果が期待されている．

### (2) 中等度〜重度認知症

中等度〜重度認知症の人のレクリエーションでは，①ルールがシンプルであること，②重症度にかかわらず，誰もが得点をあげる工夫があること，③順番待ちの人が見ていて楽しめる工夫があること，などに留意する必要がある．以下に重度認知症患者デイケア（自宅生活している認知症の人が，リハビリテーションを目的に，病院や施設に通所する公的サービス機関：以下，デイケア）でよく用いるレクリエーションを紹介する（図3.22〜3.27）．

【①風船的あて（図3.22）】運動強度：低

風船的あては，床面に得点を書いた模造紙を広げ，新聞紙で作った輪で得点を囲むように置く．利用者には，大小の風船5個をそれぞれ1つずつ投げてもらい

図 3.21　ふまねっと

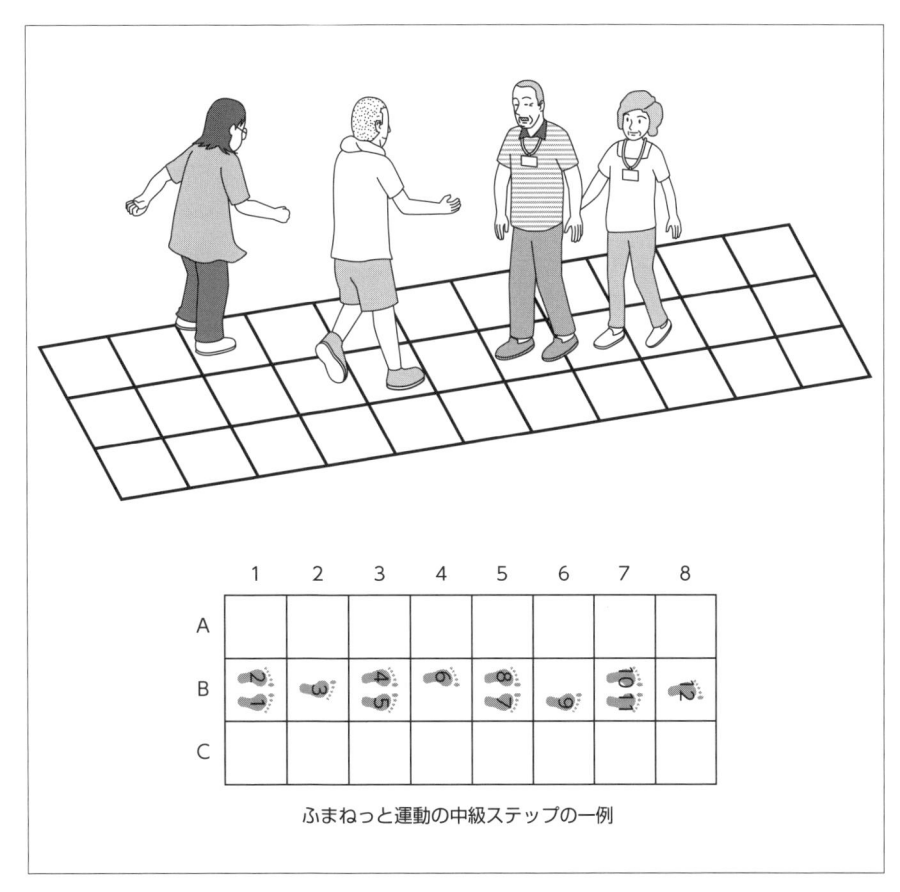

ふまねっと運動の中級ステップの一例

得点を競う．風船は着地してからも跳ねて変化するため，最後までどちらが勝つかわからない．その点が，見ている人も楽しめる工夫である．

【②カーリング】（図 3.23）　運動強度：低

カーリングでは，約 2m 離れた位置にビーチボールを置く．利用者には，新聞紙を丸めビニールテープを巻いて作ったボール（以下，新聞球）を 5 個ずつわたし，対戦する利用者とビーチボールに向かって交互に投げあう．最終的に自分のチームのビーチボールに新聞球をどれだけ近づけられるかを競う．新聞玉はわざといびつな形にすることで，勝敗がつきにくくしている．また，勝ち目がないと判断した場合，敵のビーチボールに当て，的を遠ざけることで逆転も可能である点が，見ている人も楽しめる工夫である．

【③風船出し】（図 3.24）　運動強度：低

風船出しでは，タライにひもで結んだ 2 組の風船を入れる．その風船にお手玉を当て，点数の高い風船をどれだけ多くタライの外に出せるかを競う．風船がひもで結ばれているため，一度出た風船がタライに戻ることがあり，見ている人も楽しめる．

【④玉落とし】（図 3.25）　運動強度：中

玉落としゲームでは，長方形の段ボール（70×50cm）の中心部に，ボールサイズの穴をあけたものを使用し，スタートの合図で段ボール内に 20 個のボール

図3.22 風船的あて

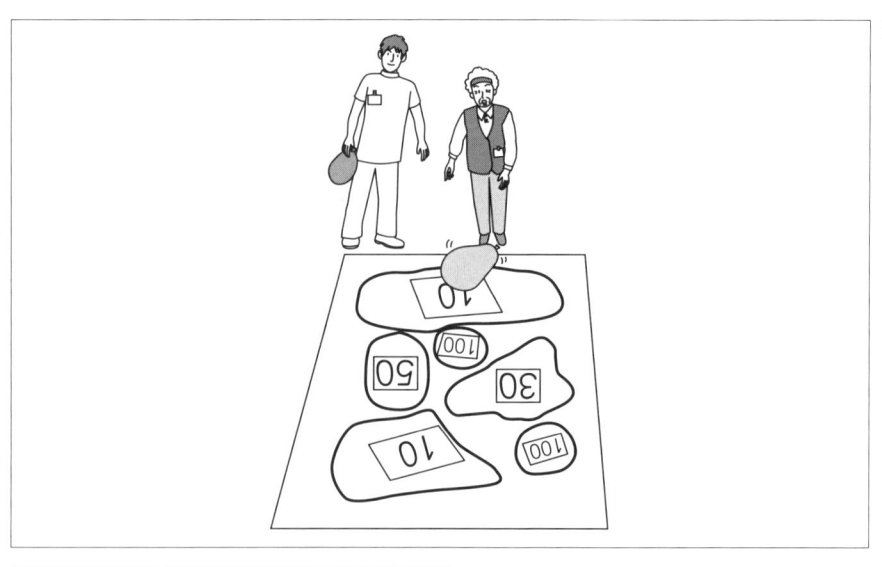

図3.23 カーリング

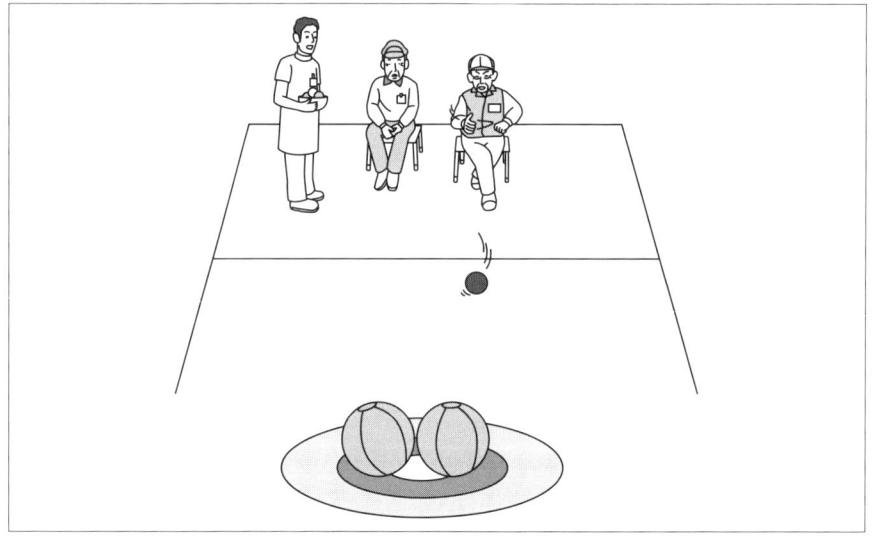

図3.24 風船出し

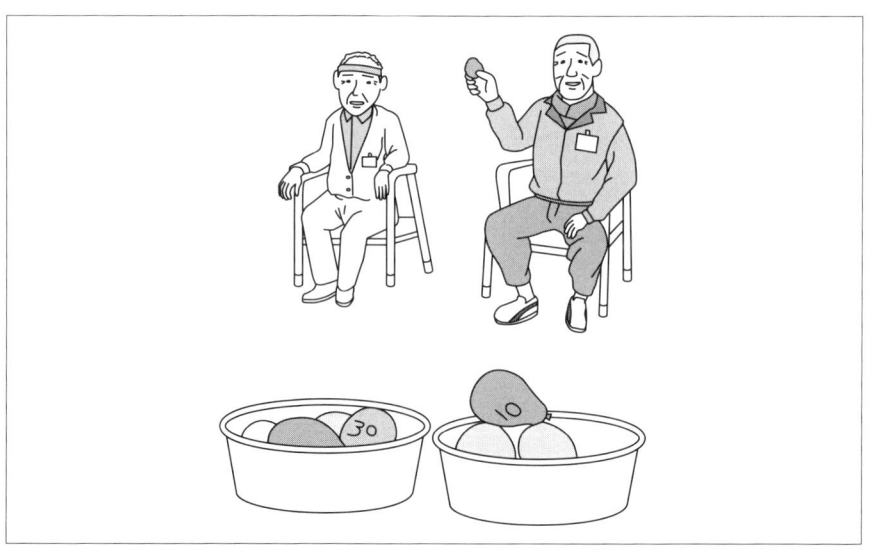

図 3.25　玉落とし

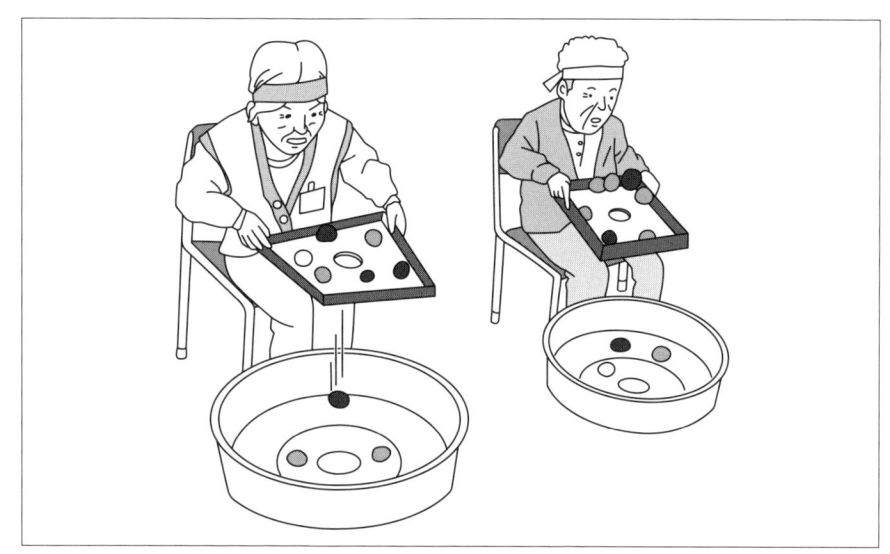

図 3.26　シーツ玉投げ

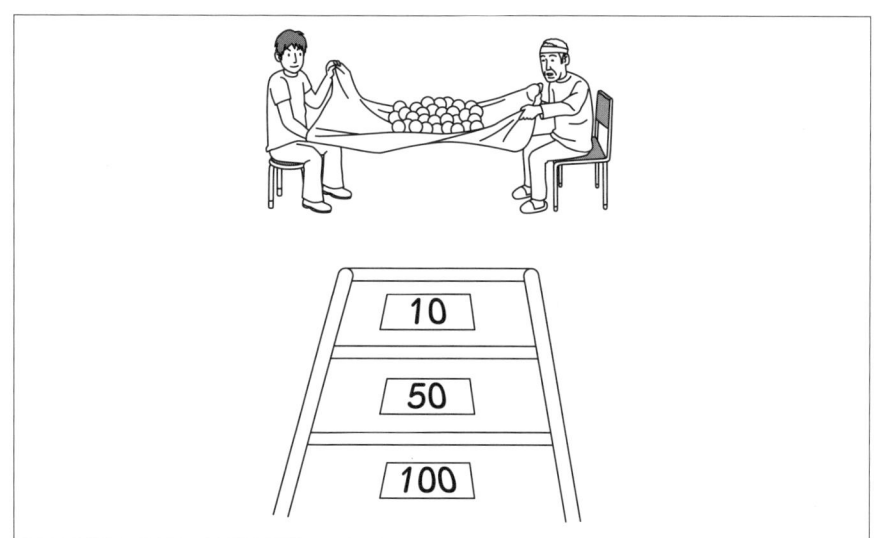

図 3.27　風船相撲

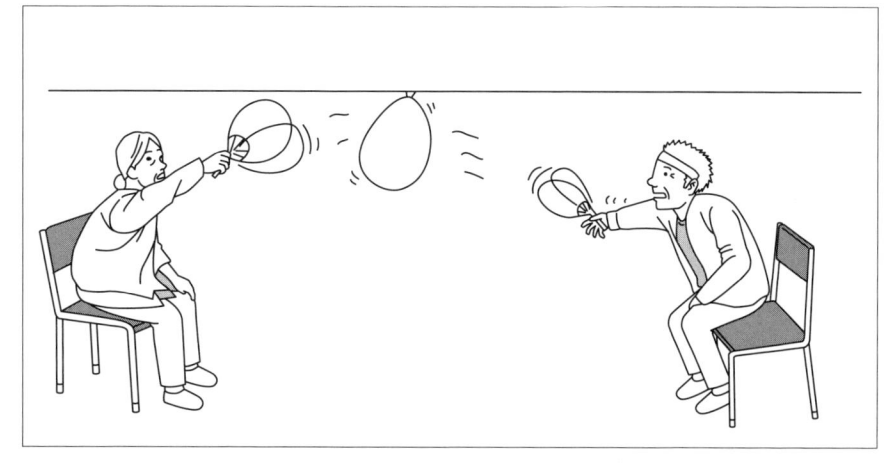

を入れ，穴からボールを落とす速さを競う．

3.4　認知症予防を目指した運動

## 【⑤シーツ玉投げ】（図3.26）運動強度：中

シーツ玉投げでは2人1組となり，シーツの上に置かれたお手玉を，どれくらい多く得点の高い位置まで飛ばすことができるかを競う．2人の息が合わないとまったく飛ばせないところが，見ていても楽しい．

## 【⑥風船相撲】（図3.27）運動強度：高

風船相撲ではうちわを持ち，頭上に吊るされた風船をあおぎ続け，制限時間（約40〜60秒）終了までに，敵陣地に風船を送ることができるかを競う．夢中になりすぎて，椅子から落ちたり手が痛くなったりしないように注意する．

## F．レクリエーション運営のポイント

デイケアでは約30名程度の利用者がいるため，2チーム，約15人程度に分かれ対戦形式で行うことが多い．レクリエーション進行の流れ[9]を表3.5に示す．入室時には，音楽をかけるなどしてリラックスしてもらう．また，覚醒度の低い利用者もいるため，開始と終了の挨拶はしっかり行う．1回のセッションでは，①ウォーミングアップ（軽体操），②オリエンテーション（実施内容の説明），③レクリエーション実施，④まとめ（結果公表），の順で実施する．

①ウォーミングアップでは，記憶障害のある人のために，日付の確認，季節の歌を合唱，誕生日の人を紹介するなどし，現実見当識＊を高めるように援助する．また，運動することを意識づけるために，簡単な体操を行う．②オリエンテーションでは，失行，失認などの高次脳機能障害のある人のために，言葉だけでなく模倣を交えながら視覚的な情報を与え，ルールを説明する．③レクリエーション実施では，司会者以外のサブスタッフが，比較的コミュニケーションの図りづらい利用者の隣に座り，集中力や興味関心が途切れないように，声かけ等の援助を頻繁に行う．④まとめでは，結果を公表しながら，勝ちチームには「万歳」，負けチームには「罰ゲーム（動物の鳴きまねなど）」を行い，徐々に興奮を抑えていくように援助する．

＊現在の年月や時刻，自分がどこにいるかなど，基本的な状況把握のこと．

1セッションは90分程度が望ましく，特に個人戦は待ち時間が長いため，やや重度の認知症のグループには不向きである．また，開催場所については，人の往来が多いオープンスペースよりも，人の出入りが少ない個室のほうが集中力や興

**表3.5 レクリエーション進行の例**

| 入 室 | 落ち着いた雰囲気の音楽（BGM）を流す |
|---|---|
| 開 始 | 「今から○○を始めます」と開始をしっかり相手に伝える |
| セッション | ①出席を確認する<br>②ウォーミングアップ（軽体操）<br>③オリエンテーション（内容説明）<br>④レクリエーション実施<br>⑤まとめ（結果公表） |
| 終 了 | 「これで○○を終わります」と終了を相手に伝える |
| 退 室 | 移動先の準備を確認して退室または移動する |

味関心は途切れにくい．さらに参加者は固定化したほうが，なじみの関係は形成しやすいと考える．

## G. まとめ

　ここまで認知症予防を目指した運動について解説した．認知機能や意欲の高い認知症の人であれば，科学的根拠に基づいたアプローチが可能であろう．しかしながら，たいていの場合はそうはいかない．多くの認知症の人は，与えられた運動課題が自分にとって有益であるか，または効果的であるかという視点で行動しているのではなく，好きか嫌いか，心地よいか心地よくないかで判断している[10]．

　このように認知症の人に対する「運動」では，①「よくわからないけど，あんた（治療者）が言うんやったらしてみようか」という，なじみの関係（人）と，②「あそこに行くと，何となく楽しい思いにさせてくれる」という，雰囲気のある場（環境）と，③「この運動（レクリエーション）なら，自分にも楽しくできる」という面白みのある運動（作業）が，バランスよく配置されていることが重要である．

　感覚的ではあるが，この漠然としたイメージの地道な積み重ねによって，認知症の人の運動量は次第に増えていくと考えている．

西九州大学　上城憲司

**参考・引用文献**

1) 日本神経学会，認知症疾患治療ガイドライン2010,「認知症疾患治療ガイドライン」作成合同委員会編，pp74-77，医学書院，2010
2) Laurin, D. et al., Arch Neurol, 58, 498-504, 2004
3) Abbott, R.D. et al., JAMA, 292, 1447-1453, 2004
4) Kramer, A.F. et al., Nature, 400：418-419, 1999
5) Colcombe, S. et al., Psychol Sci, 14, 125-160, 2003
6) Kemoun, G. et al., Dement Geriatr Cogn Disord, 29, 109-114, 2010
7) Eggermont, L.H. et al., J Neurol Neurosurg Psychiatry, 80, 802-804, 2009
8) 北澤一利 他，歩行機能改善と転倒予防に「ふまねっと運動」をおすすめします，精神看護，11, 68-77, 2008
9) 日本作業療法士協会，認知症高齢者に対する作業療法の手引き，p.34-35，日本作業療法士協会，2006
10) 小川敬之 他，痴呆患者の生活障害像とコミュニケーションのとり方，OTジャーナル，34, 447-450, 2000

# 第4章
# 運動実施時の注意点

# 4.1 健康チェック

## A. 健康チェックの重要性

　厚生労働省の「健やか生活習慣国民運動」のスローガンに「1に運動　2に食事　しっかり禁煙　最後にクスリ」とあるように，健康的な生活習慣を実現するためには，運動をすることが大変重要であるとされている．しかし，運動という行為は，物理的衝撃・体温上昇・水分量減少・呼吸循環器系への負荷など，一種の「ストレス」を身体に与える行為でもある．運動を実施する人自身が耐えられるレベルを超えたストレスを受け続けると，身体は適応することができない．その結果，健康を増進させるどころか，むしろ健康を害することになることを理解しておくべきである．

　健康運動プログラムを始める集団を，運動してはならない個人，事前に精密検査を受けて医師の許可を得るべき個人，そして医学的に問題なく運動を開始してよい個人にふるい分けることを「スクリーニング」という．スクリーニングにあたっては，各人の既往歴や現在の生活習慣や自覚症状，心血管系に対する危険因子など，健康状態に関する情報を把握する必要がある．その情報から運動に伴うリスクを評価し，運動の可否を医学的に判断するのがスクリーニングの目的である．特に，運動中に突然発症する虚血性心疾患は，最悪の場合死に至る重篤なものであり，スクリーニングによって，このような疾患を引き起こす危険性の高い個人を判別することが重要である．

## B. 質問表による運動プログラム参加者のスクリーニング

　運動を始める前のスクリーニングの第一歩は，これまでの病歴や，現在の自覚症状，個人でわかる範囲の医学的指標を把握することである．そのために有益な手段が，質問紙による調査である．質問紙の代表的なものとして「AHA（アメリカ心臓協会）およびACSM（アメリカスポーツ医学会）による健康／体力づくり運動参加前簡易スクリーニング質問表」を，ここでは取り上げる（表4.1）．質問表前半の項目（病歴・症状・その他の健康に関する問題）に1つでも当てはまる項目がある場合，高リスクであると評価される．質問表後半の項目（心血管リスク因子）に2つ以上当てはまる場合，中リスクであると評価される．高リスク・中リスクのある参加者に対しては，運動プログラムに参加する前に医師に相談するように促すのがよい．いずれにも当てはまらない場合，低リスクであると評価される．

　このほかにもPAR-Q（Physical Activity Readiness Questionnaire）と呼ばれる簡易質問表も広く利用されている．

**表4.1 AHAおよびACSMによる健康／体力づくり運動参加前簡易スクリーニング質問表**[1, 2]

| |
|---|
| 該当するすべての項目に印をつけ，あなたの健康状態を評価してください． |
| **病歴**<br>以下に示すことがありましたか？<br>―― 心臓発作<br>―― 心臓手術<br>―― 心臓カテーテル検査<br>―― 冠動脈形成術（PTCA）<br>―― 心臓ペースメーカーの植込み<br>―― 植込み型除細動器の植込み／心調律異常<br>―― 心臓弁膜症<br>―― 心不全<br>―― 心臓移植<br>―― 先天性心疾患<br>**症状**<br>―― 運動中に胸部不快感を経験したことがある．<br>―― 過度の息切れを経験したことがある．<br>―― めまい，失神あるいは一過性の視覚消失を経験したことがある．<br>―― 心臓病の薬を服用している．<br>**その他の健康に関する問題**<br>―― 糖尿病がある．<br>―― 気管支喘息または他の肺の病気がある．<br>―― 少し歩いただけで下腿に焼けるようなあるいは，痙攣するような感じがする．<br>―― 身体活動を制限するような筋骨格系の問題がある．<br>―― 運動を安全に行えるか心配である．<br>―― 処方された薬を服用している．<br>―― 妊娠している．<br>この中に該当する項目がある場合には，運動を始める前に，かかりつけ医あるいはその他の適切な医師に相談してください．また，**医学的な資格のある職員**がいる施設を利用すること． |
| **心血管リスク因子**<br>―― 45歳以上である（男性）．<br>―― 55歳以上，子宮を摘出されている，あるいは閉経しているかのいずれかに該当する（女性）．<br>―― 喫煙しているか，禁煙してから6ヵ月以内である．<br>―― 血圧が140/90mmHgより高い．<br>―― 自分の血圧を知らない．<br>―― 血中コレステロール値が200mg/dLより高い．<br>―― 自分のコレステロール値を知らない．<br>―― 自分の血縁者に，55歳以下（父または兄弟）または65歳以下（母または姉妹）で心臓発作を起こしたか，心臓手術を受けた人がいる．<br>―― 運動不足である（1日30分の運動を最低週3日実施していない）．<br>―― 標準体重より9kg以上太りすぎている．<br>この中で該当する項目が2つ以上ある場合には，運動を行う前に，かかりつけ医またはその他の適当な医師に相談してください．また，**専門資格を有する運動専門指導員**による運動指導が受けられる施設を利用することが望まれます． |
| **該当する項目がない場合**<br>主治医や他の担当医に相談しなくても，また，ご自身の運動プログラムに合ったほとんどの施設において，自分自身で行う運動プログラムを安全に実施できます． |

## C. 運動負荷試験

運動負荷試験とは，運動中の心臓の状態を心電図によってチェックする医学的検査である．一般に行われる安静時心電図検査では異常が見られない場合でも，運動というストレスがかかった状態で，心機能に異常が認められる場合がある．運動負荷試験は，このような潜在的な異常を見つけるために有効である．

質問表によるスクリーニングの結果を踏まえ，次のような参加者に対して運動負荷試験を実施する必要がある．

- 高リスク保有者で中強度以上の運動を実施しようとする者
- 中リスク保有者で高強度運動を実施しようとする者

ただし，運動強度が3METs未満（または最大酸素摂取量40％未満）の低強度運動（表4.2参照）を行う場合に限っては，必ずしも運動負荷試験を行う必要はないとされている．低リスク保有者は，必ずしも運動負荷試験を行う必要はない（図4.1）．しかし，試験によって現時点での体力を評価し，その結果を運動プログラムの作成に活用することが可能であるため，試験を実施することは有益である．

運動負荷試験は主に，自転車エルゴメーター運動かトレッドミル上での走行によって行われる．試験は低い運動強度から始め，段階的に負荷を高めていく．運動強度を最大まで高める試験と，最大まで高めない（最大下運動強度）試験の2種類があるが，最大運動強度まで高める場合は，医師の監視下で試験を行うことが推奨される．また，最大下運動強度までしか高めない場合でも，高リスク保有者が試験を行う場合は，医師の監視下で行うことが望ましい．

最後に，重篤な循環器系の疾患がある参加者については，運動負荷試験を行うことで得られるメリットよりも，試験を行うリスクが高い場合がある．この場合，運動負荷試験を行ってはならない．症状が安定するか，完治するのを待って試験を行わなければならない．詳しくは参考文献1) pp51-52を参照されたい．

## D. 運動プログラムを開始する前にチェックすべき項目

前述したAHA/ACSM質問表（表4.1）は，運動指導者がチェックすべき項目をほぼ網羅しているが，さらに次のような項目については，より具体的に把握していることが大切である．

表4.2 3METsの強度に該当する運動および生活活動[3]

| 運動 | 自転車エルゴメーター：50ワット，とても軽い活動，ウェイトトレーニング（軽・中強度），ボウリング，フリスビー，バレーボール |
|---|---|
| 生活活動 | 普通歩行（平地，67m/分，幼い子ども・犬を連れて，買い物など），釣り（船で座って行う場合で2.5METs），屋内の掃除，家財道具の片付け，大工仕事，梱包，ギター：ロック（立位），車の荷物の積み下ろし，階段を下りる，子どもの世話（立位） |

注1：運動は競技スポーツにおける強度ではなく余暇活動時の強度である．
注2：この強度は当該活動の最中の強度であり，休憩を含めない．

**図4.1 運動プログラム開始前のスクリーニングによるリスクのカテゴリー分けの流れ**

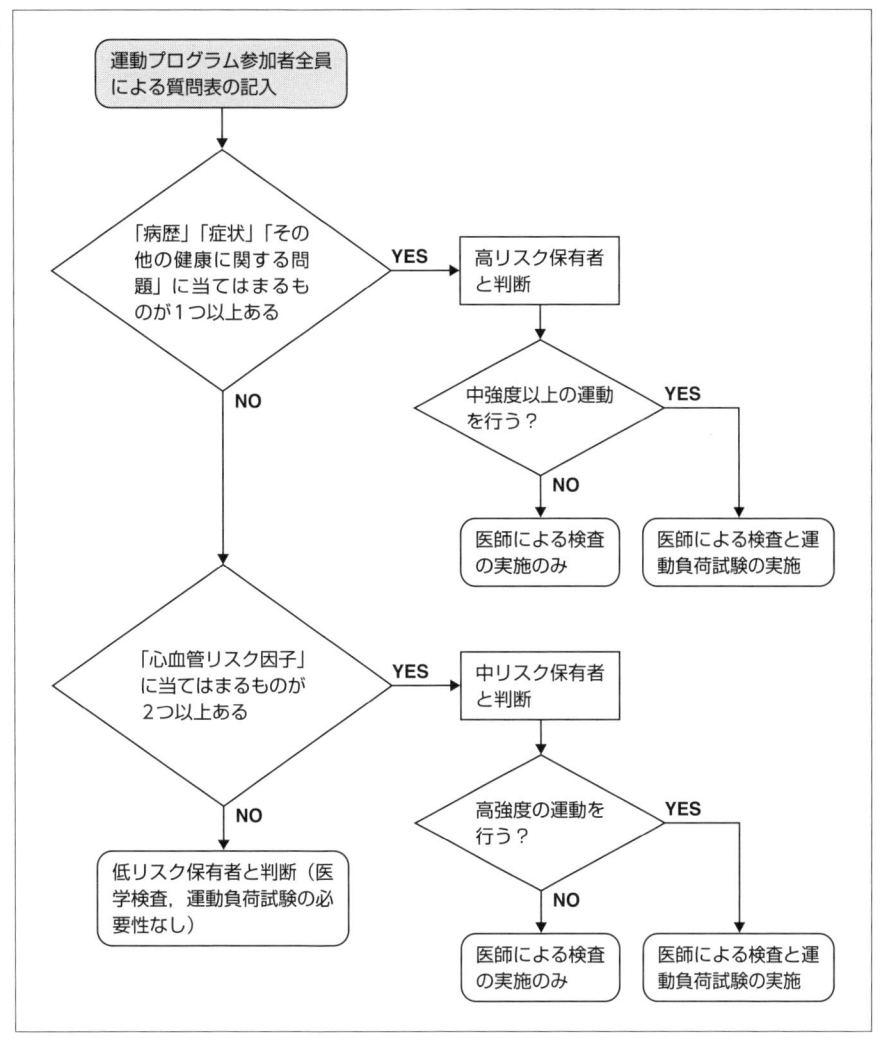

```
運動プログラム参加者全員
による質問表の記入
        │
        ▼
「病歴」「症状」「その
他の健康に関する問      YES    高リスク保有者
題」に当てはまるもの   ─────▶  と判断
のが1つ以上ある                    │
        │ NO                       ▼
        │                      中強度以上の運動   YES
        │                      を行う？        ─────▶  医師による検査と運
        │                          │ NO                動負荷試験の実施
        │                          ▼
        │                      医師による検査
        │                      の実施のみ
        ▼
「心血管リスク因子」    YES    中リスク保有者
に当てはまるものが   ─────▶  と判断
2つ以上ある                        │
        │ NO                       ▼
        │                      高強度の運動を    YES
        │                      行う？          ─────▶  医師による検査と運
        ▼                          │ NO                動負荷試験の実施
    低リスク保有者と判断（医            ▼
    学検査，運動負荷試験の必        医師による検査
    要性なし）                      の実施のみ
```

### (1) 肥満

　肥満には皮下脂肪の多い皮下脂肪型肥満と，内臓脂肪の多い内臓脂肪型肥満があるが，健康に悪影響を及ぼすのは主に後者である．運動は内臓脂肪の減少に効果が高いことが知られており，肥満解消のためには積極的に運動プログラムに参加することが推奨される．しかし高度の肥満の場合，運動の内容や強度によっては，膝関節や腰に過大な負荷がかかる．そのため，運動の種類と強度を慎重に選択すべきである．たとえば，膝に負担のかかりやすいエアロビックダンスやジョギングなどよりも，浮力によって体重負荷が軽減される水中運動などを選択するとよい（2.3節参照）．

　肥満度を測定する機器として，体脂肪率を測定できる体組成計が普及している．これらの機器は，体の電気抵抗を測定し，そこから推定される体脂肪率を表示している．ところが，水分は電気を通しやすいため，測定される電気抵抗値は体内の水分量や水分の分布状況に影響を受ける．測定値の再現性を確保するために，以下のような点に留意して測定されたい．

- 汗を大量にかく運動直後や入浴直後の測定を避ける
- 飲酒後や食後，大量の水分摂取後（2時間未満）の測定を避ける
- 排尿後に測定する
- 毎回，同じ時間帯に測定する

　また，肥満度を表す簡便な指標として，身長と体重から算出するBMI（Body Mass Index）が広く用いられている．BMIの計算方法と肥満度の判断基準を表4.3に示す．ACSMなど多くの診断基準では，BMIが30以上の場合を心血管疾患の危険因子としている．体脂肪率による肥満の基準値は，いまだ一定していないのが現状であるが，男性で25％以上，女性で35％以上を1つの基準としてよいだろう．

## (2) 血圧

　血圧が高いほど心血管疾患のリスクが高くなることが知られており，血圧測定は運動実施前の健康チェックとして重要な項目である．また，自動で血圧を測定できる機器も普及しているため，血圧は運動実施者にとっても測定しやすい項目である．とはいえ，すべての人が必ずしも正しい方法で測定しているとは限らない．以下のような注意点に従って，血圧を正しく測定されたい．

- 血圧測定の少なくとも30分前には激しい運動，飲食，カフェインの摂取（コーヒー・紅茶など），喫煙を控える
- 測定直前は，少なくとも5分間は背もたれのある椅子に座り，腕を心臓と同じ高さになるようにして机上に置く
- 測定中は自然に呼吸し，話をしない
- 血圧を正しい方法で2回以上測定し，その平均値を採用する
- 測定と測定の間は，2〜3分以上の間隔を置く

　重度の高血圧は運動禁忌とされている．基準値についてはガイドラインによって若干の違いがあるが，1つの基準として，収縮期血圧が180mmHgまたは拡張期血圧が100mmHg以上の場合は，運動プログラムを開始する前に，食事療法（飽和脂肪酸摂取の制限，減塩など）・薬物療法（降圧剤の服用など）を優先して行う必要がある．なお軽度の高血圧の場合は，運動療法による改善が期待される

表4.3 BMIの算出方法およびBMIによる肥満度の判定（WHOによる基準）

| 判定 | BMI (kg/m$^2$) |
| --- | --- |
| 低体重 | 18.5未満 |
| 標準体重 | 18.5以上25未満 |
| 過体重 | 25以上30未満 |
| 肥満Ⅰ度 | 30以上35未満 |
| 肥満Ⅱ度 | 35以上40未満 |
| 肥満Ⅲ度 | 40以上 |

BMI＝体重(kg)÷身長(m)÷身長(m)
【例】身長170cm，体重75kgの人は
　　　BMI＝75÷1.7÷1.7≒26.0
であり，過体重と判定される．

ので，積極的に運動プログラムに取り組みたい．

### (3) 高血糖（糖尿病）

　高血糖もまた心疾患の危険因子の1つであり，重度の高血糖は運動禁忌である．運動プログラムに参加する前に，薬物療法・食事療法による治療が優先される．1つの基準として，空腹時血糖値が250mg/dL以上の場合，運動プログラムに参加してはならない．日本内科学会のメタボリックシンドロームの診断基準では，空腹時血糖値が110mg/dL以上の場合，ACSMの基準では空腹時血糖値が100mg/dL以上の場合を前糖尿病状態とし，心血管疾患の危険因子としている．この場合，運動プログラムに参加するにあたって注意を要するが，軽度の高血糖は運動の禁忌条件ではないので注意されたい．むしろ，運動に伴う筋活動は，インスリンに関係なく筋肉への血糖の取り込みを促進させ，血糖値の降下作用がある．そのため，血糖値のコントロールのために，積極的に運動を実施すべきである．ケトン尿症（尿検査でケトン体が検出される）の場合も，運動プログラムに参加してはならない．

### (4) 血中脂質

　総コレステロール値，LDL（低比重リポ蛋白）コレステロール（いわゆる「悪玉コレステロール」）値，トリグリセリド（中性脂肪）値が高いことも，心血管疾患の危険因子として知られている．また，HDL（高比重リポ蛋白）コレステロール（いわゆる「善玉コレステロール」）値が低いことも，危険因子である．日本内科学会によるメタボリックシンドロームの診断基準では，トリグリセリド値が150mg/dL以上，HDLコレステロール値が40mg/dL未満の両方，またはいずれかに該当する場合，脂質異常とみなされる．また，前述のAHA/ACSM健康/体力づくり運動参加前簡易スクリーニング質問表（表4.1）では，総コレステロール値が200mg/dL以上の場合に，心血管疾患の危険因子であると判断される．

## E. 運動実施当日の体調チェック

　上記に述べたような，中長期的な健康状態を把握するだけでなく，運動実施当日の健康チェックも行いたい．普段，健康上問題のない者であっても，体調の悪いときに無理に運動に参加すると，思わぬ障害を引き起こす可能性があるからである．次のような状態のいずれかに当てはまる場合，当日の運動を中止したほうがよい[3]．

- 食欲不振，睡眠不足，疲労感，胸の圧迫感，動悸
- 体温が37℃以上
- 安静時の心拍数が100拍/分以上

## F. 最後に

　本稿で述べたスクリーニングの方法や基準値は危険を避ける目安であり，絶対

的な基準ではない．実施する団体や学会によって，基準や項目に若干の違いがある．しかしだからといって，どれが正しくてどれが正しくないというわけではない．運動参加者のリスクのカテゴリー分けに関する具体的なケーススタディが，参考・引用文献1）pp29-30に記載されているので参照されたい．

シンガポール臨床科学研究所　増田慎也<br>（現在　京都医療センター）

## 参考・引用文献

1) American College of Sports Medicine，運動処方の指針　運動負荷試験と運動プログラム原書第8版，日本体力医学会体力科学編集委員会監訳，p21，南江堂，2011
2) American College of Sports Medicine and American Heart Association. Recommendations for cardiovascular screening, staffing, and emergency policies at health/fitness facilities. Med Sci Sports Exerc. 30(6)：1009-18,1998
3) 田畑　泉ほか編，新しい運動基準・運動指針　普及定着ガイドブック，pp66-67，2007
4) 健康運動実践指導者養成用テキスト，財団法人健康・体力づくり事業財団，p127，2009

# 4.2 環境と健康

運動やスポーツを楽しむことは心身の健康に資する半面，傷害や疾病を被る危険性を伴うことがある．本節では，安全で健康的な運動・スポーツを実施するうえで知っておくべき，自然環境が人体に及ぼす生理的な影響について述べる．

## A. 暑熱環境

ヒトの体温は，ほぼ37℃を維持する．この体温の維持には，体内での熱産生と体外への熱放散とのバランス，すなわち体熱平衡による調節が働いている．体内で産生される熱の一部は体温維持に使用されるが，それ以外の熱は図4.2のように体表面からの赤外線放射，空気や物体への伝導・対流，水分の蒸発などの物理現象によって体外へ放散される．

しかしながら，外気温が高く，さらには大気中の水蒸気量が多い環境下では，逆に周囲の物体から熱の放射や伝導を受ける量が増大するうえに，発汗による水分の気化も抑制されるため，熱放散の効率が低下する．したがって，気温および湿度が高い暑熱環境下で運動を実施する場合には，熱放散の不全による体温上昇と脱水状態によって引き起こされる熱中症に対する予防や対策が重要である．熱中症では，以下のような症状が現れる．

①軽度：熱痙攣…脚，腕，腹部の筋肉の痛みを伴う痙攣
②中度：熱疲労…脱力感，倦怠感，めまい，頭痛，吐き気
③重度：熱射病…神経障害による朦朧，ふらつき，言語不明，意識喪失

重度の熱中症が疑われる場合には，医療機関に緊急搬送するまでの間，涼しい場所に移動させ，脱衣または衣服を緩めたうえで涼風を当てる，冷たい濡れタオルで全身を拭く，太い血管が走行する頸部（首筋）・腋窩（腋の下のくぼみ）・鼠

図4.2 熱放散の機序

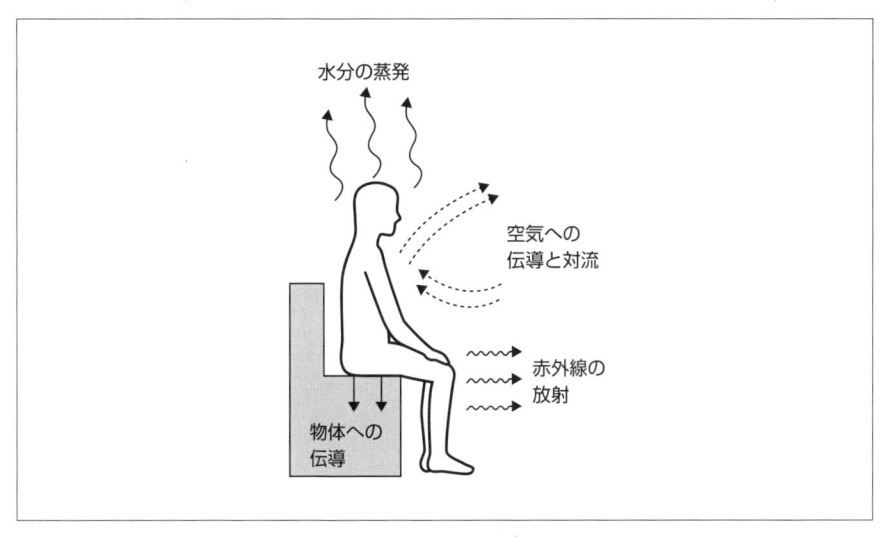

表4.4 熱中症予防のための運動指針
(川原ら, 2006[1])

| WBGT (℃) | 湿球温度 (℃) | 乾球温度 (℃) | 熱中症予防運動指針 | |
|---|---|---|---|---|
| ↑<br>31<br>↑↓<br>28 | ↑<br>27<br>↑↓<br>24 | ↑<br>35<br>↑↓<br>31 | 運動は原則中止 | 皮膚温より気温のほうが高くなり,体から熱を逃すことができない.特別の場合以外は運動は中止する. |
| | | | 厳重警戒<br>(激しい運動は中止) | 熱中症の危険が高いので,激しい運動や持久走など体温が上昇しやすい運動は避ける.運動する場合には,積極的に休息をとり水分補給を行う.体力の低いもの,暑さになれていないものは運動中止. |
| ↑↓<br>25 | ↑↓<br>21 | ↑↓<br>28 | 警戒<br>(積極的に休息) | 熱中症の危険が増すので,積極的に休息をとり水分を補給する.激しい運動では,30分おきくらいに休息をとる. |
| ↑↓<br>21 | ↑↓<br>18 | ↑↓<br>24 | 注意<br>(積極的に水分補給) | 熱中症による死亡事故が発生する可能性がある.熱中症の徴候に注意するとともに,運動の合間に積極的に水を飲むようにする. |
| ↓ | ↓ | ↓ | ほぼ安全<br>(適宜水分補給) | 通常は熱中症の危険は小さいが,適宜水分の補給は必要である.市民マラソンなどでは,この条件でも熱中症が発生するので注意. |

径部(股のつけね)に氷嚢をあてがうなど,あらゆる手段を講じて早急に熱放散を促進し,体温を38℃程度までに下降させなければならない.意識が明瞭な場合には,水分と電解質(0.9%濃度の生理的食塩水)の経口摂取を施す.

熱中症を予防するためには,運動前に250〜500mLの水分を摂取し,運動中は15〜30分間隔で休息と水分・電解質の補給(0.1〜0.2%濃度の食塩水)をこまめに繰り返すことが基本である.気温・湿度とともに気流・輻射熱の影響を考慮した総合指標であるWBGT(wet-bulb and globe temperature, 湿球黒球温度)から見た運動実施の指針は,表4.4のとおりである[1].

## B. 寒冷環境

気温の低下と風速の増大は,体表面からの熱放散を促進するため,人体には強い寒冷刺激となる.表4.5は,気温と風速から見た実効温度である[2].例えば,気温10.0℃,風速8.9mの条件下では,無風状態における気温0℃の環境と同等の風冷効果が生じる.

寒冷環境下では,人体は熱放散量を抑制するため皮下の血管が収縮し,体の表層部の血流量を減少させ,温かい血液が体表面の近くで冷却されることを防止する.表層部の血流量減少は,内臓などのある中心部への血流量を増加させるため,腎臓での尿生成量の増加(寒冷利尿)をもたらす.

熱放散量の抑制だけでは十分に対処できない場合には，ふるえが生じる．ふるえは，骨格筋が不随意的な収縮を反復するもので，収縮エネルギーが外部に対して力学的な仕事をすることなく，体内で効率よく熱に転換することにより熱産生量を増加させる反応である．ふるえ時の熱産生量は，安静時の約3倍に達する．

寒冷下で運動を実施する場合，末梢組織の血管が収縮しているため，血圧が上昇していること，手足の指の巧緻性が低下していることに留意が必要である．運動を開始する前には入念な準備運動を行い，熱産生による体温の上昇を図って末梢血管の拡張を促し，指先の感覚や運動性を高める．また，運動中の大量の発汗によって着衣が湿った場合は，蒸発による熱放散を防止するために，運動後は速やかに更衣を行い，断熱性を考慮した服装に整えることが必要である．

## C. 高地環境

表4.6に示すとおり，海抜0mの平地を起点として，標高が上昇するにつれて大気圧および酸素分圧は低下し，いわゆる空気が薄い状態になる．例えば，標高2500mの酸素分圧は平地の4分の3，5500mでは2分の1，8500mでは3分の1に減少する[3]．このため，高地環境では吸気段階での酸素濃度の低下を補うために，肺換気量や心拍出量の増加，赤血球に含まれるヘモグロビンの増加などの代償性反応が生じる．

**表4.5 風冷効果による実効温度**
（黒島晨汎，1993[2] より抜粋）

| 風速 (m/s) | 気温（℃） | | | | | |
|---|---|---|---|---|---|---|
| | 10.0 | 4.4 | −1.1 | −6.7 | −12.2 | −17.8 |
| 2.2 | 8.9 | 2.2 | −2.8 | −8.3 | −20.6 | −20.6 |
| 4.5 | 4.4 | −1.7 | −7.8 | −15.0 | −22.2 | −28.9 |
| 6.7 | 1.7 | −5.0 | −12.2 | −20.6 | −27.8 | −33.9 |
| 8.9 | 0.0 | −7.8 | −15.6 | −23.3 | −30.6 | −36.7 |
| 11.2 | −1.1 | −9.4 | −18.3 | −26.1 | −33.3 | −38.9 |
| 13.4 | −2.2 | −10.6 | −20.6 | −27.8 | −36.1 | −42.2 |
| 15.6 | −2.8 | −11.7 | −21.1 | −28.9 | −37.2 | −44.4 |

**表4.6 標準大気における高度と気象の変化[3]**

| 高度 (m) | 気圧 | | | 酸素分圧 (mmHg) | 温度 (℃) | 風速 (m/s) |
|---|---|---|---|---|---|---|
| | (atm) | (hPa) | (mmHg) | | | |
| 0 | 1.000 | 1013 | 760 | 159 | 15.0 | 4.4 |
| 1000 | 0.887 | 899 | 674 | 141 | 8.5 | 7.0 |
| 2000 | 0.784 | 795 | 596 | 125 | 2.0 | 9.7 |
| 3000 | 0.692 | 701 | 526 | 110 | −4.5 | 12.1 |
| 4000 | 0.609 | 617 | 463 | 97 | −10.9 | 14.4 |
| 5000 | 0.533 | 541 | 405 | 85 | −17.5 | 16.8 |
| 6000 | 0.466 | 472 | 354 | 74 | −24.0 | 19.0 |
| 7000 | 0.405 | 411 | 308 | 65 | −30.5 | 21.4 |
| 8000 | 0.351 | 357 | 267 | 56 | −36.9 | 23.6 |
| 9000 | 0.304 | 308 | 231 | 48 | −43.4 | 24.8 |

このような高地環境への適応反応が呼吸器系や循環器系の機能を亢進させ，健康増進に有益であることは，古くから転地療法として知られている．標高1000～2000m程度の穏和な低酸素環境下では，安静時のエネルギー代謝量が増加し，エネルギー源として脂質の利用が促進されること，インスリン抵抗性が改善されることから，近年では生活習慣病に対する高地療法も試みられている．

体内の酸素需要量を増大させる運動を高地で実施することは，酸素の摂取と供給に関与する呼吸・循環器系などの諸器官に二重の負荷をかけることになるが，その一方で平地では得がたいトレーニング効果を生むことも可能となる．長距離走や水泳などの競技力向上のために実施される高地トレーニングは，通常2000～2500mの標高で行われる．高地トレーニングを行う場合には，強い運動強度でのトレーニングの実施までに，1週間程度の順化期間が必要である．

平地での動脈血の酸素飽和度（酸素に結合したヘモグロビンの割合）は通常97％以上であるが，高地環境下では肺から血液中へ取り込まれる酸素濃度が低下する．標高3000mを超えると，酸素飽和度は90％を下回り，頭痛，倦怠感，食欲不振，むくみ（浮腫）など，急性高所障害の症状が現れ始める．

重度の高所障害の場合，主要な器官において水分の異常貯留が認められる．肺水腫による痰・咳・呼吸困難，脳浮腫による運動失調・嘔吐・意識喪失などが引き起こされ，ショック状態から死に至ることもある．重度障害が疑われる場合には，一刻も早く下降させて，医療機関に緊急搬送しなければならない．

急性高所障害の予防には，体を低酸素環境へ徐々に順応させることが基本であり，短時間に大きく高度を上げず，ゆっくりと上昇する．また，水分補給を十分に行って排尿を促し，脱水症状や浮腫の重篤化を引き起こさないことが重要である．

## D. 水中環境

水中では，体は大気圧に加えて水の圧力に曝され，水深が10m深くなるごとに圧力は1atmずつ増加する．また，25℃において水の粘度は空気の約49倍あって粘性抵抗が大きくなること，水面で生じる波によってエネルギーを失う造波抵抗を受けることから，水中での運動は大気中での運動よりも大きな抵抗下で実施される．

その一方で，水中では水面下にある体の体積に比例して浮力が生じるため（アルキメデスの原理），体にかかる重力負荷については，地上よりも減少させることができる．下半身の受傷者に対するリハビリテーションとして，あるいは四肢障碍者に対する全身運動として，水中運動が積極的に用いられている．

このほか，空気に比較して水は熱伝導性が高く，体表面からの熱伝導率は空気の約23倍（0℃での比較）となるため，体熱の放散量を増大させる．プール水の場合，体熱の過剰な喪失を防止するため，22℃以上の水温を確保することが求められている*．

*（『遊泳用プールの衛生基準について』厚生労働省健康局長通知，2007）

## E. 日射

　日射は，表4.7に示すとおり，赤外線から可視光線，紫外線までの種々の波長を含む電磁波であり，地球上の生命活動および気象現象のエネルギー源である[4]．赤外線は熱作用を持ち，地表に到達する日射エネルギーの約2分の1を占める．紫外線は化学作用を持ち，皮膚を介してビタミンDの合成や，日射遮蔽体であるメラニン色素の沈着などの化学反応を生じる．

　日射の強い時間帯に屋外で運動を実施する場合，頭部への直接照射が引き起こす熱射病のほか，主に紫外線照射の影響による以下の症状に注意が必要である．

　①日焼け…皮膚の紅斑，水疱の形成，表皮の剥離
　②皮膚色素の沈着…メラニンの黒色化とメラニン細胞の活性化
　③光線眼病…結膜充血，角膜炎（散乱反射が強い積雪地帯では頻出する）

　皮膚色素の少ない色白の人は日射に敏感であり，皮膚の露出を避ける服装や日焼け止めの塗布が欠かせない．また，眼は人体で最も深く日射が到達する部位であり，庇の深い帽子やサングラスの着用が必要である．

## F. 日周リズム

　生物は地球の天体運動（自転や公転など）の影響下にあり，周期的な生理機能の変動，すなわち生体リズムを示す．そのうち，ほぼ24時間周期で現れる変動を日周リズムという．例えば，生理指標としてヒトの体温を経時的に測定すると，午前4～6時頃を極小値とし，午後3～5時頃を極大値とする24時間周期の変動波形が得られる．

　運動と日周リズムとの関係を見ると，体温上昇の極大値に近い午後4時前後の時間帯に，反応時間の短縮や最大筋力の発揮においてピークパフォーマンスが多く観察される[5]．このことから，一般的に運動実施に適した時間帯は夕方であると言える．逆に，心筋梗塞や狭心症の発作は，心拍数や血圧が上昇過程にある起床後から午前中にかけて発生頻度が高いことから，高血圧や不整脈などの循環器

**表4.7　日射に含まれる電磁波の種類と波長**

| 種類 | | 波長 | 人体への主な作用 |
|---|---|---|---|
| 赤外線 | | 780 nm ～ 1 mm | 温熱刺激，網膜障害 |
| 可視光線 | 赤 | 640 nm ～ 780 nm | 視覚刺激，網膜障害，皮膚色素の着色 |
| | 橙 | 590 nm ～ 640 nm | |
| | 黄 | 550 nm ～ 590 nm | |
| | 緑 | 490 nm ～ 550 nm | |
| | 青 | 430 nm ～ 490 nm | |
| | 紫 | 380 nm ～ 430 nm | |
| 紫外線 | UV-A | 320 nm ～ 380 nm | 皮膚色素の着色，角膜炎 |
| | UV-B | 280 nm ～ 320 nm | 日焼け（紅斑），水晶体の混濁化 |
| | UV-C | 190 nm ～ 280 nm | （地表にはほとんど到達しない） |
| | 真空紫外線 | 100 nm ～ 190 nm | |

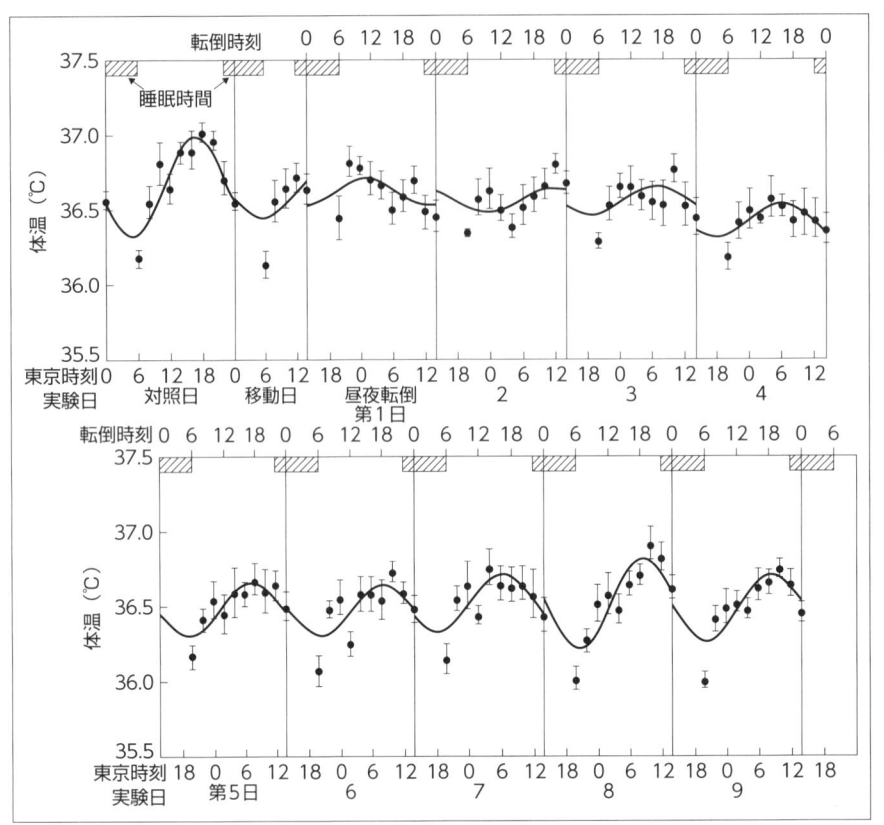

図4.3 ＋10時間の時差による昼夜転倒生活における体温の日周リズムの変化
(万木, 1987[6])

系の疾患を有する場合には，午前中の運動実施は避けるべきである．

現在では交通手段の発達により，地球の裏側の地域にも24時間以内の移動が可能になった．このような急速な移動がもたらす昼夜の転倒は，図4.3に示すとおりヒトの生体リズムを攪乱させ[6]，時差症状と呼ばれる睡眠障害の発生や作業効率の低下，疲労の蓄積などを引き起こす．

時差症状は，現地での滞在の進行とともに徐々に解消に向かう．体温変動の場合，滞在5日目頃から現地の日周変化に同調したリズムが開始される．現地でのスポーツ競技の実施に際して，運動パフォーマンスの十分な発揮に備えるには，時差に対する適応期間として8日間以上を見込んだ行動計画が必要である．

富山県立大学　岡本　啓

## 参考・引用文献

1) 川原　貴 他，スポーツ活動中の熱中症予防ガイドブック（改訂版），pp12-16，日本体育協会，2006
2) 黒島晨汎，環境生理学（第2版），pp51-72，理工学社，1993
3) 大島正光，高地と平地の概念．医学のあゆみ，64(9)，495-500，医歯薬出版，1968
4) 山﨑昌廣 他（編），人間の許容限界事典，pp685-697，朝倉書店，2005
5) 川上泰雄 他，生物リズムと運動．体育の科学，40(6)，442-445，杏林書院，1990
6) 万木良平，環境適応の生理衛生学，pp195-203，朝倉書店，1987

# 4.3 肥満者への運動指導

## A. 肥満者への運動指導

　単純性の肥満は，社会的な背景を含めたストレスや運動不足，過食等のさまざまな条件が重なり，エネルギーの消費に比べ摂取のほうが多く，皮下脂肪および内臓脂肪として過剰に蓄積された状態である．身長と体重から肥満度をみたBMI｛(体重kg／身長㎡)｝では25以上は肥満とされ，また体脂肪率では男性25％以上，女性35％以上が中等度肥満と判定される．肥満は生活習慣病としての面が強く，メタボリックシンドロームとの関連からも改善が必要であるが，その解決には近年の便利な日常生活，豊かな食料のなかで多くの難題を含んでいる．本稿では肥満者への運動指導とその注意点について扱うが，減量のためには運動と食事が両車輪となるので，この点を考慮したうえで肥満者への運動処方について考える．なお肥満者に対しての運動処方で，ウォーキングは最も基本的な課題であるが，2.3節「生活習慣病予防・改善のための効果的ウォーキング方法」で詳しく述べられているので参照してもらい，ここでの詳しい解説は省略する．

## B. 運動の効果──運動で太らない体をつくる

　運動では，即効性を求めず，正しい方法で，継続的に，合理的な方法で行うことにより，多くの効果が得られる．運動が身体に及ぼす影響は大きく，疫学，臨床研究に基づく点からも，以下のようなものが知られている．

　まず，減量のための運動としては有酸素運動が考えられる．有酸素運動は筋活動に必要なエネルギーを，低強度の運動により酸素を十分に取り込み，主にその燃料として脂肪を使用することが目的となる．有酸素運動を継続することにより脂肪組織の中性脂肪が分解し，FFA（遊離脂肪酸）が産生される．そして，筋肉をさらに長時間使うことで遊離脂肪酸が分解され，エネルギー消費が進み，エネルギーの燃焼量を高めることになる．さらに，筋肉量が多いと基礎代謝量も高まるため，エネルギー消費量が増す．その結果として，体脂肪の減少は加速されてくる．

　また，内臓脂肪の過剰な蓄積は，糖尿病や高血圧，脂質異常症などの合併症を生じやすいといわれているが，内臓脂肪は代謝の回転が速く，中性脂肪の合成や分解の活性が高いので，皮下脂肪に比べて内臓脂肪のほうが運動の効果が現れやすい部位といえる．さらに，運動をすることはインスリン感受性\*を高め，インスリン作用の改善，脂肪合成酵素の活性を抑制するので，より太りにくい代謝状態がつくられる．ただし，ウォーキング，ジョギングなどの有酸素運動は，インスリンの感受性改善に効果的であるが，トレーニングをやめるとその効果は3日

\*インスリン感受性：インスリンは膵臓で産生されるホルモンで，細胞内にブドウ糖を取り込むなどの多くの反応を制御している．身体運動の不足は，インスリンの感受性を低下させる．

以内に低下し，1週間で消失する[4]という報告もある．

## C. 有酸素系の運動処方

　肥満の状態は個人差があり，減量に際して行う運動の基本は，個別の身体条件を把握し，無理のない条件で行うことが第一となる．運動は減量に際しては不可欠といわれながらも，肥満の度合によっては体重が負荷になり過ぎて足首，膝，腰などの故障の原因ともなり，心臓にも同様に負担がかかる．したがって，有酸素運動はその持続時間が問題となるため，水中運動，ウォーキング，ジョギング，エアロバイク，エアロビックダンスなど，体重の負荷を考慮しての種目選びが重要となる．

　運動は継続することによりその効果が期待できるわけで，減量をするにあたっては，いかに継続的に実施できるかどうかが重要となる．また，ここでは減量を目的とした運動の方法や時間について述べるものの，実は運動による消費エネルギーは食物からのエネルギー消費に比べて大変少ない．42.195kmを2時間30分程度で走るマラソンレースでさえ，その際に消費されるエネルギーは約2400kcal程度とされることからも，食事からのエネルギー摂取量をコントロールしながら，併せて運動を行うということになる．また，日常生活での活動量を徐々に増やしながら，運動量と併せてエネルギー消費量を増やしていく必要がある．

## D. 運動を開始するにあたっての注意

　運動を開始するにあたって，血圧，膝関節，腰等に問題があれば，最小負荷でできる水中運動かエアロバイクなどの軽いレベルの運動からスタートすることが，長続きのコツである．1か月での減量目標にも個人差はあるが，無理のないレベルで月2kgの減量を目標とした場合，1日あたり，運動でマイナス200〜300kcalの消費，食事による摂取エネルギーのコントロール分と合わせてマイナス450〜500kcalを目安にすれば，1か月で14,000〜15,000kcalが消費*でき，約2kgの脂肪の減少ができる．

＊脂肪1kgの熱量は9,000kcalであるが，脂肪組織中の水分量などを考慮し，減量ではおよそ7,400kcalで計算

## E. 運動強度

### (1) 有酸素系運動

　有酸素運動で，運動強度を設定する簡単な方法は心拍数（相対的心拍数）を用いるものである．脂肪をうまく燃焼するための運動強度の心拍数の設定は，%HRmax＝(220－年齢)×0.75（もしくは0.8）程度が目安となる．一方，日本でよく参考にされているACSM (American College of Sport Medicine) の指針[2,3]では，有酸素運動で週合計1,000kcalを消費することを目標に，運動強度は最大酸素摂取量の40〜60%程度，持続時間を50〜60分または10分間以上の間欠的運動を複数回，頻度は週5日以上行うことを勧めている．感覚的には，

表4.8 肥満者に対して効果的な有酸素運動の種類[7]

| 運動の種類 | 必要な時間 | 注意点 |
|---|---|---|
| ジョギング | 30分以上 | 肥満度の高い人は，ひざや心臓の負担が大きい．事前に医師の診断を受けよう．マイペースを守ることが大切． |
| 歩く | 30分〜1時間 | 肥満度の高い人，運動に慣れていない人に最適．1日5000歩くらいから始めて，速歩で1日1万歩を目標に． |
| 水泳（水中運動） | 30分以上 | 関節に負担をかけないので，肥満度の高い人にも無理が少ない．ゆっくり長く泳ぐこと． |
| テニス | 30分以上 | ラリーの続く練習も取り入れること．細かいフォームにこだわらず，からだ全体を使って． |
| サイクリング | 30分〜1時間 | 戸外でのサイクリングは坂道を使うと効果的．固定式自転車は，天候に左右されず，強度の調節ができていい． |
| エアロバイク | 30〜45分 | 楽しさが魅力．運動強度の調整は自由だが，頑張りすぎると腰や脚に障害が．やや弱めの運動に時間をかけてマイペースで． |
| ハイキング | 30分〜2, 3時間 | 日曜日などに自分の好きな森林，高原に．歩行の延長として行う． |

表4.9 運動で消費するエネルギー量（体重別）[6]

| 運動の種類 | 速歩 | 水泳 | 自転車（軽い負荷） | ゴルフ | 軽いジョギング | ランニング | テニス（シングルス） |
|---|---|---|---|---|---|---|---|
| 強度（METs） | 4.0 | 8.0 | 4.0 | 3.5 | 6.0 | 8.0 | 7.0 |
| 運動時間（分） | 10 | 10 | 20 | 60 | 30 | 15 | 20 |
| 運動量（Ex） | 0.7 | 1.3 | 1.3 | 3.5 | 3.0 | 2.0 | 2.3 |
| 体 重 別 エ ネ ル ギ ー 消 費 量 （ k c a l ） | | | | | | | |
| 50kg | 25 | 60 | 55 | 130 | 130 | 90 | 105 |
| 60kg | 30 | 75 | 65 | 155 | 155 | 110 | 125 |
| 70kg | 35 | 85 | 75 | 185 | 185 | 130 | 145 |
| 80kg | 40 | 100 | 85 | 210 | 210 | 145 | 170 |

エネルギー消費量は，強度(METs)×体重×時間(h)×1.05の式から得られた値から安静時のエネルギー量を引いたもので，すべて5kcal単位で表示

ややきついと感じる強度の運動となる．

　表4.8は，肥満者に対して効果的な有酸素運動の，代表的なものを示したものである．また表4.9は，運動種目別，体重別のエネルギー消費量を示したものである．個人の嗜好や特性に合った興味の持てる運動を選択し，はっきりとした目標，目的を持って始めることが，運動を継続することのポイントになる．また「歩く」ことに関する消費エネルギーについては，2.3節を十分に参照されたい．ただし肥満者の場合は，肥満度および個人の健康状態により，ウォーキングに際しての注意が必要となる．BMIでの肥満度が30を超えている場合，体重による膝や腰などの関節への負担度からも，ウォーキングが困難なことも予測される．また高血圧症，糖尿病，高脂血症（脂質異常症），心疾患などがある場合も，ウォーキングの可否，強度については医師との連携が必要となる．ウォーキングを始めるにあたっては，万歩計を使うと歩行数から運動量をカウントできるので，自分の運動量に興味も出てきて効果的と考えられる．肥満者の場合，最初は

10〜20分程度の短時間の足ならしから始めて徐々に歩幅も広げ，運動時間も長くなるような計画が必要である．

**【水泳・水中運動】**

　肥満者の場合，陸上でウォーキングなどにより脂肪を燃焼させようとしても，下肢への負担度が強くなり，関節などの故障につながりやすい．その点，水泳や水中運動は浮力，水圧，水の抵抗，水温により，肥満者にとって陸上ほど苦痛がなく，効果的な運動である．まず浮力は，水中では陸上に比べて体重が約10％前後軽くなるため，膝や腰に痛みのある人でも関節に対して無理が少ない．また，水圧により肺が圧迫されるため全身の血流が促進され，酸素摂取量も増えるので呼吸筋が鍛えられ，肺活量も増すことが期待できる．さらに水温は体温より低いため，血管が収縮してエネルギー消費量が増すとともに体温調節機能も刺激され，自律神経が活動的となる．そして，温水プールなどの平均水温は，体温の36℃より低い（30℃前後）ことから，水中では体温が奪われるためエネルギー消費量が高まる．また水の抵抗という面では，体全体に均一にかかる．したがって水中での歩行に際しても，速度や動作を調節することで運動の負荷が自由に調整できる．

　プールなどで運動を始めるにあたっては，最初はビート板などを使いゆっくり泳いだり水中歩行などを行うが，水中での抵抗を考えた器具があるので，それらを利用しながら筋力トレーニングができる．泳ぐ場合は泳法により運動量が異なるが，クロールは最も効率よく泳ぐことができ疲れは少ない．また，平泳ぎは前方がよく見える利点もある一方，脚力，腕力，背筋力も必要となる．また，水中でのエアロビックダンスも楽しくできるので，これらと組み合わせると良い．時間をかけて距離を泳ぐことで心肺機能が向上し，陸上での動きも次第に楽になる．したがって，水泳，水中運動の場合，上半身にも筋肉がつきやすく，肥満者にとって体重を気にせず最初に行える全身運動といえる．

## (2) 筋力トレーニング

　肥満者の筋力トレーニングは，内臓脂肪の減少という点から見ると，有酸素運動ほどの効果はないが，正しい負荷トレーニングにより筋組織の肥大が望める．筋組織が増加することは基礎代謝が高まり，エネルギーの消費量も高まる．例えば筋量1kgの増加は，安静時代謝量を1日当たりでみると，およそ40〜50kcalの消費[4]と見積られる．これは，およそ1か月で1200〜1500kcalにも及び，4か月ほどで脂肪1kgの消費が可能となる．したがって，減量後のリバウンドを防止する意味でも筋量の確保は重要である．

**【肥満者を対象とした筋力トレーニングの例】**

　肥満の度合いにより，選ぶ運動の内容が異なる．例えば，ジャンプやスクワット，反動を伴う運動では，筋や関節に強い負荷がかかりけがをしやすい．その場合，最初はなるべく座位で行うか，または移動の伴わない安定した姿勢で，肥満者に合った各種の筋力トレーニングを行う．以下は，肥満者に勧められる陸上で

の簡単な筋力トレーニングの例である．

- 図4.4, 4.5：体重を負荷とし，椅子を利用した筋力トレーニング
- 図4.6：アイソメトリックトレーニング（等尺性トレーニング）で腹部，大腿部，下腿部の筋力トレーニング
- 図4.7：チューブを使用した上腕後のトレーニング
- 図4.8：ダンベルを使用した側腹の筋力トレーニング
- 図4.9：スロートレーニングで主に大腿部，殿部などの筋力トレーニング

## F. 運動実施での注意点

肥満者の場合，運動嫌いのため過去に運動経験がなく，肥満になっていることも考えられる．その場合は，体を動かすことの基本を身に付ける必要がある．主運動によるけがを予防するためにも，最初はその場でゆっくりと足踏みなどで体を動かした後，軽いストレッチ運動などで体を動かすことに慣れる（5〜10分程度）ようにする．慣れてきた段階で関節や筋肉の可動範囲を広げ，大きくストレッチできるようにする．このとき，無理なストレッチはけがにつながる．また，肥満者が糖尿病などの症状をもつ場合は歩行，水泳，固定自転車など，全身

**図4.4 椅子を使った大腿前の筋力トレーニング**
・安定した椅子を使う
・脚は腰幅に開き，つま先と膝を同じ向きにする
・ゆっくり立ち上がり，ゆっくり座る
・肥満度が高く体力のない人は，テーブルなどにつかまって行う
・膝の悪い人は禁止（第4.5節参照）

**図4.5 膝関節を使わない筋力トレーニング**
・図4.4と同様に，安定した椅子を使う
・片脚を上げ膝を伸ばし，かかとから上下にゆっくり動かす
・左右を行うが，上にあげたまま動かさなくても可

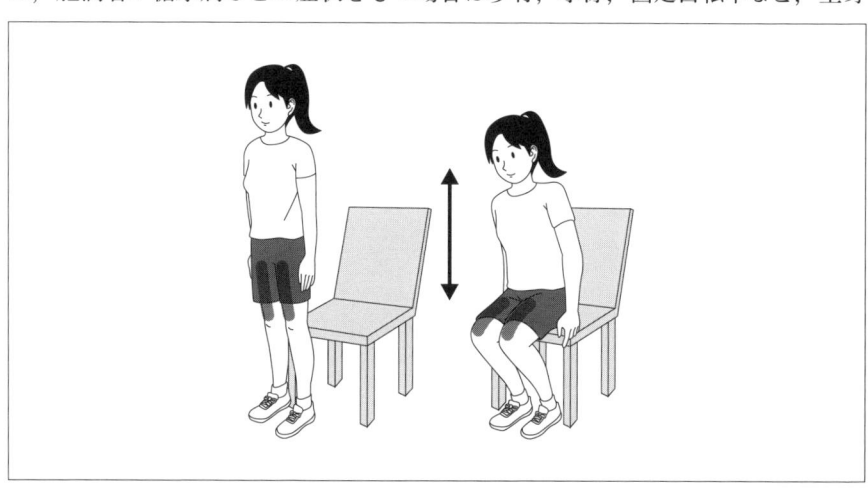

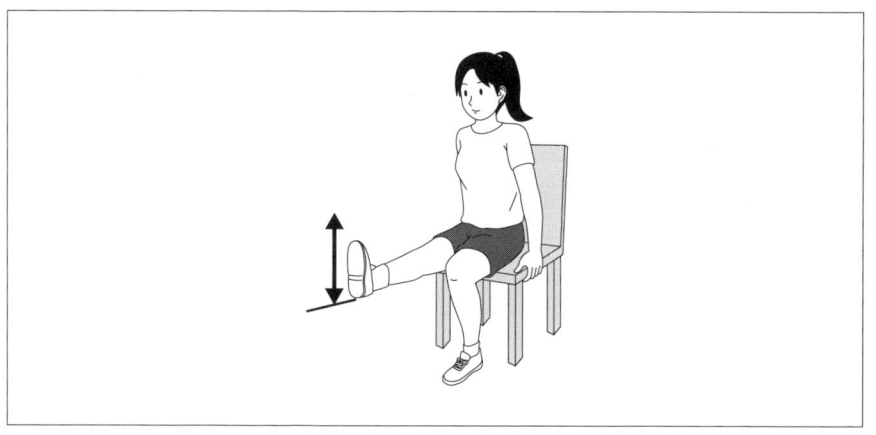

を使う有酸素運動がインスリン抵抗性の改善という面からも勧められる．特に，膝などの故障がある場合はあせらず，最初は膝の屈伸運動は行わず（図4.5参照）大腿前側の筋群を鍛え，膝への負担を軽減してから有酸素運動が開始できるよう指導する．または，水中での運動から始める．自主的な運動習慣に至るまではあせらず，指導者は個々の肥満者が好む運動を探し，楽しめるような動機づけなどが必要となる．長期にわたり介入を続けないと結局，一時は減量ができてもリバ

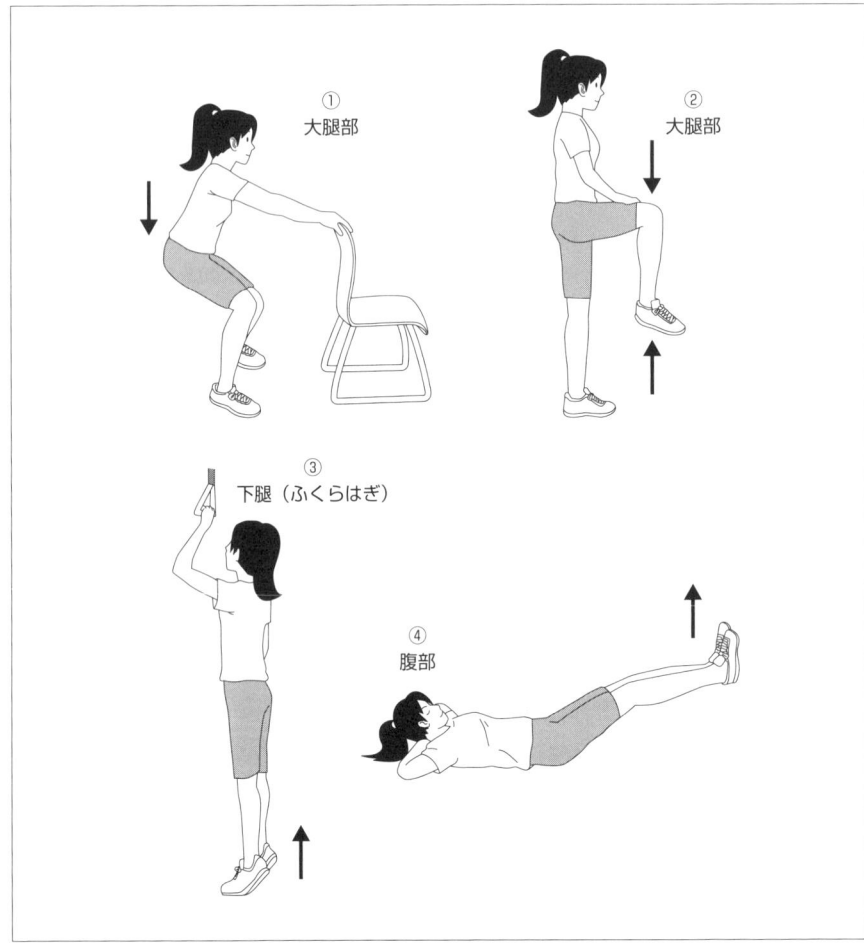

**図4.6 アイソメトリックトレーニング**
（息を止めずに7～10秒間行う）
①大腿部：安定した椅子を利用し，膝をつま先より前に出さず，腰を下げてキープする
②大腿部：片脚を上げ，上から両手で押さえ，脚が下がらないようにキープする
③下腿：両脚の踵を上げたままキープする
④腹部：両脚を床より上げてキープする

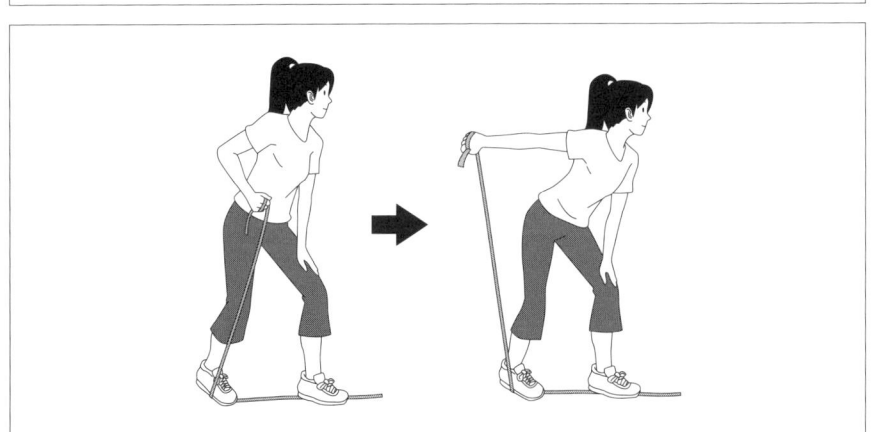

**図4.7 チューブトレーニング**
チューブを利用して上腕三頭筋を鍛える
両脚を前後に開き，片手にチューブを持ち，その手を腰から後ろ上方に引き上げる

ウンドを繰り返す結果となることが予測される．したがって，生活習慣のなかに運動が取り込めるようになるまでの見守りが欠かせないというのが，肥満者への運動指導の特徴ともいえる．

## G. 肥満者が日常生活を見直した場合

　特別な運動を行わない場合でも，日常生活のなかでいかに身体活動量を増やすか，大筋群を多く使うような機会を作るかがポイントとなる．減量後も今までの

**図4.8　ダンベルトレーニング**
ダンベルを利用して側腹を鍛える．
①体側：片手にダンベルを持ち，片手は頭の後ろに置き，体を真横に曲げる
②肩：両手にダンベルを持ち，両腕を交互に上に引き上げる

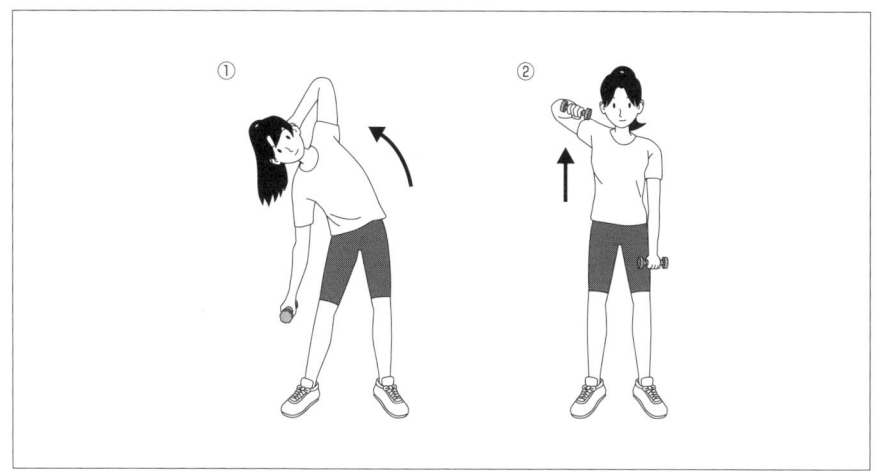

**図4.9　スロートレーニング**
臀部，大腿部を鍛える．
①大腿部，殿部：片脚をゆっくり引き上げ，すぐに，ゆっくりと後ろに伸ばし，伸ばしきらず，また前に引き上げる運動を，休みを入れず繰り返す
②大腿部，殿部：片脚をゆっくり前に踏み出し，休まずにすぐ脚を戻す運動を繰り返す

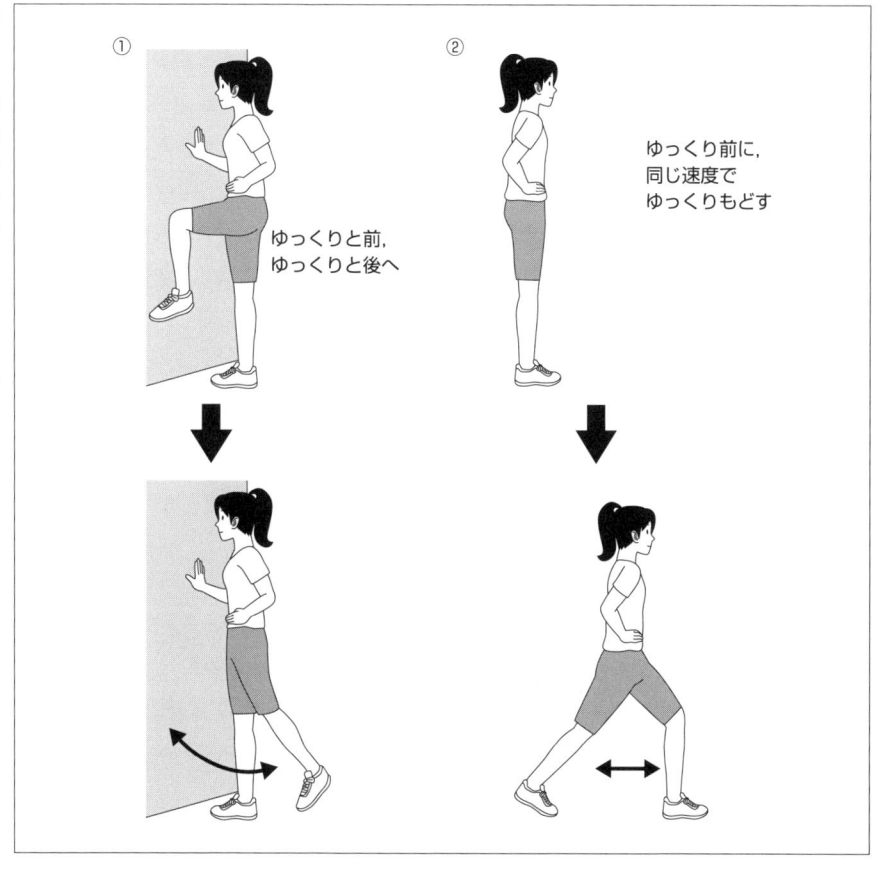

運動を続け，階段の上り下り，掃除，買い物と骨格筋を動かし，積極的に生活活動量を増やし，リバウンドを防止することが望ましい．

　ライフスタイルを積極的に改善する意味でも毎日の歩行を見直し，強度をプラスすることで，活動量も高めることが可能である．例えば，腹部を引きしめ，背筋を伸ばし，歩幅も広げて速歩にするなど，日頃使用していない筋への刺激，運動量の増加は，自然と消費エネルギーも高まることになる．また，寝る前にはストレッチと腹筋などを加えることで，1日の消費量も徐々に増える計算になる．たとえ100kcalでも毎日多く消費し，それが1か月続けば3,000kcalにもなる．したがって2か月半程度で脂肪が1kg，5か月で2kgの脂肪が減る計算になる．

　　　　　　　　　　　　　　　　日本ウェルネススポーツ大学　石田良恵

**参考文献**

1) Nagasawa, J. et al., Int J Sports Med, 11: p107-110, 1990
2) アメリカスポーツ医学会，日本体力医学会体力科学編集委員会，運動処方の指針　第8版，南江堂, pp160-171, 263-266, 2011
3) ACSM's guidelines for exercise testing and prescription (8th ed.), American college of sport medicine, 2011
4) Hunter, G.R. et al., J Appl Physiol, 89: 977-984, 2000
5) 石田良恵，体脂肪を確実に燃やすエクササイズ90, pp131-153, 椛出版, 2010
6) 厚生労働省，健康づくりのための運動指針2006（エクササイズガイド2006），運動所要量・運動指針の策定検討会 2006
7) 田畑　泉編著，メタボリックシンドローム解消ハンドブック，pp58-86, 杏林書院, 2008
8) 肥満・肥満症の指導マニュアル第2版，日本肥満学会編集委員会編，医歯薬出版株式会社，pp90-107, 2001

# 4.4 腰・膝・肩に痛みがある人への運動指導

## A. わが国における有訴者率と関節痛

　病気やけが等で自覚症状のある者（有訴者）は，人口千人当たり327.6人（この割合を「有訴者率」という）である．有訴者率（人口千対）を性別に見ると，男性が289.6，女性が363.3であり，女性が高い．また，年齢階級が高くなるにしたがい有訴者率は上昇し，75〜84歳では541.9となる．症状別に見ると，男性では「腰痛」での有訴者率が最も高く，次いで「肩こり」，女性では「肩こり」が最も高く，次いで「腰痛」の順であり，どちらも腰と肩の痛みが上位を占めている（図4.10）．

　また，膝は体重を支え，歩行時には最も可動性が要求される関節であるため，痛みを生じやすい関節である．なかでも変形性膝関節症は，高齢者の健康寿命を短縮させる重大な生活習慣病である．わが国における変形性膝関節症は，2010年で推定2,400万人が罹患し，痛みを訴える者に限定しても約800万人と推定されている．

## B. 運動施行上の留意点（共通事項）

### （1）痛みの原因を特定してから運動を始める

　痛みはさまざまな原因によって生じる．痛みの原因には，単なる筋肉痛のように時間が経てば自然に回復するものから，重大な病気やけがによって起こるものまで，多種多様である．運動によって痛みを軽くできるものと，運動によりかえって痛みを増悪させてしまうものがある．

　痛みを感じた場合は，まず医師の診断を受けて痛みの原因を特定し，適切な治療を受けることが先決である．運動により痛みを軽減できる場合は，医師に相談

**図4.10　性別にみた有訴者率の上位5症状（複数回答）**
（平成19（2007）年国民生活基礎調査（厚生労働省）より）

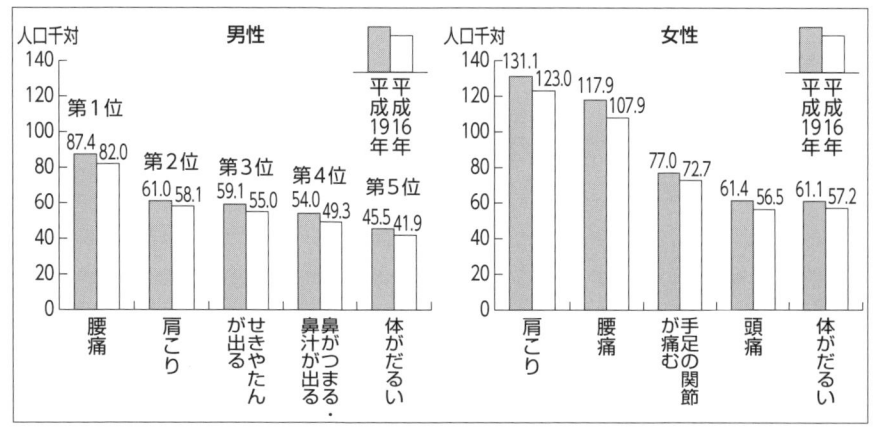

表4.10 急性痛と慢性痛の違い

| 急性痛 | 慢性痛 |
|---|---|
| ・急性期の痛み | ・慢性期の痛み |
| ・刺すような鋭い痛み（鋭痛） | ・うずくような鈍い痛み（鈍痛） |
| ・痛みの部位が限局される | ・痛みの部位が不明瞭 |
| ・心理的要因の影響を受けない | ・心理的要因の影響を受ける |

しながら症状に応じて適切な運動を行う必要がある．

### (2) 急性期には運動は行わない

運動により痛みを軽減できる場合でも，痛み始めの時期（急性期）には積極的な運動は行わず，安静にしておくことが基本である．特に，痛みのある部位が赤く腫れたり熱感がある場合や激しい痛みがある場合は，痛みが軽くなる時期（慢性期）まで，積極的な運動は避けるべきである（表4.10）．

### (3) 運動の効果

急性期を過ぎると，動かさなかった患部を運動することにより，関節や筋肉が硬くなること（拘縮）を防いだり，血行を良くして痛みを軽減する効果が期待できる．また筋力トレーニングにより，患部の負担を軽減することもできる．これらの運動は，主に関節の動く範囲を広げたり，筋肉が硬くならないようにするための簡単な体操が中心となる．

運動のもう1つの効果は，痛みの予防と再発防止である．予防のための運動は，加齢や生活習慣から不安を感じた人が，老化防止などを目的として行うものを指す．再発防止のための運動とは，痛みが治療によって治り，再度痛みが出現しないようにするための運動である．関節への負担を軽減するための筋力トレーニング，関節や筋肉の柔軟性を高めるためのストレッチ，体操やウォーキング，水泳などの運動が中心となる．

### (4) 無理なく運動を継続する

運動は軽めの強度で始め，段階を経て徐々に強くしていく．無理をしてしまうと，かえって痛みを引き起こしてしまう．

単調な運動ほど飽きやすく，運動を中断してしまう傾向にある．また慢性の痛みは，運動によってすぐに効果が現れないため，運動を継続しないケースも多い．

運動による効果を期待するには，運動を継続して行うことが重要である．

## C. 腰に痛みがある人への運動指導

腰痛は，国民の80％が生涯に一度は経験するといわれるほど頻度が高い．腰痛を引き起こす原因はさまざまであるが，神経症状や脊椎変形を伴う腰痛症は，しばしば外科的手術の適応となる．ただし，不良姿勢が原因で生じる姿勢性腰痛症のほうが圧倒的に多い．腰痛を引き起こす不良姿勢とは，腰椎が過度に前弯した姿勢である．

## （1）日常生活での注意点

- ベッドは，やや硬めのものを選ぶ
- 横向きで膝を引き寄せるか，あお向けで膝の下に大きな枕を置いて寝る
- 腹ばいは避ける．どうしてもというときは，腹部の下に座布団を入れる
- 椅子は極端に低いものは使わず，柔らかすぎるソファーは避ける
- 長時間の座位は避け，20〜30分に1回は立ち上がり腰を動かす
- あぐら座りや，足を投げ出した座り方は避ける
- 長時間の立ち仕事では，足台に片足を乗せて立つ（図4.11①）
- ハイヒールは避ける（図4.11②）
- 洗面時は膝を曲げたり，足台を用いる
- 物を取るときや持ち上げるときは，腰を曲げないよう膝の屈伸を利用して行う（図4.11③，④）
- 高所のものを取るときは，台に上がって取る（図4.11⑤，⑥）
- 荷物は，自分の体から離さないように密着させて運ぶ
- 荷物は左右対称になるように，バランスを考えて持つ（図4.11⑦，⑧）
- 引越しなど，ものを持ち上げることが多ければ，腰椎コルセットを着用する
- 掃除機をかけるときは，腰を曲げず膝を使って行う
- ベッドのシーツ交換は，ベッドに上がって膝をついて行う

図4.11 腰痛がある人の日常生活での注意点

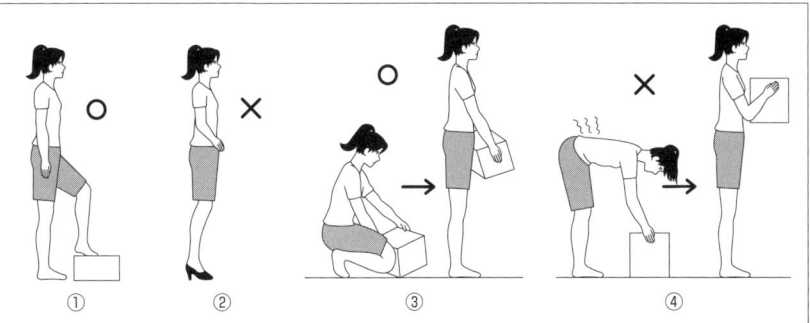

①足台の使用は，立位での作業中の腰椎前弯の増強防止に役立つ．
②ハイヒールは，腰椎が過度に前弯する．

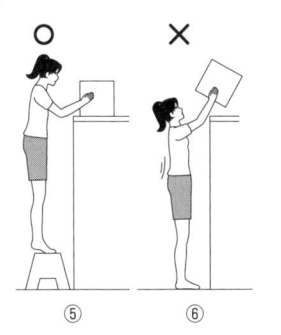

床の荷物を持つときは，③のように膝を曲げ，体に引き寄せて持ち上げる．④のように膝を曲げず持ち上げると，腰にかかる負担が大きくなる．

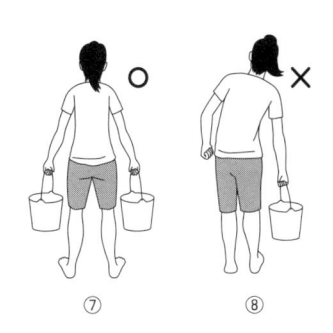

高所のものを取るときは，台に上がって取る．

荷物は左右対称になるように，バランスを考えて持つ．

図 4.12 腰痛体操

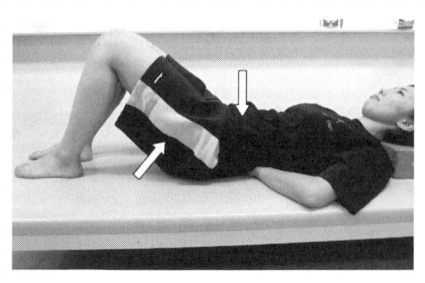

①骨盤の後傾運動
殿部をわずかに挙上し，背中に敷いた手を押しつけるように力を加える．骨盤を後傾させることで，過度の腰椎前弯を矯正する．

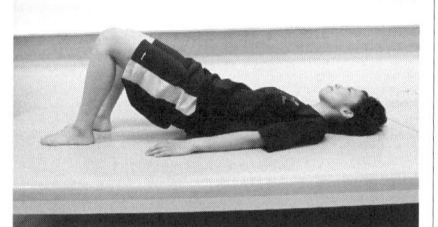

②殿筋の強化
殿部に力を入れながら殿部を挙上する．上げすぎに注意する．

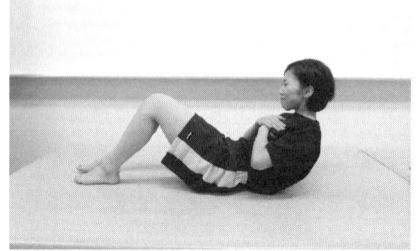

③腹筋の強化

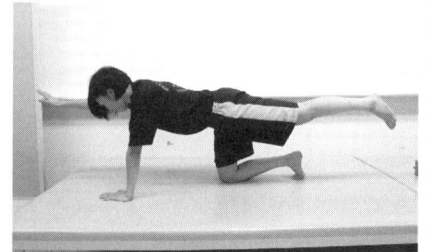

④背筋強化

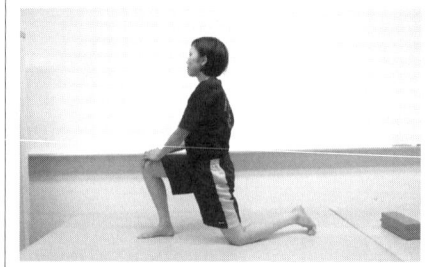

⑤腸腰筋のストレッチ

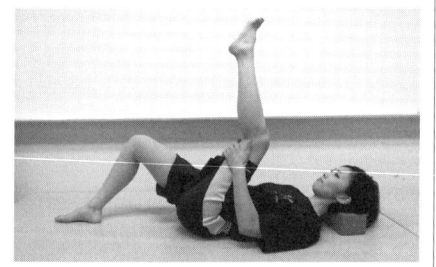

⑥ハムストリングスのストレッチ

### (2) 腰痛体操 (図 4.12)

腰の痛みの大半は，原因を特定できない慢性腰痛である．慢性腰痛は，腰椎が過度に前弯した不良姿勢を繰り返しとることにより引き起こされる．よって，慢性腰痛を軽減するために，腰痛体操が行われることが多い．腰痛体操は，過度の腰椎前弯を矯正するために，腸腰筋やハムストリングスのストレッチ，腹筋や背筋，殿筋群の筋力トレーニングを中心に行う．

## D. 膝に痛みがある人への運動指導

中高年に出現する膝の痛みのほとんどは，変形性膝関節症である．変形性膝関節症は，日頃の膝の屈伸や歩行などにより膝関節の軟骨部分がすり減り，関節に炎症を起こして痛みが生じる．変形性膝関節症の痛みの特徴は，歩行や階段など体重をかけて動くときに出現し，休息をとると痛みが軽減する．痛みは，歩き始めと長時間歩いたときに出現しやすい．

変形性膝関節症の人には，適正体重を維持することが大切であり，無理がない

範囲でウォーキングなどの有酸素運動を行うことを勧める．ただし，長距離を歩くと痛みを増悪させてしまうため，適度な歩行距離を設定する必要がある．また，ウォーキングを行う場合には，膝にサポーターを装着して膝を保護することが望ましい．プールでの水中歩行や自転車エルゴメーター（固定式自転車）での運動は，体重の負担が膝にかかりにくいため，特に推奨される．

### (1) 日常生活での注意点

- 体重増加の防止，および肥満者では減量を行う
- 重い荷物は持たない
- 長距離を歩かない
- 急な階段や坂道は上り下りしない
- 正座やあぐら座りを行わない
- 和式トイレは避け，洋式トイレを使用する
- 靴底がすり減った靴は，履かない
- 必要に応じて，杖を使用する

### (2) 大腿四頭筋（大腿部前面の筋群）の筋力トレーニング

変形性膝関節症によって関節障害が生じると，痛みのために運動不足となり，関節周辺の筋萎縮と筋力低下が生じる．また，それにより関節への負担が増加し，関節破壊が進行してしまうという悪循環が起こる．したがって，変形性膝関節症がある人の運動は，関節に負担をかけずに適切な筋力トレーニングを行う必要がある．

特に歩行に関与する筋として重要なのが，大腿四頭筋（大腿部前面の筋）である．大腿四頭筋は膝関節を支え，膝を伸ばす作用のある筋であるが，この筋力が低下すると関節軟骨がすり減り，変形性膝関節症の症状を悪化させてしまう．また，大腿四頭筋は筋萎縮を起こしやすい筋でもあるので，十分なトレーニングが必要である．

一般に行われている筋力トレーニングの方法は，筋の収縮様式の違いにより，等張性筋力トレーニングと等尺性筋力トレーニングに分けられる．等張性筋力トレーニングは，関節運動を伴う運動であり，関節に負担がかかってしまう．一方，等尺性筋力トレーニングは関節運動を伴わず行うことができるため，変形性膝関節症がある人の筋力トレーニングとして適している．ここでは，大腿四頭筋の等尺性筋力トレーニングとして，行いやすい運動を紹介する（図4.13）．

## E. 肩に痛みがある人への運動指導

肩の痛みを生じる原因として多いのは，頸肩腕症候群（肩こり），肩関節周囲炎（五十肩），腱板損傷である．肩関節は人体のなかで最も可動性が大きく，日常的に大きな動きを要求される関節である．大きな動きを可能とするために，肩関節の構造は不安定であり，炎症や痛みを引き起こしやすい．痛みが生じた場合は，無理に動かさないことが重要である．

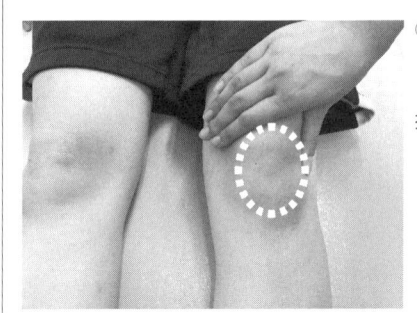

①パテラ セッティング
　膝蓋骨（膝の皿）を締めつけ，上に引き上げるように力を入れる．膝蓋骨の上方から下方に向けて抵抗をかけると，より大腿四頭筋が活動する．

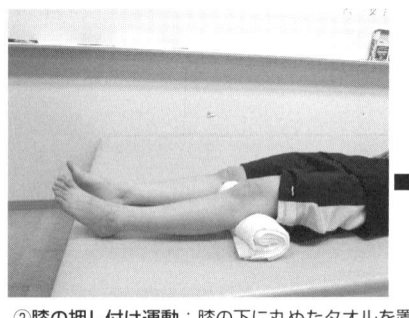

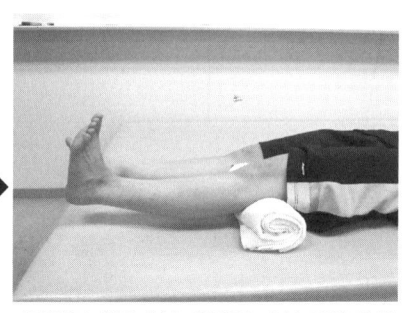

②膝の押し付け運動：膝の下に丸めたタオルを置き，足関節を背屈（上に曲げる）させて膝を伸ばし，タオルを押しつける．

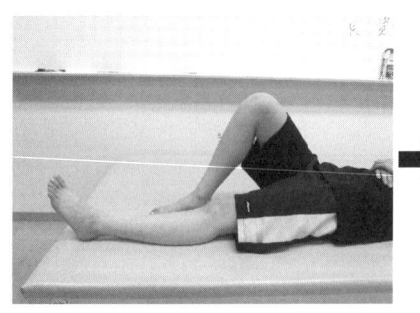

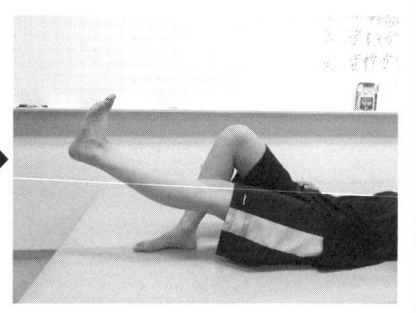

③下肢伸展挙上運動：足関節を背屈させ，膝を伸ばしたまま下肢を挙上する．この際，下肢を上げすぎないように注意する．また腰痛のある人は，反体側の下肢を曲げて骨盤の前傾を防ぎながら行う必要がある．

**図4.13　大腿四頭筋の筋力トレーニング**
　膝の関節運動を伴わない，等尺性筋力トレーニングの例を示す．各運動とも最大限の力を5秒間程度入れ，休息をとりながら10〜20回程度行う．

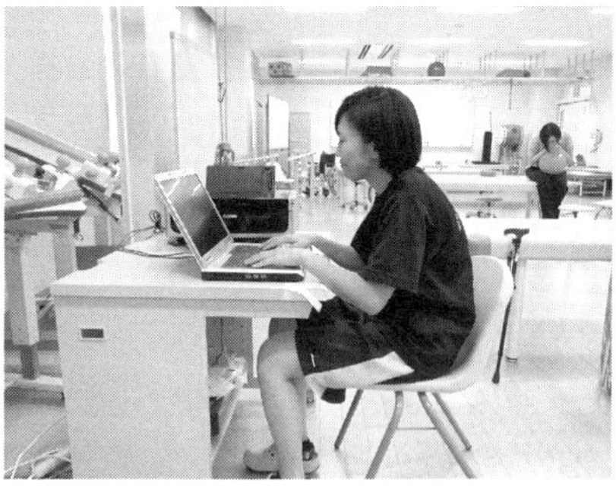

①肩こりを生じやすい前屈み姿勢 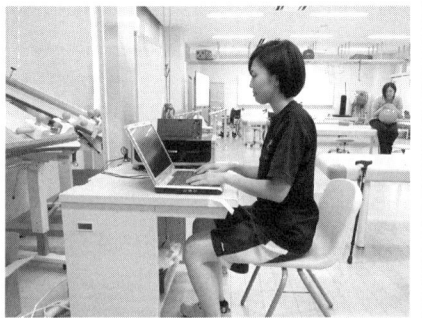　　②背筋を伸ばした作業姿勢

**図4.14　座位での作業姿勢**
　机や作業台に向かって長時間前屈み姿勢を続けると，肩こりが生じやすい．長時間座って行う作業では，背筋を伸ばした姿勢を心がける．

## （1）頸肩腕症候群（肩こり）の運動

　肩の痛みの原因で多いのが頸肩腕症候群，いわゆる肩こりである．首から肩や肩甲骨に付着する筋群（僧帽筋，肩甲挙筋，菱形筋など）が長時間緊張状態にな

図 4.15 頸肩腕症候群（肩こり）体操

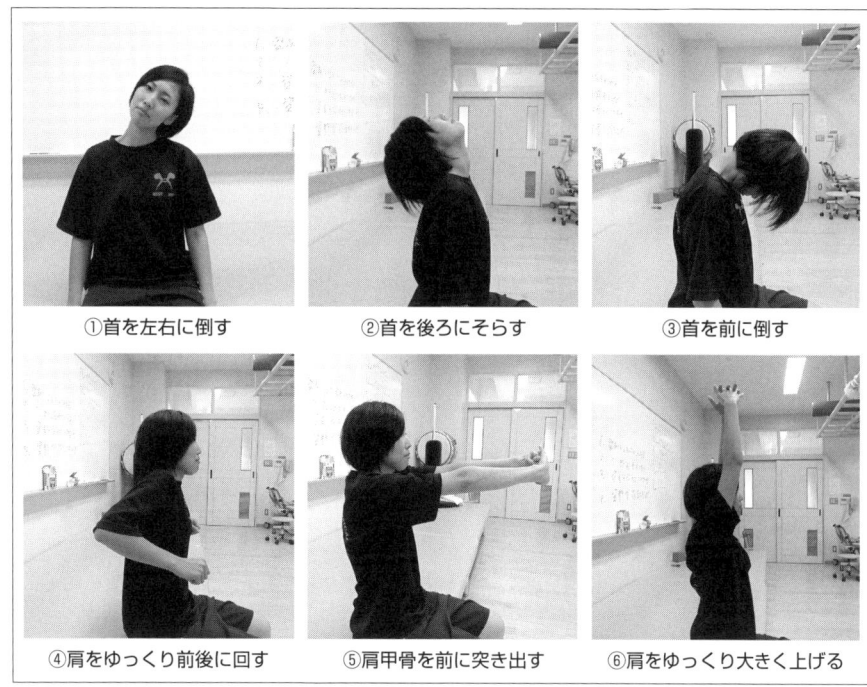

①首を左右に倒す　②首を後ろにそらす　③首を前に倒す
④肩をゆっくり前後に回す　⑤肩甲骨を前に突き出す　⑥肩をゆっくり大きく上げる

ると，血行が悪くなり肩こりが生じる．

肩こりの原因は特定されていないが，パソコンを操作するときなど，机や作業台に向かって長時間前屈み姿勢（図4.14①）を続けると，肩こりが生じやすい．長時間座って行う作業では，背筋を伸ばした姿勢（図4.14②）を心がけ，合間に軽く体を動かすことで，肩こりを予防できる．

また肩こりは，首から肩にかけての筋を運動（体操）によってほぐすことで，軽減することができる．図4.15は，一般的に行われている頸肩腕症候群（肩こり）体操である．

### (2) 肩関節周囲炎（五十肩）の運動

肩関節周囲炎は，肩関節周辺の組織が炎症を起こした状態であり，50歳代を中心に多く発症することから，五十肩とも呼ばれる．肩の痛みにより腕が上がらなかったり，背中に腕を回せなかったりする場合は，肩関節周囲炎の可能性が高い．

肩関節周囲炎の初期（急性期）には運動は行わず，極力安静に努めなければならない．その後，肩が上がりにくくなり，関節の拘縮が生じる．この時期が慢性期であり，痛みがない範囲で，肩を徐々に動かす運動を開始する．肩関節周囲炎は1年程度で自然治癒することが多いが，肩が上がらないと日常生活に支障を来すため，肩を上げるための体操が有効となる．コッドマン体操は，腰を曲げて腕を垂らすことで，無理なく肩の挙上運動が行える（図4.16）．肩関節周囲炎の肩の運動は，慢性期であっても痛みを引き起こさないように行うことが肝心である．

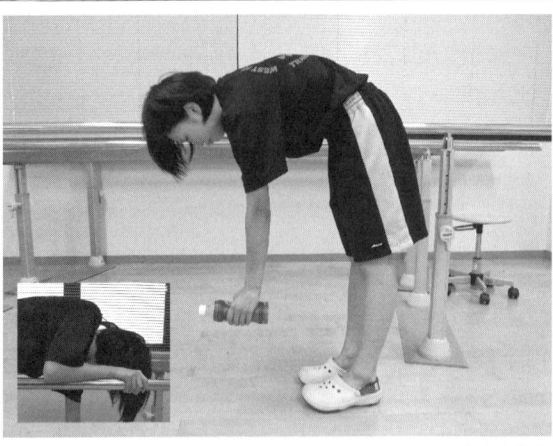

図4.16 コッドマン体操

痛みがないほうの手で，手すりや机などにつかまり上半身全体を支え，腰を曲げて痛みがある側の手を下に垂らす．これを基本姿勢として，できるだけ肩の力を抜き，身体の反動で腕を振る．上下方向，左右方向にゆっくり腕を振り，最後に回旋させる（ボトル等を持って行うとよい）．痛みがない範囲で行い，痛みが出現したらただちに運動を中止する．

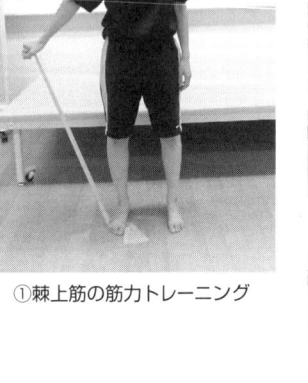

図4.17 腱板の筋力トレーニング（カフエクササイズ）

①棘上筋の筋力トレーニング

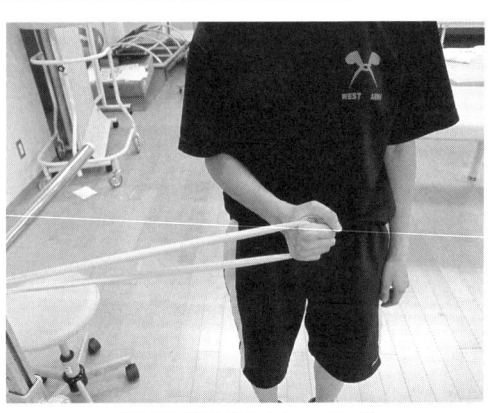

②肩甲下筋の筋力トレーニング

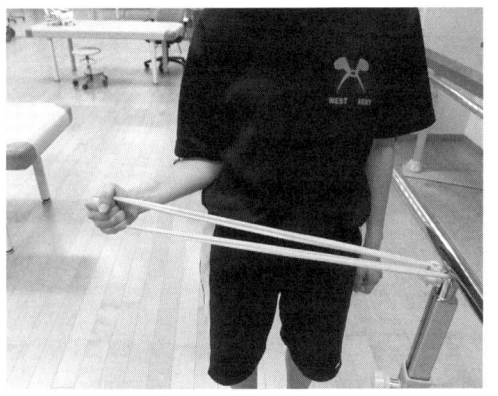

③棘下筋と小円筋の筋力トレーニング

## (3) 腱板損傷の運動

　腱板は，不安定な肩を安定させるために重要な役割を果たす．腱板は肩周囲の深層に位置し，棘上筋，棘下筋，小円筋，肩甲下筋の4つの筋で構成される．腱板損傷は，運動や日常生活で肩を強打して起こる場合や，加齢により変性した腱板に過度の動作が加わって起こる場合がある．いずれの場合も，腱板に損傷が起こると激しい痛みが出現する．腱板が完全に断裂してしまうと，肩の挙上が全くできなくなってしまう．

　腱板損傷の運動として，棘上筋，棘下筋，小円筋，肩甲下筋の筋力トレーニングが行われる．図4.17に，腱板の筋力トレーニングとして行われることが多いカフエクササイズを紹介する．ゴムチューブの抵抗を強くすると三角筋や大胸筋，広背筋などの大きな筋群が活動し，腱板を構成する筋が働きにくくなるため，弱い抵抗で行う必要がある．

京都橘大学　村田　伸

### 参考・引用文献

1) 豊永敏宏，運動器疾患の進行予防ハンドブック，pp.19-109, 医歯薬出版, 2005
2) 島田洋一，高橋仁美編，骨・関節疾患の理学療法, pp.48-61, メジカルビュー社, 2010
3) 井上　一編，変形性関節症の診かたと治療, pp.86-110, 医学書院, 1994
4) 川上俊文，図解腰痛学級第5版, pp.249-302, 医学書院, 2011
5) 若野紘一，肩・ひざ・腰の痛みがよくなる体操, 日本文芸社, 2007

# 4.5 筋力低下・虚弱高齢者への運動指導

## A. はじめに

近年，高齢者の運動器障害（ロコモティブシンドローム）に伴う日常生活動作（ADL：Activities of Daily Living）の低下が問題となり，その対応策の確立が喫緊の課題となっている．これまで高齢者の健康維持のための運動としては，ウォーキングや水泳といった有酸素運動が推奨されてきた．確かに有酸素運動は心肺機能を鍛え，疲れにくくスタミナのある身体をつくるのに有効な手段である．しかし，高齢者が自立し，健康的な生活を送るためには，歳とともに起こる骨密度や筋量の低下（サルコペニア；sarcopenia（5.1節参照））を予防・改善することも必要であり，そのためには有酸素運動だけでは不十分である．

骨密度，筋力が低下した虚弱高齢者は，転倒，骨折から寝たきりになったり，身体が思うように動かなくなって外出が億劫になり，引きこもりがちになってしまうケースも少なくない．また，筋量の減少に伴って基礎代謝も低下するので，若いときと同じような食事をしていると，余剰カロリーが脂肪として蓄積し，肥満や糖尿病といった生活習慣病，体重過多による変形性膝関節症の発症リスクを高めることにもなる．筋量，骨密度の低下は，単に身体機能面の悪化にとどまらず，心理面にもさまざまな弊害をもたらす．このような状況を予防・改善し，元気で生き生きとした毎日を送るためのカギが筋力トレーニングである．

しかしながら，筋力トレーニングを含めた運動療法は，適応を誤ると効果どころか障害を引き起こす「諸刃の剣」であり，高齢者への処方には細心の注意を要するが，これまで筋力トレーニングに関しては，その安全性確保の具体的方策，効果的・効率的な処方のあり方，より多くの高齢者が継続可能な支援策について，言及されることはほとんどなかった．

さらに多くのプログラムは，トレーニングの施設や指導システムが日本に比べて整備されている欧米のものが中心で，わが国にそのまま取り入れることは難しいという現状がある．本稿ではこれらの問題点に留意し，①安全性を確保しながら，②日本の現状に合わせて効果的・効率的で，③多くの高齢者が継続して結果を出せる筋力トレーニングの処方・指導法について解説する．

## B. 筋力トレーニングとは

筋力トレーニングとは，別名レジスタンストレーニングとも呼ばれ，筋肉に負荷・抵抗（レジスタンス）をかけるトレーニングの総称である．もともとはボディビルディングやウエイトリフティング，あるいはアスリートの補助トレーニングとして用いられていたが，近年は体力の向上，健康増進，生活習慣病，サル

コペニアの運動療法として，子どもから中高年者まで，老若男女，疾病の有無を問わず広まりつつある．

筋力トレーニングの負荷・抵抗としては，バーベル，ダンベル，マシン，チューブ，バランスボール等の器具に加え，自分の体重，ペットボトルやカバンといった身の周りにある日用品，水中エクササイズにおける水など，さまざまなものがある．

## C. 筋力トレーニングの効果

筋力トレーニングの効果として，まず筋量や骨密度の維持・増加があげられる．これによって筋力向上やカラダの引き締めのみならず，寝たきりや骨粗鬆症，腰痛，変形性膝関節症に伴う膝痛などの予防や改善にも効果を発揮する．さらに注目すべき点は，従来，有酸素運動の効果とされていた体脂肪率の減少，高脂血症（脂質異常症）やインスリン感受性の改善が，筋力トレーニングでも効果があるという研究結果が示されたことである[1,2]．

筆者らの研究でも，平均年齢70歳の自立した男女高齢者を対象に，自分の体重を負荷にした筋力トレーニングを12週間実施したところ，体脂肪率，HbA1c，HDLコレステロール，中性脂肪，腹腔内脂肪に有意な改善効果が認められた[3,4]．

さらに平均年齢72歳の自立した女性高齢者を対象に，スクワット，腹筋，腕立て伏せの3種目の筋力トレーニングを1年間実施したところ，大腿四頭筋，腹筋，上腕三頭筋の筋厚の増加が認められた．その一方，普段通りの生活を1年間過ごした対照群（無作為割付）の女性高齢者では，筋厚の有意な減少（サルコペニア）が認められた（図4.18）．

## D. 筋力トレーニングのリスク

筋力トレーニングには効果がある一方，高すぎる強度で実施すると血圧の上昇をもたらすことがあり，高血圧の運動療法としては適していない．しかし，高血

**図4.18 筋トレ実施群，非実施群の大腿四頭筋厚の変化**
（Tsuzuku et al. 未発表資料）

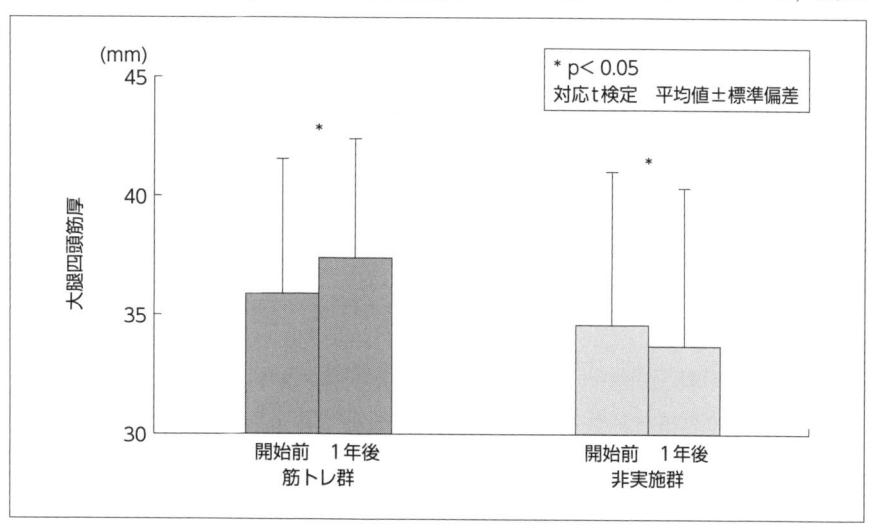

$* p < 0.05$
対応t検定　平均値±標準偏差

圧患者に筋力トレーニングが禁忌というわけではなく，血圧をコントロールしたうえで，有酸素運動の補助として筋力トレーニングを実施するとよい[5]．

また，誤ったフォームによるエクササイズや重すぎる負荷の場合，腰痛や膝痛などの関節痛を生じることがある．トレーニング中に発生する関節部の痛み，違和感や不快感は，カラダが発する危険シグナルであり，フォームの改善や負荷の減少，あるいはトレーニングの一時的な中止も含めて考慮する必要がある．

## E. 最大限の効果を引き出すために

筋力トレーニングを実施するにあたって，リスクを減らし，最大点の効果を引き出すためには，(1)安全性の確保，(2)効率性，(3)継続の3点を満たしている必要がある．

### (1) 安全性の確保 −メディカルチェックの必要性−

健康増進や運動療法を目的とした筋力トレーニングにおいて，障害の発生や病状の悪化を招くことは本末転倒である．筆者の経験でも，高齢者のトレーニング教室の参加者を「健康状態に問題がなく，現在治療中の病気のないこと」という条件で募集したにもかかわらず，事前のメディカルチェックにおいて約3割に虚血性心疾患，高血圧症，糖尿病などの疾患が明らかになり，そのうち約1割については治療を優先させた．

そのため筋力トレーニングに限らず，運動処方を行う場合には，有疾患者はもちろん，自覚症状が特になく治療を受けていない場合でも，事前に血圧，血液生化学検査，安静時心電図はもとより，負荷心電図を含めたメディカルチェックを実施し，潜在的リスクを評価することが重要となる．さらに有疾患者では疾病のコントロール状況，腰痛や膝痛を訴える患者では疼痛の原因や程度を把握し，問題があれば負荷を弱めたり，場合によっては中止も検討する必要がある．

### (2) 効率 −短時間，低負荷で最大の成果を−

筋力トレーニングは，時間や量が多いほど効果も大きいと考えられがちである．しかし実際は，短時間かつそれほど高くない負荷（低負荷）で結果を出すことは可能である．

筋力トレーニングを処方する場合，種目，強度，回数や頻度などを決めていく．欧米で実施されている筋力トレーニングの研究デザインは，高齢者であってもマシンを利用したエクササイズを8種目程度，負荷も最大挙上重量（1RM: repetition maximum，1度しか持ち上げることのできない重量）の80%前後といった強いものを，週に2〜3回という例がみられる．

果たしてこのプログラムを日本にそのまま導入すれば，欧米と同様の好結果が期待できるのであろうか？　残念ながら，日本ではトレーニング施設の整備や，指導者を含めた指導システムの確立がまだまだ不十分である．そのうえトレーニング経験もあまりない中高年者が，専門的で種目数の多い，負荷の強いトレーニングを実施することは現実的ではない．

そこで筆者は，自分の体重を負荷にした筋力トーニングから始めることを推奨してきた．自分の体重を負荷にすると，老若男女を問わず，特別な器具も必要とせず，各種目10～15回（各動作1回につき8秒間），2セットずつ実施しても10分程度しか要さないなど，「いつでも，どこでも，誰でも」実施できるという特徴がある．その効果については，すでに紹介したとおりである（p.105参照）．

### (3) 継続 －モチベーション－

運動療法で成果をあげるためには，安全性を確保した効率的なプログラムを継続する必要があるが，途中で挫折する人も少なくない．このような人たちには，「目標が高すぎる」「最初に頑張りすぎる」「完璧を期すぎる」「できないと自分を責める」「時間がないと思い込む」などの特徴が見受けられる．特に運動習慣のない人たちほど，この傾向は顕著である．

そこで運動を開始したこと，1日おきでも継続し続けていることを賞賛したり，記録用紙を渡しておくと，運動習慣のない人でも取り組みやすい．この記録用紙に運動実施の有無だけでなく「おいしく食べられたか？」，「目覚めはすっきりだったか？」，「お通じはあったか？」(快食快眠快便）や，その日の気分の○×を，また糖尿病患者であれば血糖値を記載する欄を設ければ，体調や病状の把握にも役立つ（図4.19）．記録用紙はおっくうという人には，筋力トレーニングを実施した日はカレンダーに○印をするよう勧めている．たったこれだけのことでも，○印の数が増えれば継続への意欲は増す．

しかし長期間，同じ種目ばかりではプログラム自体が単調になり，実施者のモチベーションも徐々に低下してくる．そこで定期的に種目を変更したり，体力テストや形態測定を定期的に実施してトレーニングの成果を評価するなど，モチベーションを高める必要がある．

**図4.19　記録用紙**（例）

第1週

今週の目標

初日に測定!　腹囲 cm　体重 kg　体脂肪率 %
（測定時刻　時ごろ）

| | 日付 | / | / | / | / | / | / | / |
|---|---|---|---|---|---|---|---|---|
| | 曜日 | － | － | － | － | － | － | － |
| エクササイズ | スクワット | | | | | | | |
| | 腕立て伏せ | | | | | | | |
| | レッグレイズ | | | | | | | |
| | ウォーキング | 歩 | 歩 | 歩 | 歩 | 歩 | 歩 | 歩 |
| 食生活 | 和食 | | | | | | | |
| | よく噛む | | | | | | | |
| | お茶お水 | | | | | | | |
| 感想&メモ | | | | | | | | |

記録の例
0セット
1セット
2セット
3以上

◎ 絶好調
○ ふつう
△ イマイチ
× よくない

## F. 筋力トレーニングの実際

　日常生活が自分で行える自立した高齢者向けに，筆者がよく紹介しているのは，チェアスクワットと膝上げの2種目（図4.20）であり，筋力と理解度に応じて種目を増減させる．すなわち，2種目が覚えられない場合にはチェアスクワットのみで終えたり，2種目では物足りなさそうな場合には，上半身の種目をもう1種目追加する．

　また筋力が低下していたり，膝痛のある高齢者には，チェアスクワットの代わりにクッションつぶしとクッション挟み（図4.21）に変更している．ただし変形性膝関節症で，膝関節部の腫脹や熱感など急性期の症状が認められた場合は，筋力トレーニングは中止し医師（整形外科医）の判断を仰ぐようにする．

**(1) 種目数**

　一般的には，全身をまんべんなく刺激するとの理由から，6～8種目のプログラムが推奨されている．しかし，多種目を一度に正確かつ時間をかけずに指導することは非常に困難であり，実施者にとっても多種目は継続するうえで大きな障害となる．そこで筆者は，大胸筋，大腿四頭筋，腹筋など大きな筋肉（大筋群）を使う，2～3種目のエクササイズから始めるようにしている．

**(2) 負荷（強度・回数・速度）**

　概して筋力増加，筋肥大，筋持久力増加などの目的に応じて，トレーニングの強度，回数を変える必要はあるが，高齢者に最初からマシンやダンベルなどを利用した高強度のエクササイズは難しい．ACSMの見解では，高齢者の筋力向上のためには最大挙上重量（1RM）の40～50％（かなり軽い～軽いと感じる重量）から始めることを勧めている[6]．自分の体重を負荷にした筋力トレーニング3種目であっても，「ゆっくり」した速度で実施することで，図4.18で示したように筋肥大が起こる．

**(3) 頻度**

　筋力トレーニングの頻度は週に2～3回が良く[6]，これ以上でもこれ以下の頻度でも効果は少ないといわれているが，その根拠は「超回復理論」に基づいている．「超回復」とは，筋力トレーニングによって筋線維が部分的に断裂・破壊され，その後，回復期を経て筋線維が修復される際に，以前より太くなるという現象で，これが繰り返されることで筋肥大が起きる[7]．

　この超回復には24～48時間要するため，毎日トレーニングすると，回復する前に疲労期へ移行し，筋肉は肥大どころかかえって衰えてしまう，すなわちオーバートレーニングに陥るとされている．

　しかし，筆者らは筋力トレーニングを毎日実施することを推奨しており，これは「超回復理論」と一見矛盾するが，自分の体重程度の負荷では超回復を起こすほど筋線維が断裂・破壊されたり，オーバートレーニングに陥ることはない．むしろ，すべての種目を実施してもトータル10分以内と短いため，心身への負担

**図4.20 筋力トレーニング（日常生活が行える高齢者）**

（『介護予防で若さを保つ！毎日続けて生涯現役』東京法規出版　都竹茂樹を転載，一部改変）

**体操1　チェアスクワット**
❶ 椅子に座り，顔は正面．
❷ 足幅は肩幅，つま先は30度開く．
❸「1.2.3.4」と声に出して数えながら立ち上がる．
❹「1.2.3.4」で座ったつもり．このときは黙って．

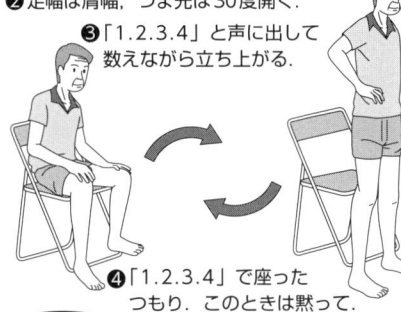

ポイント！
・脚力が弱い場合には，太ももの上に手をつきながら立ち上がる．
・膝に痛みがある場合には，医師に相談する．

**体操2　膝上げ**
❶ 椅子に腰かけ，手で座面を押さえる．
❷「1.2.3.4」と声に出して数えながら，片足を上げる．
❸「1.2.3.4」で上げた足を下ろす．このときは黙って．

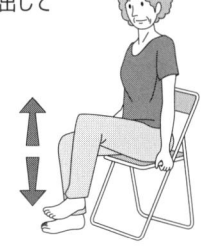

ポイント！
・ゆっくり行うことが結果を出すポイント．
・戻すとき足裏は床につけない．

**図4.21 筋力トレーニング（筋力低下，膝痛のある高齢者）**

（『介護予防で若さを保つ！毎日続けて生涯現役』東京法規出版　都竹茂樹を転載，一部改変）

**体操3　クッションつぶし（太もも裏側の引き締め）**
※クッションのかわりに座布団を折っても良い．
❶ クッションをふくらはぎの下に置く．
❷ 膝は少し曲げる．
❸「1.2.3.4」と声に出して数えながら，クッションを押しつぶす．
❹「1.2.3.4」で元に戻す．このときは黙って．

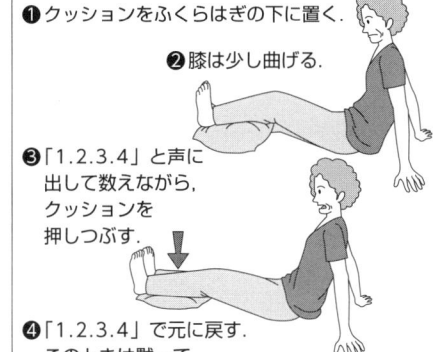

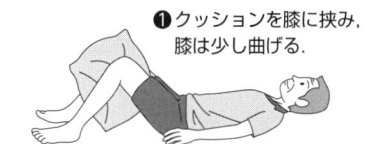

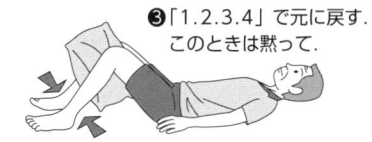

ポイント！
・クッションを「つぶす」ときに，声を出しながらやる．

**体操4　クッション挟み（太もも内側の引き締め）**
※クッションのかわりに座布団を折っても良い．
❶ クッションを膝に挟み，膝は少し曲げる．
❷「1.2.3.4」と声に出して数えながら，クッションを挟み，つぶす．
❸「1.2.3.4」で元に戻す．このときは黙って．

ポイント！
・クッションを「つぶす」ときに，声を出しながらやる．

が少なく，日常生活で運動を習慣化させる意味からも，毎日実施することを推奨している．

### (4) 呼吸法

バーベルやマシン，自分の体重など負荷の種類にかかわらず，息を止めてのトレーニングは怒責作用によって血圧は上昇し得る．しかし「息を止めないように」と指導しても，慣れないうちは呼吸を意識することが難しいため，あえて呼吸のことは触れず，「数を数える」ことを指導する．こうすることで，呼吸を止めることなくトレーニングを実施することができる．

### (5) フォーム

誤ったフォームによる筋力トレーニングは，効果がないばかりか，膝や腰などの関節障害の原因となるため，慣れるまでは強度や回数よりも，フォームの習得

に努めることが大切である．筆者は，リーフレットやDVDを作成し，自宅でも適切なフォームを習得できるよう配慮している．またエクササイズ中，関節に違和感や痛みを感じた場合には，ただちに中止してもらい，筆者がフォームをチェック，修正するようにしている．ただ筋肉痛と混同されることもあるため，膝関節や手首を指さして，「曲がるところが関節」「曲がらないところが筋肉」と説明するようにしている．

熊本大学　都竹茂樹

## 引用文献

1) Hurley, B. F. et al., Sports Medicine, 30, 249-268, 2000
2) Eriksson, J. et al., International Journal of Sports Medicine, 18, 242-246, 1997
3) Tsuzuku, S. et al., European Journal of Applied Physiology, 99, 549-555, 2007
4) 都竹茂樹 他, 日本老年医学会雑誌, 38, S134, 2001
5) American College of Sports Medicine, Med Sci Sports Exerc, 36(3), 533-553, Review, 2004
6) Garber, C.E. et al., Medicine & Science in Sports & Exercise 43(7), 1334-1359, 2011
7) Tudor, Bompa, et al., Serious Strength Training-2nd Edition, pp47-49, HUMAN KINETICS, 2003

# 4.6 運動習慣の形成方法（行動変容ステージ）

## A. 運動の習慣化を理解する

### (1) 運動の習慣化は難しい

　運動に効果があることは多くの人が理解しているものの，「三日坊主」という言葉に代表されるように，私たちにとって，運動を習慣化することは難しい．わが国において推奨されている身体活動量を満たす成人の割合は，4人に1人しかないというデータもある[1]．また，体力・スポーツに関する世論調査[2]では，「運動・スポーツを行わなかった理由」として，「仕事（家事・育児）が忙しくて時間がないから」を筆頭に，多様な理由があげられている．

　では，どうすれば運動を習慣化することができるのだろうか．本項では，運動を習慣化するための方法を解説する．

### (2) 準備性・継続性に着目する

　運動の習慣化を支援する際大切なことは，対象者の運動経歴はさまざまであり，運動を行うことに対する「準備性」（運動することに関心がないのか，運動を行いたいという意思があるのか等）や，「継続性」（運動をまったく行っていないのか，不定期に行っているのか等）を考慮した働きかけを行う必要があるということである．

## B. 行動変容ステージモデルを理解する

### (1) 変容ステージとは？

　それでは，どのようにして運動の準備性や継続性を把握すればいいのだろうか．

　運動行動の準備性や継続性を識別する考え方として，「変容ステージ」がある．変容ステージとは，Prochaskaら[3]が提唱した「行動変容ステージモデル」（トランスセオレティカル・モデルとも呼ばれる）の中心的な要素である．変容ステージは，運動に対する準備性と，過去および現在における行動の継続性の両方を統合した考え方である[4]．

　図4.22に示すように，行動変容ステージモデルでは，運動に対する準備性や継続性によって，対象者を5つの変容ステージに分類する．運動を行っていない者は，「運動を行っていないし関心もない」という前熟考期（無関心期）と，「運動を行っていないが関心はある」という熟考期（関心期）に分けられる．

　その後，運動を不定期に行っている「準備期」が続き，さらに，定期的に運動を行っている者は「行っているが始めたばかり」という実行期と，「行っていて，かつ長期間継続している」という維持期に分けられる．

**図4.22 運動行動の変容ステージ[5]**
(Okaら, 2000)

| 前熟考（無関心）期 | 私は現在, 運動をしていない. また, これから先もするつもりはない. |
| 熟考（関心）期 | 私は現在, 運動をしていない. しかし, 近い将来（6か月以内）に始めようとは思っている. |
| 準備期 | 私は現在, 運動をしている. しかし, 定期的ではない. |
| 実行期 | 私は現在, 定期的に運動をしている. 始めてから6か月以内である. |
| 維持期 | 私は現在, 定期的に運動をしている. また, 6か月以上継続している. |

　変容ステージは, 欧米だけでなく, わが国における運動習慣化の支援においても主流となっている考え方である. たとえば, 厚生労働省が主導している「特定健診・保健指導」や『健康づくりのための運動指針2006（エクササイズガイド2006）』においても適用されている.

### (2) 変容ステージに関連する要素

　行動変容ステージモデルでは, 中心的な要素である行動変容ステージに関連して, いくつかの要素が想定されている. ここでは先行研究[4, 6]を参考に, 特に重要だと考えられる「意思決定バランス」「セルフ・エフィカシー」の2つの要素を紹介する.

**【意思決定バランス】**行動変容に伴って個人が自覚する, 良い面（メリット・恩恵）と悪い面（デメリット・負担）のバランスのこと. 変容ステージが低い段階では, 行動変容の良い面よりも悪い面を強く感じている. 変容ステージが進むに従って悪い面を感じなくなり, 良い面を強く感じるようになる.

**【セルフ・エフィカシー】**社会的認知理論[7]の中心的な構成概念で, 個人が行動を変容する際, 困難な状況においてもその行動を継続して行うことができるという感覚. 変容ステージの低い段階ではセルフ・エフィカシーは低く, ステージが進むに従って高くなる.

　行動変容ステージモデルでは, 行動変容を支援する場合, 対象者がどの変容ステージにいるかを明らかにしたうえで, 対象者が感じている意思決定バランスとセルフ・エフィカシーを考慮しながら働きかけることが有効だと言われる[4, 8].

## C. 運動習慣の形成に変容ステージを活用する

### (1) 各変容ステージに応じた運動習慣の形成方法

　続いて, 運動習慣を形成するためにはどのような働きかけをすればよいか, 5つの変容ステージの特性に触れながら, 変容ステージごとに解説する.

①**前熟考期**：運動の恩恵を感じておらず, 負担ばかりを感じている. 運動の必要性を実感させ, 体を動かすことへの関心を高めることが目標となる. 少しでも運動を実施することの恩恵を感じられるような, 働きかけを行うことが重要であ

る．

②**熟考期**：運動の恩恵を感じているが，同時に負担も感じている．わずかなことでかまわないので，何かを始めるようなきっかけ作りをすることを目標とする．運動開始の障壁（バリア）となっている要素を明確にすることが有効である．

③**準備期**：運動を行っても成果が得られないと，運動する意味がないと考えてしまうことがある．運動のレベルを少しずつ高めながら，具体的で達成可能な目標を立てて実行し，成功体験を積むことが重要である．

④**実行期**：運動を開始したばかりで不安定であり，運動が阻害される状況に直面すると，やめてしまう場合が多い．あらかじめ運動を中断させる障壁と，その対策を想定しておくことが大切である．周囲のサポートを受けるために，仲間作りを促すことも効果的である．

⑤**維持期**：日常生活で大きな出来事（就職，引越し，結婚など）があると，運動習慣を失う可能性がある．変容ステージが逆戻りしないために，運動技術に関してより高い目標を立てたり，それを実行することで得られる達成感や楽しみを感じることが有効である．

　実際は，対象者の変容ステージにとらわれすぎず，その前後のステージに対する働きかけなども参考にしながら支援を行うことが効果的と考えられる．もちろん，上記の働きかけが必ずしも有効でない場合もある．大切なのは対象者のことを理解して，対象者に合った働きかけを行うという原則を忘れないことである．

　この項のまとめとして，変容ステージごとのポイントを表4.11に示す．

### (2) 初期ステージでは意思決定バランスに注目する

　初期のステージ（前熟考期・熟考期）では，意思決定のバランスに働きかけることが有効である．多くの人は，運動を行うべきであることを理解している．しかし，理解していたとしても，そのことについて関心があるとは限らない．

　そこで，対象者の中に「葛藤」を生じさせることを目指す．葛藤とは，恩恵と負担を同時に認識している状態のことである．運動の習慣化を支援する場合は，強制的でなく中立的な態度で，行動には恩恵と負担の両方があることに気づくような援助を行うことが大切である．恩恵と負担が明確になれば，どのような働きかけをすればよいかということも明確になってくる．

### (3) 後期ステージではセルフ・エフィカシーに注目する

　後期ステージ（準備期・実行期・維持期）では，セルフ・エフィカシーに働きかけることが重要である．高いセルフ・エフィカシーを持つことが，行動の変化や習慣化と強く関連することが明らかにされている．以下では，セルフ・エフィカシーを高める4つの方法（情報源）を紹介する（表4.12）．

　【**遂行行動の達成**】：「できた」と感じる体験を積み重ねる

　ある行動を実際に行い，その結果として，成功した体験（「できた」と感じる体験）を積み重ねることは，セルフ・エフィカシーを大いに高める．「できた」という達成感を感じるためには，どのような目標を設定するかが重要である．

**表4.11 行動変容ステージモデルに基づく運動習慣化のための介入に必要な情報**
(岡, 2000[6])を要約・改変)

| | 前熟考(無関心)期 | 熟考(関心)期 | 準備期 | 実行期 | 維持期 |
|---|---|---|---|---|---|
| ステージの主な特徴 | ・座位中心のライフスタイルのどこが問題なのかを,理解していない(無関心).<br>・座位中心のライフスタイルであることを認めたくない,考えたくない(否認). | ・行動を変容する必要性は理解しているが決断できず,今までの座位中心のライフスタイルを続けている.<br>・新しい行動にためらったり,もとの行動にこだわっている. | ・身体的に活動的なライフスタイルに行動を変容することに,かなり意欲的である.<br>・自分なりに行動変容している.(介入の効果が最も大きい) | ・身体的に活動的なライフスタイルを一時的に中断したり,座位中心のライフスタイルへの逆戻りや,望ましい行動からの逸脱が多い. | ・身体的に活動的なライフスタイルを継続しており,日頃の生活の中では大きく乱れることがない.<br>(日常生活が大きく乱れると,逆戻りが起こる可能性あり) |
| ステージを進めるための具体的な内容 | ・座位中心生活への気づきを高める.客観的な測定機器によって不活動であることを知らせる.不活動が心身の健康に及ぼす影響(ベッドレスト研究)を知らせる.<br>・身体活動とエネルギー消費量の関係を理解させる. | ・活動的なライフスタイルでない理由を検討する.活動の恩恵と負担のバランスを確認させる.<br>・いつから活動的なライフスタイルを開始するのか,といった遂行する行動に関する契約を結ぶ. | ・活動目標を達成した場合の報酬を自分で考えさせる.専門家の立場から,言語的な賞賛を与える.<br>・楽しくてやりやすい活動を見つけさせる.できるだけ具体的な内容の目標(いつ,誰と,どこで,何を)を設定させる. | ・活動する際のサポート源が誰なのかを認識させる.その人から得られるサポート内容を確認させる.<br>・予期しない変化や問題に対して計画を立てさせる.バリアの克服法を学習させる. | ・地域のクラブの情報や,活動できる施設などを紹介する.<br>・機器や日記によって活動を記録させたり,活動を促進させるものを身近に置かせる.<br>・自分にとっての活動的なライフスタイルの意味を再認識させる. |
| 適切なアプローチ | ・実施者の感情に共感する.<br>・実施者が必要としている情報のみを提供する. | ・現在の実施者の知識,考え方や行動を受容する.<br>・活動することに関する恩恵と負担について話し合う. | ・望ましい行動水準に到達するよう,行動を段階的にレベルアップさせる.<br>・他の人がやっているのを直接,見聞きさせる. | ・周囲の人の力を利用するように勧める.<br>・問題解決法について議論する. | ・地域の活動を利用するように勧める.<br>・失敗を見逃さないようにする. |
| 不適切なアプローチ | ・押しつけがましい態度をとる.<br>・一方的に知識を提供する.<br>・理屈っぽく議論や説得をする. | ・行動変容しないことに対して批判,非難する.<br>・座位中心の生活を続けている恩恵を無視する. | ・望ましい水準に達しない行動変容を過小評価する.<br>・多くの課題を提供する. | ・望ましい水準に行動変容して安心してしまう.<br>・次々と課題を提供する. | ・できなかったことに対して,失望したり叱責する. |

**【代理的経験】**:自分にも「できる」と思えるような人を探す

自分が行おうとしている行動を,他の人がしているのを見たり聞いたりすること(モデリング)によって,セルフ・エフィカシーは高まる.逆に,他者が失敗している場面を見ることによって,セルフ・エフィカシーが低下することもある.

**【言語的説得】**:「あなたならできるよ」と言ってもらう,自分にごほうびを用意する

目標を達成するために実施した行動やその結果が,他者によって肯定的に評価,賞賛されたりする場合もセルフ・エフィカシーが高まる.他者だけでなく,

**表4.12 運動の増進にかかわるセルフ・エフィカシーを高めるための情報と方略**
（岡, 2002[9]を一部改変）

| 4つの情報源 | セルフ・エフィカシーを高める情報 | セルフ・エフィカシーを下げる情報 | セルフ・エフィカシーを強化するための方略 |
|---|---|---|---|
| 遂行行動の達成 | ・自分で行動し，達成できたという成功体験の蓄積<br>散歩，会社や駅の階段の上り下りなど，身近で小さな成功体験を積み重ねる<br>↓<br>「これならできる」 | ・失敗体験の蓄積<br>・学習性無力感<br>普段，ほとんど身体活動を行っていない人が，やる気になって毎日1時間のウォーキングを行う計画を立てる（筋肉痛や怪我の原因）<br>↓<br>「やはり自分にはできない」 | ・目標設定<br>一度に高い目標を設定するのではなく，段階を追って達成することができる無理のない目標を，運動実施者自身に立てさせる<br>↓<br>運動を指導する側の人は，実施者に達成感を持ってもらえるように支持する |
| 代理的経験 | ・自分と似た状況，同じ目標を持っている人の成功体験，問題解決法の学習<br>↓<br>「あの人にできる身体活動なら，私にだってできるだろう」<br>「このやり方なら，私にもできるかもしれない」 | ・条件が整っている人が運動しているのを見たり，聞いたりすること<br>過去にオリンピックに出場した選手が，現在運動を定期的に行っていることを知っても意味がない<br>↓<br>「あの人だからできるのであって，私には条件が整っていないからできない」 | ・モデリング<br>身の周りで行動変容に成功している人を探し，意識的にその人の行動に注意を払うように促す<br>VTRやパンフレット，PCなどのメディアを通じて，同じような状況，境遇の人が楽しそうに体を動かしている姿を見せる |
| 言語的説得 | ・指導者，自分と同じような属性を持っている人による正確な評価，激励，賞賛<br>専門家が，少しでも進歩・改善（行動変容）した点について，積極的にほめる<br>・自己評価<br>自己の努力に対する正確な判断と積極的評価<br>↓<br>「こんなこともできた」 | ・一方的叱責<br>できた（できている）ことを認めず，できなかった（できてない）ことに対して非難する<br>・無視・無関心<br>実施者の言うことを聞いたり，見たりせず，指導する側の論理や経験のみに基づいて指導する | ・グループ学習<br>仲間同士で身体活動を行わせ，互いに身体活動を教えあったり，激励，賞賛するように指導する<br>・自己強化<br>実施者が，自分で自分を積極的に激励し，賞賛するよう促す（目標を達成したら，自分自身に報酬を与えるようにする） |
| 生理的・情動的状態 | ・できないという精神的な思い込みからの解放<br>自分が立てた目標が達成できずに，どうせ自分にはできないんだと思い込んでしまう<br>↓<br>「私が悪いのではなく，私が立てた目標が悪かった」 | ・課題遂行時の生理的な反応の自覚（疲労，不安，痛み）<br>心拍数の増加，筋感覚の異常，多汗など<br>↓<br>「気分がすぐれない，楽しくない」 | ・セルフ・モニタリング<br>自己の気づきを高めるために，身体活動の実施記録を徐々につけさせる<br>・認知再体制化<br>視点（思い込み）を変えさせる |

対象者が自分自身を肯定的に評価したり，自分にごほうび（報酬）を用意することも重要である（自己強化）．

**【生理的・情動的状態】**：「できる」ために考え方を変える，「できた」という気づきを高める

　支援者は，最初から目標が達成できないのは当然であることを助言することが望ましい．とりわけ，目標が高すぎたためにうまくいかなかった場合は，「あなたが悪いのではなく，あなたが立てた目標が悪かった」ことを伝えることが重要である（認知再体制化）．

　また，体を動かすことに伴う快適さ・楽しさを経験したり，活動を記録するこ

とは，セルフ・エフィカシーを強化する．支援者は，対象者に活動の内容やそのときの気分などを記録させて（セルフ・モニタリング），対象者の気づきを高めることも好ましい．

## D. 実践研究の紹介

本項で紹介した行動変容ステージモデルを用いて，大学生を対象に教養体育の授業研究が行われている[10]．行動変容ステージモデルを用いた授業に参加した受講生（介入群）は，スポーツ実技のみを行う体育授業に参加した受講生（対照群）と比較して，変容ステージが前進する（維持期の方向に動く）者の割合が高いことが明らかとなった．つまり，行動変容ステージモデルの考え方を適用した体育授業に参加することで，受講生に運動習慣が身に付くことが証明されている．

法政大学　荒井弘和

### 参考・引用文献

1) Shibata, A. et al., Health and Quality of Life Outcomes, 5, 64, 2007
2) 内閣府，体力・スポーツに関する世論調査，2006（http://www8.cao.go.jp/survey/h18/h18-tairyoku/2-2.html）
3) Prochaska, J.O. et al., Journal of Consulting and Clinical Psychology, 51, 390-395, 1983
4) プロチャスカ他（中村正和 他訳），チェンジング・フォー・グッド，法研，2005
5) Oka, K. et al., Japanese Heath Psychology, 8, 17-23, 2000
6) 岡浩一朗，体育学研究，45, 543-561, 2000
7) Bandura, A., Psychological Review, 84, 191-215, 1977
8) マーカス・フォーサイス（下光輝一 他訳），行動科学を活かした身体活動・運動支援—活動的なライフスタイルへの動機付け，大修館書店，2006
9) 岡浩一朗，セルフ・エフィカシーの臨床心理学，坂野雄二・前田基成（編著），北大路書房，pp218-234, 2002
10) 荒井弘和 他，体育学研究，54, 367-379, 2009

# 第5章
# 生活習慣病・介護予防に対する運動効果のエビデンス

# 5.1 運動と骨格筋

## A. 骨格筋のタンパク質代謝

### (1) タンパク質の合成と分解：出納バランスの概念

　体重の約40％を占める骨格筋は，運動に必要な動作を行うだけでなく，骨格を支え内臓組織を守る役割を担い，また細胞内での代謝活性を通じた熱産生にも大きく貢献する．骨格筋は身体において最も大きな組織であり，全タンパク質量の50％を占める．健康な一般成人において，筋量は異化作用（空腹時，疾患，ストレス等）と同化作用（栄養摂取，筋収縮等）の微細なバランスによって一定に保たれている．タンパク質合成と分解の差を出納バランスと呼ぶが，筋量の増加は出納バランスがプラスの状態，つまりタンパク質合成速度がタンパク質分解速度を上回った場合のみ可能となり，逆にタンパク質分解速度が合成速度を上回ると筋量が低下する（図5.1）．空腹時においてタンパク質の出納バランスはマイナスであり，通常食事摂取によってのみ出納バランスがプラスに移行する．その結果，空腹時に失われた筋タンパク質が補われることで，24時間の出納バランスが一定に保たれ，筋量が維持される．この筋タンパク質の代謝速度は比較的緩やかだが，全身のタンパク質代謝を考慮すると，骨格筋の代謝量は全体の3分の1を占める大きな割合となる．

### (2) 加齢に伴うタンパク質代謝の変化

　成人の骨格筋量は，20歳を過ぎると50歳までに約5～10％低下する．さらにその後，50～80歳までに30～40％の筋量が激減することが報告されている[1]．この加齢に伴う筋量減少とそれに伴う筋機能の低下を，サルコペニア（sarcopenia：ラテン語でsarco＝肉，penia＝減少を意味する）と呼ぶ．サルコペニアは健康であっても発生する現象で，加齢に関する研究において近年大きな注目を浴びている．サルコペニアは，1）筋力低下による転倒の危険性の増加，2）糖質代謝に重要な組織である筋量の減少によるインスリン抵抗性の増加，3）疾

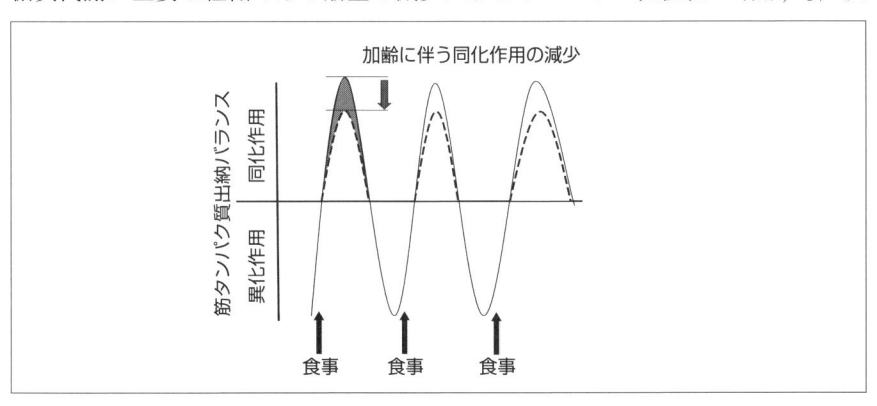

図5.1　一般成人における骨格筋タンパク質の出納バランス

**図5.2 サルコペニアに伴う身体障害と機能的自立への影響**

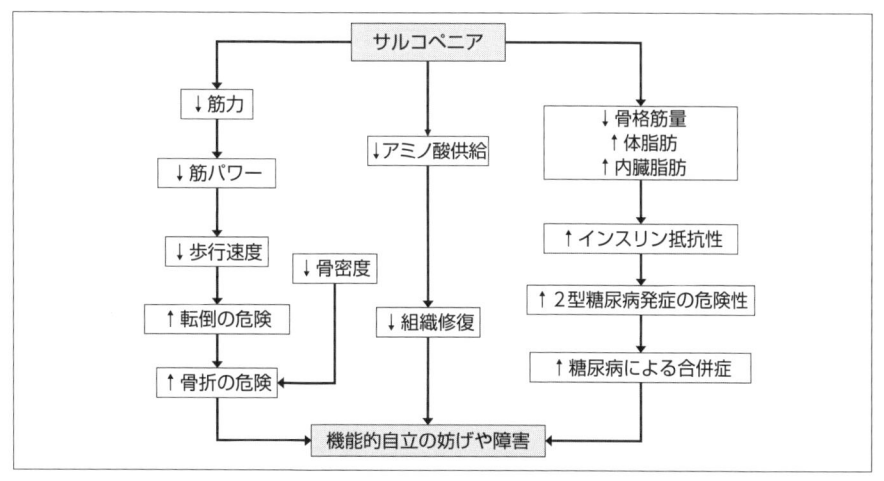

```
                    サルコペニア
        ┌──────────┬──────────┬──────────┐
    ↓筋力      ↓アミノ酸供給    ↓骨格筋量
                                ↑体脂肪
    ↓筋パワー                   ↑内臓脂肪
                                    │
    ↓歩行速度   ↓骨密度        ↑インスリン抵抗性
                                    │
    ↑転倒の危険  ↓組織修復      ↑2型糖尿病発症の危険性
                                    │
    ↑骨折の危険                 ↑糖尿病による合併症
        └──────────┴──────────┘
                機能的自立の妨げや障害
```

病やけがに伴う組織の修復に必要なアミノ酸供給源の減少など，高齢者の機能的自立を奪うさまざまな障害のリスクを増加させる（図5.2）．

サルコペニアのメカニズムを探る研究は今日も続けられているが，明確に1つの要因が影響しているのではなく，加齢に伴い発生する種々の身体的変化（内分泌系の機能変化，骨格筋の脱神経支配，栄養障害，酸化ストレス等）や，遺伝的要因が複合的に作用し合い，タンパク質代謝に影響していると考えられている．

これまでの研究では，サルコペニアは安静時の筋細胞，および筋原線維のタンパク質合成速度の低下が，長期的に骨格筋量の低下を引き起こしていると報告されてきた．しかしながら，安定同位体トレーサー法を用いた筋タンパク質代謝の測定において筋量の減少にかかわらず，安静時の筋タンパク質合成とタンパク質分解は加齢による影響を受けないことが報告された．したがって，1日におけるタンパク質分解の大半を占める空腹安静時の基礎代謝率に問題がないとすれば，健康な被験者に見られる加齢による筋量減少は，おそらくタンパク質合成刺激の減少か，あるいは食物摂取や筋収縮などのタンパク質合成を促す，1つあるいは多数の要素に対する感受性の低下によるものであると推測される（図5.1）．

## B. 栄養摂取に対する筋タンパク質代謝の応答

### (1) アミノ酸摂取によるタンパク質合成

空腹の状態で食事を摂取すると，筋タンパク質合成速度は食事前と比較して約2倍に増加する．この食事による同化反応は，主にタンパク質摂取によるものである．食事で摂取するタンパク質は，消化器官からアミノ酸という形で血中に取り込まれ，筋に運び込まれる．血中から筋細胞内に取り込まれたアミノ酸は，いったん遊離アミノ酸プールに取り込まれ，必要とされる際にそこから筋タンパク質合成に利用される（図5.3）．このアミノ酸摂取による筋タンパク質合成刺激には用量依存効果があり，高濃度の血中アミノ酸は筋細胞へのアミノ酸輸送を増加し，筋細胞内の遊離アミノ酸濃度を高めることによって，筋タンパク質の合成を急激に刺激する[2]．このアミノ酸によるタンパク同化作用は主に必須アミノ酸

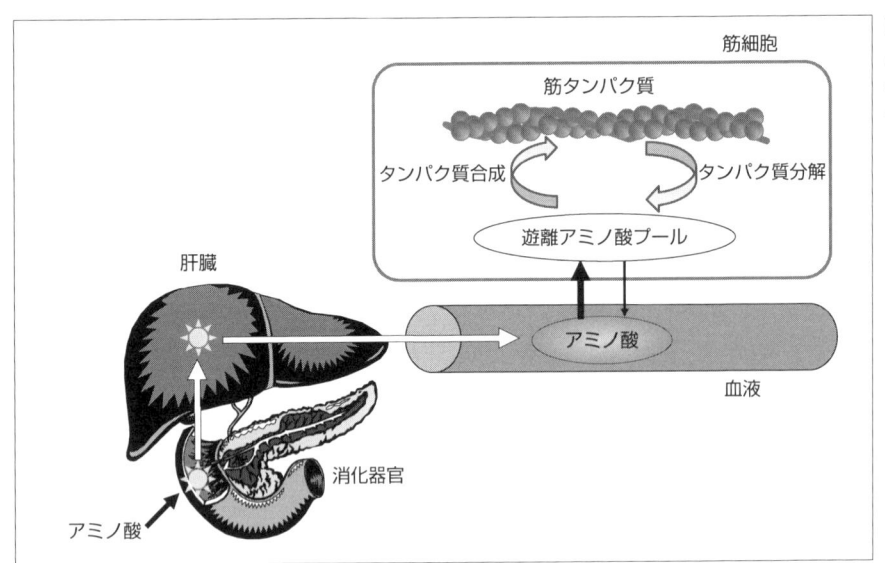

図5.3 タンパク質およびアミノ酸摂取による筋タンパク質の同化作用

によるものであり，その中でも分岐鎖アミノ酸のロイシンが骨格筋内のシグナル経路を活性化させ，mRNAの翻訳調節を行うことで，栄養摂取時のタンパク質同化作用を制御することが報告されている[3]．

## (2) 加齢に伴う栄養障害

　高齢者においても，多量のアミノ酸を摂取した場合は若年者と同等のタンパク質同化作用を得ることができる．しかし，比較的少量のアミノ酸（5〜7g程度）を摂取した場合，特にタンパク質同化作用が最も高いとされる分岐鎖アミノ酸であるロイシンに対する骨格筋の感受性が，高齢者では低下していることが報告されている[4]．よって，特定の食事に含まれるタンパク質中のロイシン含有量が少ない場合は，高齢者において十分なタンパク同化作用が得られず，そのような食生活が長期的に継続された場合には，サルコペニアを引き起こす要因となる可能性が考えられる．

　日常生活で摂取する通常の食事には，タンパク質以外にも糖質や脂質などの栄養素が含まれている．アミノ酸と糖質の混合物を若年者が摂取すると，アミノ酸のみのサプリメント摂取時と比較して筋タンパク質の合成率が2倍に増加し，一種の相乗効果を示す．しかし，高齢者が同じ混合物を摂取しても，アミノ酸のみのサプリメント以上の効果は得られない（図5.4）．高齢者のサプリメントにおいて，糖質の付加は逆に筋タンパク質の代謝回転を低下させてしまう[5]．この加齢に伴う栄養障害の理由として，内因性のインスリン分泌増加が考えられる．他の栄養素を混合せずにアミノ酸だけを摂取した場合，内因性のホルモン応答は著しく抑えられるが，糖質を摂取すると血糖値が上昇するためにインスリン分泌増加が起こる．インスリンが血中の糖（グルコース）を筋細胞内に取り込み，血糖値を下げる働きをすることは広く知られているが，同時にインスリンはタンパク質同化ホルモンとしての働きを持っており，筋タンパク質の合成を促進することが明らかとなっている．若年者では，食事摂取後の分泌に相当する量のインスリン

**図5.4** アミノ酸のみと，アミノ酸と糖質の混合物摂取後のタンパク質合成速度の変化
（Volpi ら，2000 を改変）

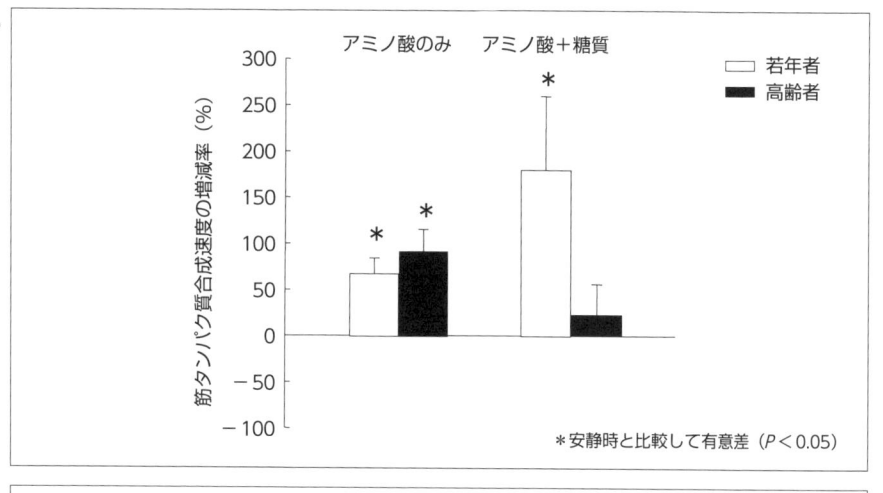

**図5.5** レジスタンス運動における，運動強度と筋タンパク質合成速度との関係[7]
（Kumar ら，2009[7] を改変）

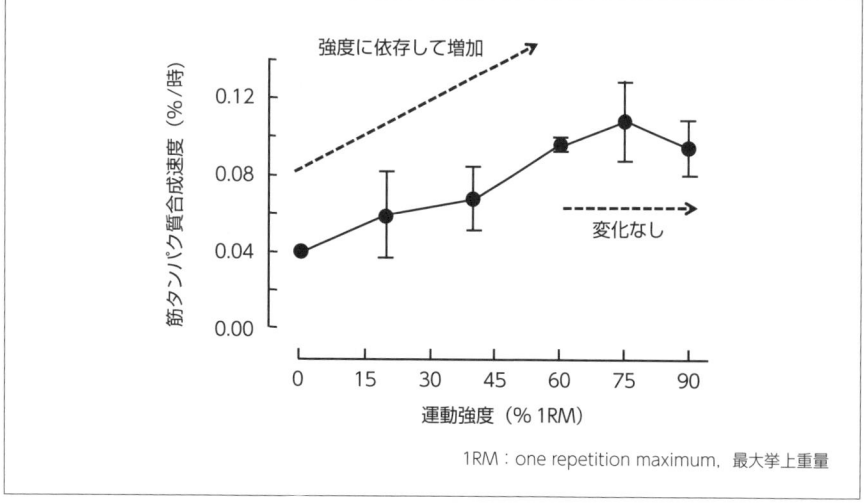

投与のみで筋タンパク質合成速度が有意に増加するが，健常な高齢者においては，このインスリン刺激に対する筋タンパク質の合成能に障害が認められる[6]．つまり，加齢に伴うタンパク質代謝のインスリン抵抗性が原因となり，食事摂取時のタンパク同化作用が低下することで，長期的にはサルコペニアを引き起こす要因となっている可能性が予想される．

## C. レジスタンス運動の骨格筋への影響

### (1) レジスタンス運動の急性効果

レジスタンス運動は，骨格筋のタンパク質同化を刺激する重要な因子である．一過性のレジスタンス運動を行うと，運動後1時間から2時間後にタンパク質の合成速度が安静時と比較して有意に増加する[7]．このレジスタンス運動によるタンパク質の合成速度は，低〜中強度（最大挙上重量の60％以下）においては運動強度に依存して増加し，最大挙上重量の60〜90％の域においてほぼ一定となることが報告されている（図5.5）．つまり，高齢者においては60％RM以上であれば十分な筋肥大が望め，それ以上の高強度のレジスタンス運動を行っても筋

肥大の増加に必ずしもより効果的であるとはいえない．高強度運動に伴うけがの危険性も考慮すると，今後は最大挙上重量の60％以下の運動強度による骨格筋の適応をさらに調査する必要がある．

　運動後の骨格筋タンパク質合成の時間経過を追った研究では，骨格筋タンパク質合成の増加は一過性のレジスタンス運動後，24～48時間維持されることが示されている．若年者を対象とした研究では，安静空腹時における筋タンパク質の合成と分解速度は，運動後ともに増加したが，それらの増加のタイミングは異なっていた．脚筋におけるタンパク質の分解速度は，運動直後から24時間後まで増加したが，48時間後までには安静レベルまで戻った．それに対してタンパク質合成速度は，運動後48時間まで有意な増加が維持された（図5.6）．その結果として，一過性のレジスタンス運動後2日間において正味の出納バランスは，安静時と比較して増加の傾向にあった．安静空腹時のタンパク質分解の抑制と出納バランスの増加は，24時間の出納バランス（食事摂取により出納バランスがプラスに移行する時間帯を含む）をよりプラスの方向に増加させることを示唆しており，レジスタンス運動がトレーニングとして長期にわたって続けられた場合には，骨格筋量の増加につながることを示している．

## (2) 長期的なレジスタンス運動の効果

　一過性のレジスタンス運動によるタンパク質同化作用が加齢による影響を受けるかどうかについては，今のところ統一された見解が得られていない．しかしレジスタンス運動を長期的に継続することで，高齢者においても有意な筋量の増加は可能である．Fronteraら[8]の研究では，平均年齢66歳の高齢者を対象とした12週間のトレーニングで有意な筋力増加が認められた．高齢者におけるトレーニング期間中の筋力の増加率は1日あたり5％だったが，これは若年者がレジスタンス・トレーニングを行った場合と同等の筋力増加率だった．また速筋線維と遅筋線維の横断面積と骨格筋量も，トレーニング前と比較して有意な増加が確認された．Klitgaardら[9]は横断的な研究において，12～17年のレジスタンス運動の経験をもつ平均68歳の男性は，同年代のランナーやスイマーよりも筋量と筋

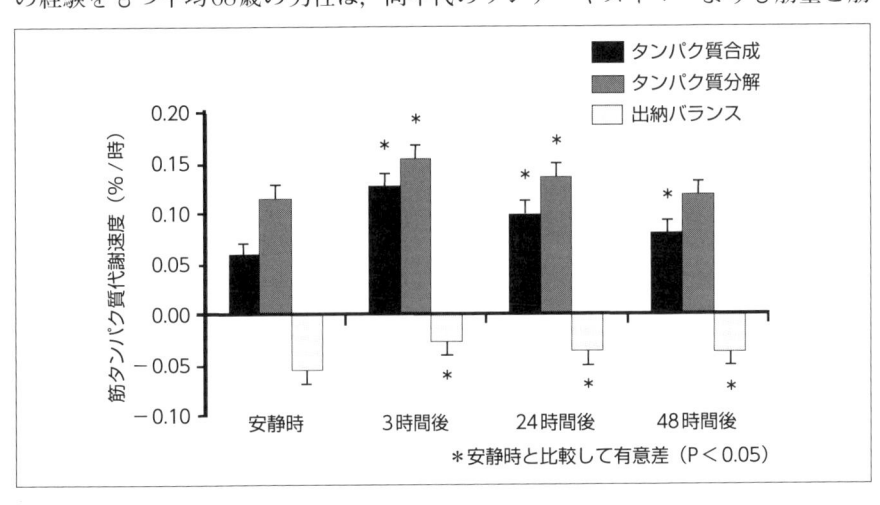

**図5.6　レジスタンス運動前後での筋タンパク質の合成速度，分解速度，および出納バランスの変化**
（Phillips ら，1997 を改変）

力が有意に高く，また習慣的に有酸素運動に取り組んでいる平均28歳の男性と比較しても，同様の大腿部の筋横断面積と筋力を維持していることを報告した．これらの結果からも，長期的なレジスタンス・トレーニングは高齢者の筋量を有意に増加し，サルコペニア予防に効果的であるといえる．

## D. 有酸素運動がタンパク質代謝に及ぼす影響

加齢にかかわらず，長期にわたる有酸素性のトレーニングによって最大酸素摂取量の増加，ミトコンドリア酸化系酵素活性の増加，グルコース代謝に関連したインスリンの感受性の改善などの効果が認められている．これらの有酸素性運動の効果は，高齢者における生活習慣病の予防に大きく貢献することは明らかである．

さらに一過性の有酸素性運動（40% $\dot{V}O_2max$）の急性の効果として，運動10分後の筋タンパク質の合成速度が，安静時（0.074%/時）と比較して2倍程度まで増加することが報告されている（図5.7）．しかし，その効果はレジスタンス運動のタンパク質同化反応と比較すると短時間であり，レジスタンス運動によって得られるような顕著な筋肥大は期待できない．興味深いことに，一過性の有酸素性運動の急性効果として，前述した高齢者における筋タンパク質代謝に対するインスリン抵抗性の改善が認められており[10]，食事摂取時のインスリン刺激によるタンパク質合成能が改善する可能性が示唆される．よって，有酸素運動も長期的にはサルコペニア予防に貢献する可能性が高いと考えられる．

## E. おわりに

サルコペニアは筋力の低下による転倒リスクの増加だけでなく，生活習慣病を含む多くの疾患の危険性を増加する要因と考えられ，介護予防の観点からもその対策は急務である．日常生活で取り組めるサルコペニア対策として，運動介入は最も手軽でかつ効果的である．これまでの研究結果を検証すると，サルコペニア対策としての運動処方には，1）筋タンパク質の合成を直接刺激することで筋肥

**図5.7 高齢者における有酸素運動後の筋タンパク質合成速度**
安静時と比較した際のタンパク質合成速度の経時的変化
（Sheffield-Mooreら，2004を改変）

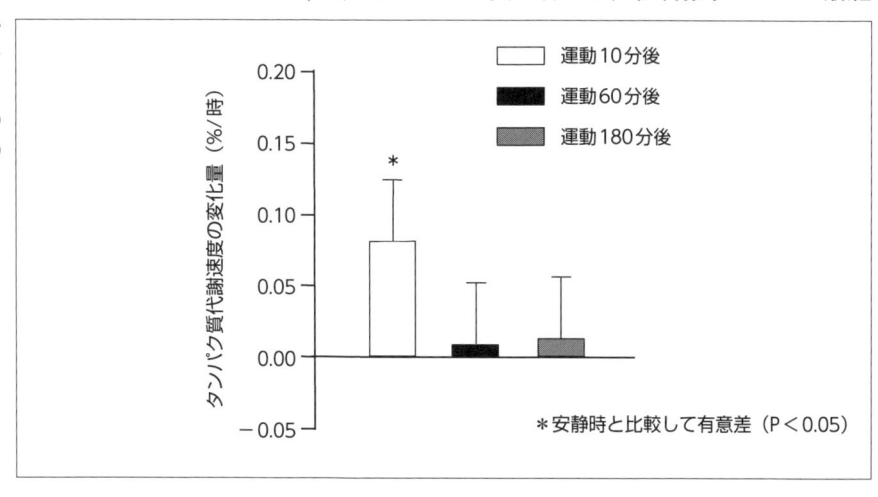

大を促すレジスタンス運動と，2）高齢者で観察されるタンパク質代謝に関連したインスリン抵抗性を改善する有酸素性運動，の2つの運動形態が効果的であると考えられる．今後はこれらの異なる運動形態の組み合わせ方や運動強度，運動頻度など，複合運動の取り組みに関する長期的な研究調査が必要である．将来的にはそれらの介入研究の結果を統合することで，高齢者が機能的に自立した生活を継続するための具体的な運動処方に向けたガイドライン策定が望まれる．

立命館大学　藤田　聡

**引用文献**

1) Lexell, J. et al., J Neurol Sci. 84(2-3), 275-294, 1988
2) Biolo, G. et al., American Journal of Physiology 273(Endocrinol.Metab.36), E122-E129, 1997
3) Anthony, T. G. et al., Journal of Nutrition 131(4), 1171-1176, 2001
4) Katsanos, C. S. et al., Am J Physiol Endocrinol Metab. 291(2), E381-387, 2006
5) Fujita, S. et al., Nutr Res Rev. 17(1), 69-76, 2004
6) Rasmussen, B. B. et al., FASEB J. 20(6), 768-769, 2006
7) Kumar, V. et al., J Physiol. 587(Pt 1), 211-217, 2009
8) Frontera, W. R. et al., J Appl Physiol. 64(3), 1038-1044, 1988
9) Klitgaard, H. et al., Acta Physiol Scand. 140(1), 41-54, 1990
10) Fujita, S. et al., Diabetes 56(6), 1615-1622, 2007

## 5.2 運動と脂肪細胞

### A. 怖い内臓脂肪の蓄積〜なぜ脂肪の蓄積が怖いのか〜

内臓脂肪が過剰に蓄積すると，死亡率が顕著に増大することが報告されている[1]．これは，内臓脂肪蓄積型肥満が糖尿病，高血圧，脂質異常症等の生活習慣病を合併しやすいためである．ではなぜ，過剰な脂肪の蓄積と，各組織におけるインスリンの働き（糖の取り込み）の減退（インスリン抵抗性）には関連性があるのか？ 明確な機序は明らかとなってはいないが，以下のことが考えられる．

まず，過剰な脂肪酸は細胞膜を破壊するなど，細胞毒として働くことがあげられる．代謝制御に重要な各組織に脂肪酸が過剰に供給されると，組織の機能異常や構造異常が生じると考えられる（図5.8）．血中の過剰な遊離脂肪酸は，骨格筋や脂肪細胞の糖取り込みにおけるインスリン作用を減弱させる（図5.8）．食後など急性の脂肪酸増加は，膵臓のインスリン分泌を促すが，慢性的に脂肪酸が増加した状態ではインスリン分泌が減少し，血糖値が上昇する．

また，脂肪組織を活発な内分泌組織としてとらえると，肥大した脂肪組織からは上記の脂肪酸だけでなく，腫瘍壊死因子（TNF-$\alpha$）やレジスチンなどの免疫システムにかかわるタンパク質の分泌が増大し，骨格筋内においてインスリンの情報伝達を阻害する．さらに，インスリン感受性ホルモンと考えられているアディポネクチンの分泌は減少するのである（図5.8）．

内臓脂肪の過剰な蓄積による副次的な影響として，筋肉，特に骨格筋への過剰な脂肪酸の供給が考えられる．成人の体重のおおよそ40％以上の割合を占める筋肉は，主要な糖代謝制御器官であり，こうした骨格筋のインスリン抵抗性は，

**図5.8 脂肪細胞由来の遊離脂肪酸と糖代謝制御不全**
(Rosen and Spiegelman, 2006[8] より作図)

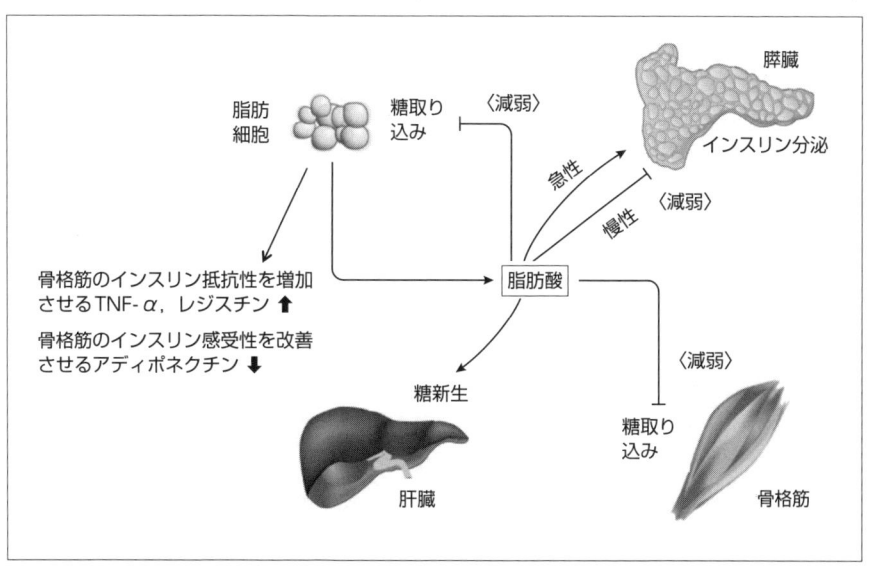

糖代謝に重篤な制御不全を来たすことになる．一般的な活動量の成人では，総ATP産生量の半分以上は，骨格筋と心筋で消費されるといわれている．特に，運動中に激しくATPを消費する骨格筋と心筋に対し，肝臓や脂肪組織は，蓄えていた糖質や脂質をエネルギー基質として供給する（p.128参照）．繰り返すが，このように骨格筋は主要な糖質消費器官であり，耐糖能悪化への関与が大きいと考えられる．図5.9①は，正常に脂肪酸が筋細胞に供給されている状態を，②は，脂肪酸が過剰に細胞内に供給され，インスリン抵抗性を招来した筋細胞を示す．筋細胞内に取り込まれた脂肪酸は，脂肪酸アシルCoA，ジグリセリド（DG），セラミドなどを経て代謝される．こうした脂肪酸アシルCoAやDG，セラミドなどの脂質は，インスリンに対する糖輸送担体GLUT4の働きを減弱化して糖取り込みを減退する，すなわちインスリン抵抗性を引き起こすと考えられている．正常な筋細胞では，脂肪酸アシルCoAは活発にミトコンドリアで代謝され（β酸化），エネルギー基質として利用される．また，そもそも脂肪酸の供給量が正常の範囲であり，脂肪酸アシルCoAやDG，セラミド等の脂質量も正常範囲内で制御されている．一方，脂肪酸が過剰に細胞内に供給されると（図5.9②），脂肪酸アシルCoAやDG，セラミド等の脂質が増加し，インスリン抵抗性を惹起する．このような細胞では，ミトコンドリア機能も減退しており，十分な脂肪酸の酸化が期待できない．また，筋内の脂肪滴あるいは脂肪細胞が大きくなり，トリグリセリド（TG）が蓄積される．

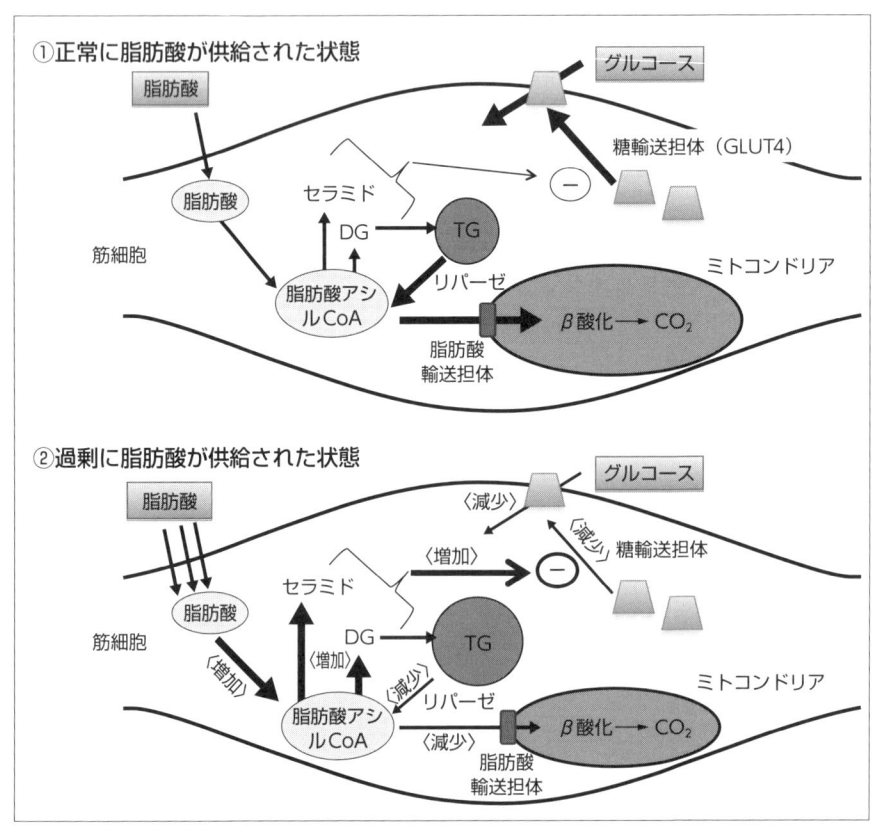

**図5.9　骨格筋におけるインスリン抵抗性発症機序の概要**
（Dyck，2005[9]，およびHorowitz，2007[10] より作図）

さらに重要なことは，脂肪組織や筋組織では，グルコースが転換してできたグリセロール 3-リン酸に脂肪酸がエステル結合して，TGを形成することである（図5.10①）．したがって，過剰な脂肪酸に加えて，過剰なグルコースの供給により，脂肪組織や筋組織での脂肪蓄積が増大するのである．

## B. 運動による脂肪の動員

脂質は水と混じり合わないため，水分が7割近く占める細胞内において存在しやすく，1g当たりのエネルギーも糖質が4.1kcalなのに対し，脂質は9.3kcalである．このため，エネルギーを安定して貯蔵するには，脂質は最適なのである．しかしながら，その過剰な蓄積がインスリン抵抗性を引き起こす原因と考えられることは，前述した通りである．

一方，脂質の利用（消費）は，運動によって亢進する．運動時における脂肪燃焼は，主に心臓や骨格筋で行われる．このときエネルギー基質となる脂肪酸の供給は，主として脂肪組織が担う．したがって，生体内で脂肪が燃焼されるには，まず脂肪組織における脂肪細胞内で脂肪分解が起こり，血中に脂肪酸が放出されなければならない．これを脂肪動員という．そして，血液を介して脂肪酸が心臓や骨格筋に取り込まれ，筋内のミトコンドリアにおいて酸化されることになる．図5.10はエネルギー過剰時の脂肪の合成と，エネルギー欠乏時に生じる脂肪の分解，動員，そして燃焼の概略を示している．運動不足によるエネルギー消費の低下や過食時では，グルコース由来のグリセロール 3-リン酸と脂肪酸が結合し，過剰なエネルギーがTGのかたちで脂肪滴に蓄積される（脂肪の合成，図5.10①）．インスリンは，この働きを促進させるホルモンである．一方，飢餓状態や

**図5.10 エネルギー過剰時における脂肪の合成と，エネルギー欠乏時における脂肪分解の概要**

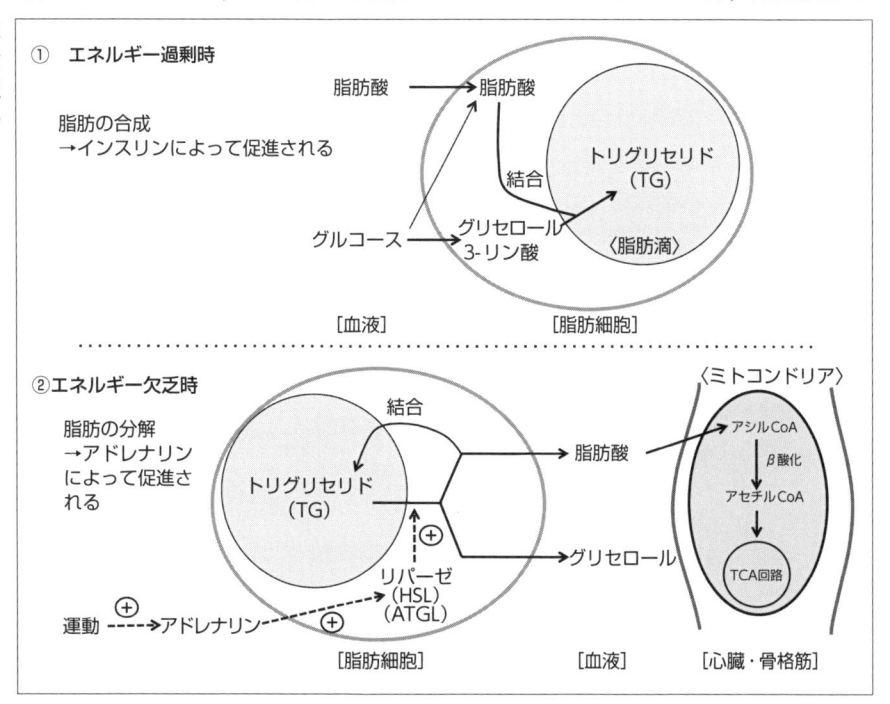

運動時などのエネルギー欠乏時には，アドレナリンの作用により脂肪分解酵素リパーゼ，すなわちホルモン感受性リパーゼ（HSL）や脂肪組織TGリパーゼ（ATGL）が活性化され，TGの加水分解が亢進する（図5.10②）．その結果，TGが脂肪酸とグリセロールに分解される．脂肪細胞のグリセロールの再利用度は低く，血中グリセロール量は脂肪分解活性の指標となる．脂肪酸の一部は，再びTGの形成に寄与する．血中に放出された脂肪酸は，脂肪燃焼のさかんな心臓や骨格筋に取り込まれ，そのミトコンドリア内で$\beta$酸化を受けてアセチルCoAとなり，TCA回路（クレブス回路）の反応系に入って完全に酸化され，エネルギー源として利用される．

## C. 運動強度と脂肪燃焼

脂肪の蓄積は，摂取エネルギーが消費エネルギーを上回った際に生じる．したがって，適切なエネルギーバランスを維持することが，代謝異常の予防や改善において重要となる．ここでは，消費エネルギーを高める運動の効果について見ていく．図5.11①は，運動強度と使われるエネルギー基質の相対的な関係を示している．短距離走など運動強度が高ければ，それだけその運動を持続できる時間は短くなる．一方，ウォーキングなどは比較的長時間持続できるが，こうした運動は強度が低いといえる．運動強度が高くなるにつれ糖質の利用度は高まる．短時間に激しい運動をする場合，酵素反応を簡単に高めることができる解糖系によってATPを獲得するのが効率よい．一方，運動強度が低下するにつれ，脂肪の利用度が高まってくる．マラソンなど比較的長時間に及ぶ運動の場合，筋に蓄えられているグリコーゲンだけでは，必要なATPをまかなえない．脂肪組織から動員される脂肪酸，あるいは筋中の脂肪が分解して産生される脂肪酸を燃焼することによって，多量のATPを獲得する必要がある．

図5.11②は，安静時と40，55，75％運動強度において，糖質および脂質がどの程度酸化され，エネルギー基質として利用されるかを示している．安静時では，エネルギーの総需要は低いが，相対的に脂質の利用度が高いことがわかる．一方，運動強度が高まるにつれてエネルギーの総需要が高まり，糖質と脂質の利用がともに増加する．このとき，酸化されてエネルギー基質として利用される血中遊離脂肪酸の量は，各運動強度で大きな違いはない．一方，エネルギー基質として利用される筋内脂肪や血中TGは，75％＜40％＜55％の順に大きくなる．したがって，血中脂肪酸や血中TG，筋内脂肪を合わせたトータルの脂質利用は，55％運動強度で行ったときが最も高くなることがわかる．図5.11①では安静時での脂質の相対的な利用度が高いため，「じっとしていても脂肪を燃やせる！」と錯覚しそうであるが，図5.11②で脂肪の燃焼は運動時で顕著に増加することは明らかである．また，高強度の運動では脂質の相対的な利用度が低下するが，エネルギーの総需要が高まるため，絶対的な脂肪の燃焼量は安静時より大きくなることも理解しておく必要がある．また，運動時における脂肪燃焼をより活発にす

るには，前述した脂肪の動員の活発化ならびに筋内の脂肪酸酸化にかかわる酵素活性の活性化やミトコンドリア脂肪酸酸化能の増加が必要となる．

ところで，高強度の運動は脂肪蓄積の抑制に無意味なのであろうか．高強度の運動では脂質の相対的な利用度が低下するが，エネルギーの総需要が高まるため，絶対的な脂肪の燃焼量は安静時より大きくなる（図5.11）．さらに，糖質を含め，過剰なエネルギーはTGとして脂肪細胞に蓄積される．したがって，高強度の運動で糖質ならびに脂質が積極的に消費されると，脂肪の蓄積は抑制されると考えられる．また，運動による脂肪燃焼亢進効果は，運動中に限られているわけではない．運動による脂肪燃焼の亢進は，運動終了後も持続することが報告されている[2]．高強度の運動を短時間行った場合，運動時の脂肪燃焼量がそれほど高くなくとも，運動後を含めた脂肪燃焼量は，運動をせずに安静にしていた場合と比較して顕著に増加することが期待できるのである．

### D. 運動と食事制限

適切なエネルギーバランスを維持することが，正常な脂質代謝制御において重要であることから，食事を適度に制限することによって摂取エネルギーを抑制することは，簡便かつ有効な方法である．1日1万歩の身体活動量がエネルギーバ

**図5.11** ①運動強度と使われるエネルギー基質の相対的な関係．②運動強度と各エネルギー基質の利用度
(Brooks と Mercier, 1994[11] および van Loon ら[12]，2001より作図)

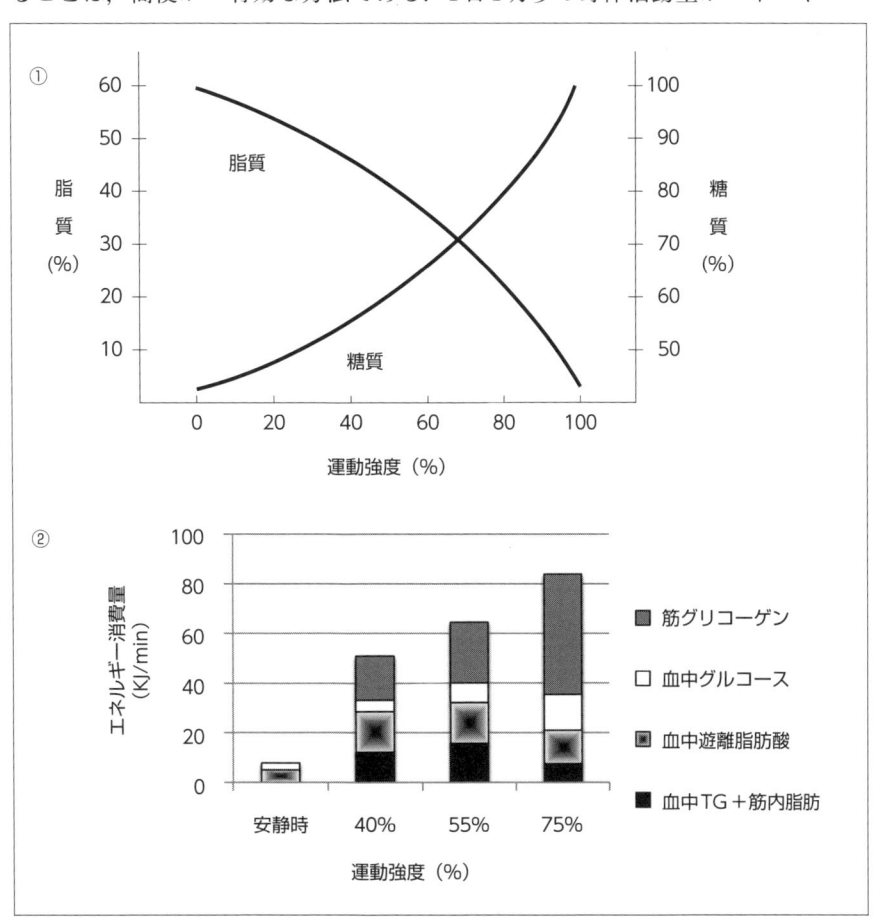

ランスの維持に有効であるが，1万歩の消費エネルギーは，7km（歩幅0.7m×10,000歩）×0.5kcal/kg*×70kg（体重）＝約240kcalである．一方，たとえば一切れのカステラを我慢すれば，この程度のカロリー摂取を抑制したことになる．簡便さという点において，食事制限はエネルギーバランスの維持に有益な方法であるといえる．しかしながら，食事制限だけでなく運動を併用することが，代謝疾患の改善に対してより有効であることが報告されている．Larson-Meyerら[3]は，BMIが25～30の男女36人（平均年齢39）をランダムに3群に分け，6か月にわたる介入実験で，通常時と比較して25％の摂取カロリー制限を行う群（食事制限），12.5％の摂取カロリー制限と週5日間のウォーキング，ランニング，サイクリングなどの運動によって12.5％のカロリー消費を行う群（食事制限＋運動）のエネルギー代謝機構を，対照群と比較している．その結果，対照群と比較して，食事制限のみと食事制限と運動の併用はともに体重，体脂肪，腹部脂肪量の有意な減少を認めた．しかしながら，インスリン感受性の亢進や拡張期血圧の低下，LDLコレステロールの減少は，食事制限と運動の併用を行った群においてのみ，対照群に対して有意な変化を示している（図5.12）．したがって，食事によるエネルギー摂取を控えるだけでなく，運動によってエネルギー消費を高めることが，代謝改善に有効であることが示唆される．

　このような運動や身体活動量の増加は，食事制限などで達成できる肥満の抑制とは独立して，慢性疾患の予防に寄与している．図5.13は，身体活動の程度と肥満の有無が，加齢に伴う慢性疾患の発症率にどのような影響を及ぼすかを示したものである．この図から，一般的な健常人と比して，継続的な運動習慣のある者は同じ年齢で慢性疾患の発症率は顕著に低いが，身体活動量の低い者は，逆に慢性疾患の発症率が増加することがわかる．さらに身体活動量が低く，かつ肥満を発症している者は，慢性疾患の発症率が顕著に高くなっている．このことからも，運動によって身体活動量を高く維持することが，疾患発症の予防にいかに重要かが明らかである．

＊歩行時の消費エネルギーは，体重1kg当たりおよそ0.5kcal

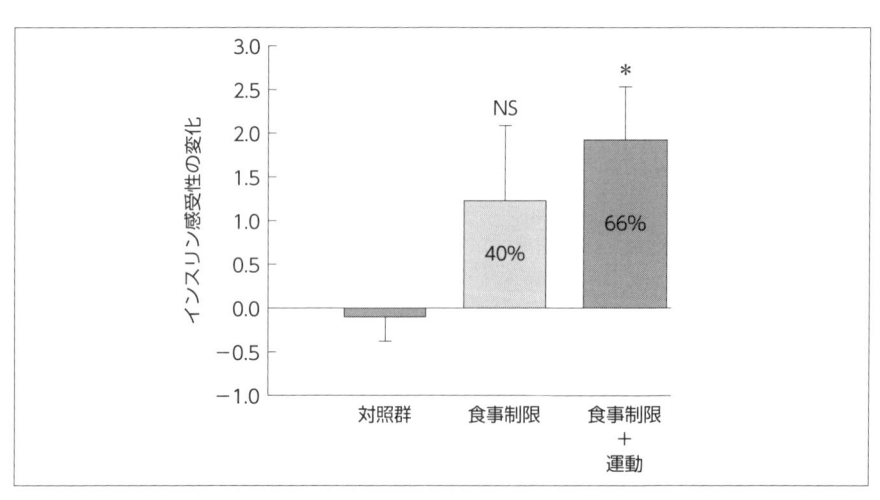

**図5.12　6か月間の食事制限と運動がインスリン感受性に及ぼす影響**（Larson-Meyerら[3]，2010より引用）

**図5.13　身体活動と肥満と慢性疾患との関係**
(HandschinとSpiegelman[13], 2008を一部改変)

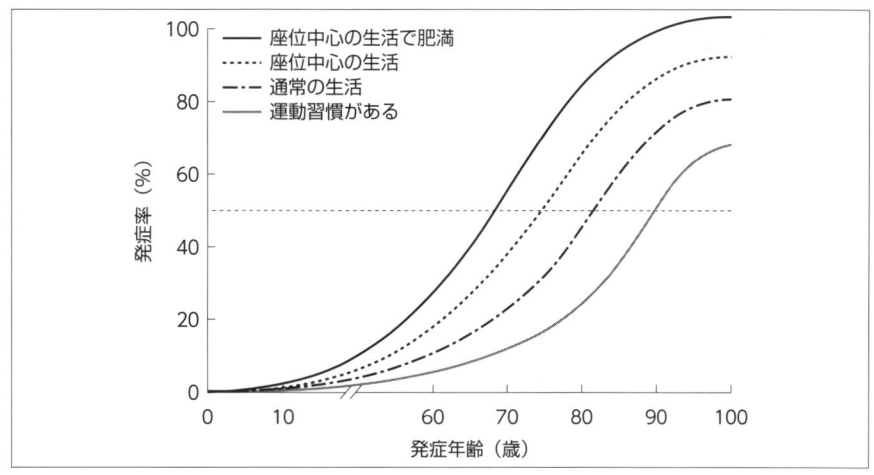

グラフ凡例:
- 座位中心の生活で肥満
- 座位中心の生活
- 通常の生活
- 運動習慣がある

縦軸：発症率(%)　横軸：発症年齢(歳)

## E. 効率よく脂肪燃焼を！

　前述したように，エネルギー基質としての脂質利用は，糖質利用と密接に関係している．糖質は非常に使いやすいエネルギー基質であるため，運動時には活発に利用される．したがって，夕食前など血糖値が低い状態（糖質利用が比較的難しい状態）で運動することによって，脂肪燃焼を効率よくすることが可能である．しかしながら，毎日適切に食事をとることが健康維持に重要であることは報告されており，食事抜きの定期的な運動の実践は，現実的に困難である．グリセミックインデックス（GI）は，食後に血糖値を上昇させる程度によって，炭水化物を0～100の数値でランク付けしたものであり，数値が低いほうが体重をコントロールするのに役立ち，インスリン抵抗性を下げる効果があるとされる．Stevensonら[4]は，グリセミックインデックスの低い食事をとることにより，食後3時間からの1時間のウォーキングにおける脂肪燃焼の亢進を認めている（図5.14）．このことは，常日頃の食事内容によって，運動による脂肪燃焼の効率に差が生じることを示唆している．

　運動様式に関してGotoら[5]は，持久性運動の20分前にレジスタンス運動を行うことで，脂肪分解を促進させるアドレナリンの分泌が増加し，持久性運動時の脂肪燃焼が顕著に増加することを認めており，興味深い．また，脂肪燃焼のための運動時間について，Freidlanderら[6]は，45～65％強度の運動を開始してから5分後の血中グリセロール濃度（脂肪分解活性の指標）が，安静時の1.5倍程度に増加することを認めている．このことは，運動を開始すると，速やかに脂肪動員が亢進することを示唆している．また，Roepstorffら[7]は，運動を開始してから10分後には，骨格筋の脂質酸化が有意に増加することを示している．すなわち，脂肪は安静時においても一定の割合で燃焼し，エネルギー基質として利用されているが（図5.11），運動開始後速やかに脂肪細胞における脂肪の分解と血中への脂肪酸の放出，そして筋の脂肪酸の取り込みとミトコンドリアでの酸化が亢進し，脂肪の燃焼が高まっているのである．「脂肪は運動開始後20分程度経たな

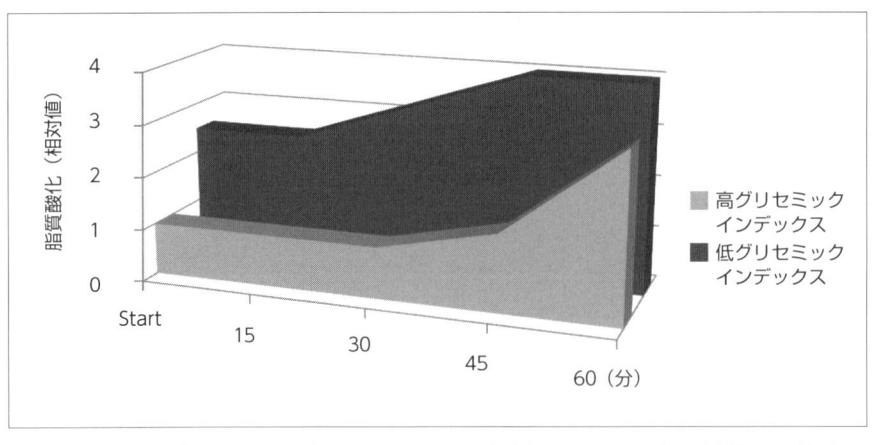

**図5.14 グリセミックインデックスが60分間の歩行時における脂質酸化に及ぼす影響**
(Stevenson ら[4], 2009より作図)

いと燃焼しない」といった通説はまったくの誤解であることを，是非この機会に認識していただきたい．

立命館大学　橋本健志

## 参考文献

1) Kuk, J. L. et al., Obesity, 14, 336-341, 2006
2) Hansen, K. et al., Sports. Med, 35(5), 363-373, 2005
3) Larson-Meyer, D. E. et al., Med Sci Sports Exerc, 42(1), 152-159, 2010
4) Stevenson, E. J. et al., J Nutr, 139(5), 890-897, 2009
5) Goto, K. et al., Med Sci Sports Exerc, 39(2), 308-315, 2007
6) Freidlander, A. L. et al., Am J Physiol, 275(5), E853-863, 1998
7) Roepstorff, C. et al., Am J Physiol, 288(1), E133-142, 2005
8) Rosen, E. D. and Spiegelman, B. M., Nature, 444, 847-853, 2006
9) Dyck, D. J., Exerc Sport Sci Rev, 33(4), 189-194, 2005
10) Horowitz, J. F., Exerc Sport Sci Rev, 35(4), 192-196, 2007
11) Brooks, G. A., and Mercier, J. G., J Appl Physiol, 76(6), 2253-2261, 1994
12) van Loon, L. J., et al, J Physiol, 536, 295-304, 2001
13) Handschin, C., and Spiegelman, B. M., Nature, 454(7203), 463-469, 2008

## 5.3 運動と呼吸

### A. 運動と呼吸の生理学的基礎

#### (1) 運動時の換気調節

　呼吸の役割は，身体に必要な酸素を大気から体内に取り込み，筋収縮などの代謝で産生された炭酸ガス（二酸化炭素）を体外に放出する「ガス交換」である．呼吸は運動時に代謝に見合って急増するが（運動時換気亢進），この調節メカニズムには，図5.15に示すような体液性調節と神経性調節がある．体液性調節とは代謝によって生じた炭酸ガス，水素イオンなどを，主に頸動脈の末梢化学受容器（頸動脈小体）で感知し，呼吸中枢を介して換気を上げるメカニズムのことで，化学受容器反射と呼ばれている．中強度までの運動では，血中炭酸ガス濃度は安静時とそれほど変わらないにもかかわらず換気は急増することから，化学受容器反射は運動時換気亢進の主要なメカニズムではなく，神経性調節により増大した換気を，必要なエネルギー量に合わせて細かく調節する役目を果たすと考えられている．一方，神経性調節には，上位中枢からと末梢器官から呼吸中枢への2つの経路がある．上位中枢の経路は，大脳皮質運動野または視床下部運動野から活動筋への運動指令が，途中で呼吸中枢に放散することにより，運動強度に見合った換気の調節を行うというもので，セントラルコマンドと呼ばれている[1]．また，末梢からの経路は，筋や関節の動きや筋内圧の変化などを機械受容器が，乳酸産生などを代謝受容器が感知し，感覚神経（group Ⅲ, Ⅳ）を経由して反

**図5.15 運動時換気亢進のメカニズムの模式図**

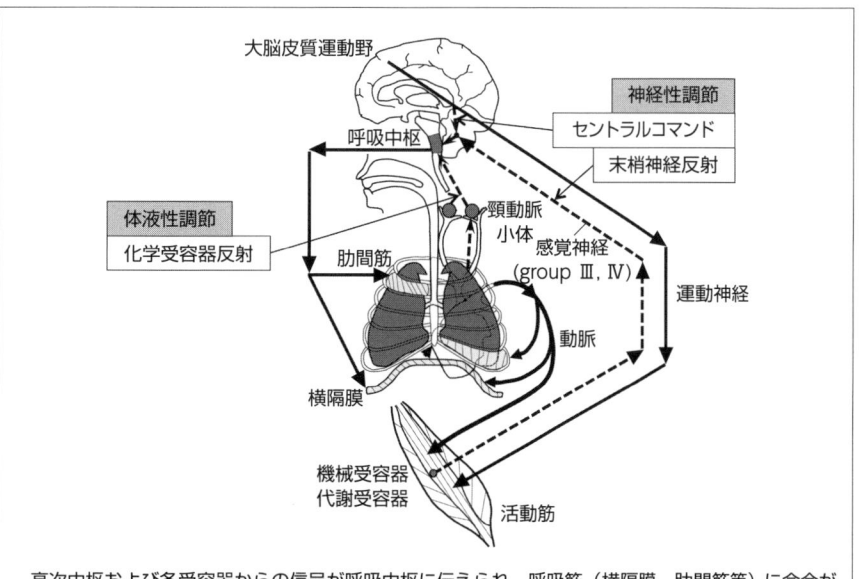

高次中枢および各受容器からの信号が呼吸中枢に伝えられ，呼吸筋（横隔膜，肋間筋等）に命令が送られる．また後述するように，血流は活動筋とともに呼吸筋にも分配される．（p135参照）

射的に呼吸中枢を刺激するもので，末梢神経反射と呼ばれている[2]．実際の運動では，2つの神経経路からの信号が重なっても過剰に反応せず，かつバックアップ的に呼吸中枢を刺激する多重調節が行われている．

肺は自力で動けないので，呼吸筋である横隔膜や肋間筋を使って肺を取り囲む胸郭を拡大・縮小させることで，受動的に肺に空気を出入り（換気）させている．これが呼吸運動である．激しい運動時には，胸鎖乳突筋や腹筋などの補助呼吸筋も動員される．安静時の毎分換気量は6～9L/分，呼吸数は12～18回/分，1回換気量は約500mLである．しかし1回換気量には，吸気終了時に気道にあって肺胞まで到達せず，呼気として排出される死腔量（約150mL）も含まれるため，実際に肺胞に到達して有効に使える換気量（肺胞換気量）は，「1回換気量－150mL」となる．1分間当たりでみると，浅く早い呼吸によって深く遅い呼吸と同じ肺胞換気量を得るためには，より多く呼吸する必要があり，呼吸の効率は悪くなる．

### (2) 運動時の換気動態

#### 1) 中強度以下の運動時の呼吸

安静からの中強度以下のステップ負荷運動に対し，毎分換気量は図5.16①のように運動開始1呼吸目から急増し，いったんプラトーに達し（第Ⅰ相），約20秒以降は指数関数的に立ち上がって（第Ⅱ相），3～5分で定常に達する（第Ⅲ相）．第Ⅰ相では，炭酸ガスや乳酸などの代謝産物が末梢化学受容器に到達する前なので神経性調節で反射的に換気を上げ，第Ⅱ相では化学受容器に代謝産物が到達し，化学受容器反射によるフィードバック制御で必要なエネルギー量に合わ

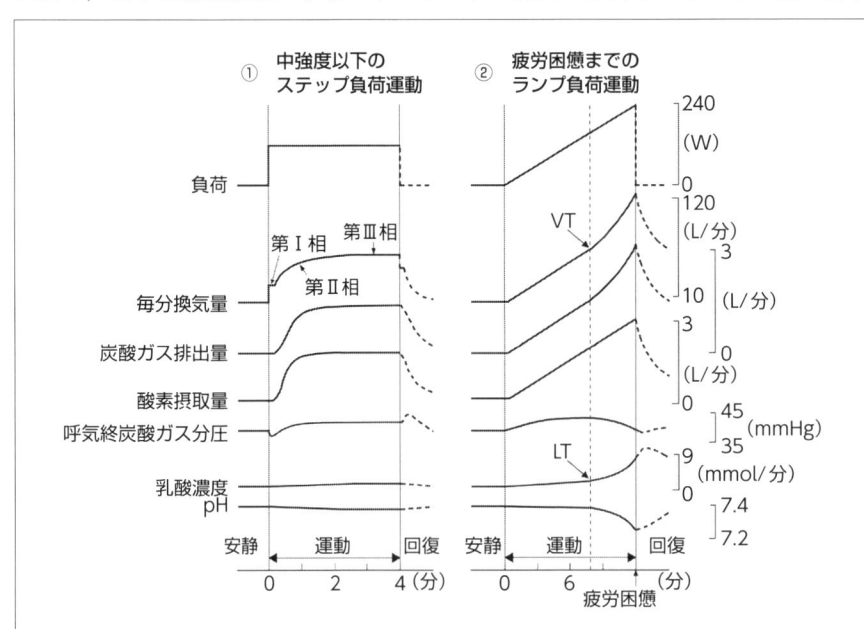

**図5.16　運動時の換気動態の模式図**

安静時から①中強度（AT）以下のステップ負荷運動時，②疲労困憊までのランプ負荷運動時，の呼吸関係パラメータの変化を模式的に示す．呼気終末炭酸ガス分圧は，血中の炭酸ガス分圧（濃度）にほぼ等しい．

せて換気を細かく調節するようになり，第Ⅲ相で代謝と換気が一致して定常になる．運動中，運動のテンポに呼吸のリズムが引き込まれたり，両者のリズムが同期することがある．この運動−呼吸リズムの同調により，酸素摂取量の低下や呼吸効率の改善，呼吸困難感の軽減が起こるとする報告と，効果はないとする報告に分かれており，結論は出ていない．

## 2) 換気閾値

　直線状または階段状に，しかも漸増的に負荷を上げていくと，図5.16②のように，ある強度までは運動強度に比例して毎分換気量は増加していく．運動強度が低いときは主に1回換気量が増加し，高強度になると1回換気量は頭打ちになり，それを補うために呼吸数の急増が起こる．そして，最大運動の50〜70％の強度で急に息苦しくなって，運動強度（酸素摂取量）の増加以上に換気が増大し始める．この過換気が始まる点は，酸素摂取量に対し炭酸ガス排出量が非直線的に増加する点など，他の換気のパラメータの変曲点とよく一致する．これらの変曲点を総合したものを，換気閾値（Ventilatory Threshold; VT）という．このVTは，血中乳酸濃度が安静値から急増し始める乳酸性作業閾値（Lactate Threshold; LT）と，よく一致する．これは，急激に産出された乳酸が体内の緩衝作用で炭酸ガスと水素イオンになり，化学受容器を強く刺激するからである．これらの閾値点は，無酸素性作業閾値（Anaerobic Threshold; AT）と呼ばれることもある．疲労の指標となる乳酸が急増するLTや，これを非観血的に示すVTを測定することは，スポーツの現場や運動処方の作成に役立つ．ATは，最大酸素摂取量（$\dot{V}O_2max$）に対するAT時点の酸素摂取量の割合（％）で示すことが多く，一般人（約50％$\dot{V}O_2max$）に比べ，持久的運動選手のほうが高い（70〜80％ $\dot{V}O_2max$）．ATは$\dot{V}O_2max$とともに持久的能力の重要な指標の1つになっている．

## 3) 高強度運動時の呼吸

　VT以降も負荷を上げていくと過換気が進み，呼吸数が60〜70回/分に達することもある．そして$\dot{V}O_2max$出現とほぼ同時期に，それ以上換気が増大しない最大毎分換気量に達する．最大毎分換気量は，一般成人男子で100〜120L/分（女子：80〜100L/分），持久的運動選手は120〜180L/分もある．しかし，安静時に最大努力で12秒間呼吸させて1分値に換算した分時最大換気量が，一般成人男子で140〜180L/分（女子：90〜120L/分）あるのに対し，運動時の最大毎分換気量がその80％以下であることから，激しい運動中も換気能力には余力があり，呼吸機能は激しい運動または最大酸素摂取量の制限因子ではないとされている．しかし激しい運動時には，呼吸筋に酸素が供給されないと呼吸できなくなるので，活動筋への血流を奪ってでも呼吸筋に血流を送る必要があり，結果として活動筋を早く疲労に追い込むことになる．また，マラソンなどの長時間運動では，呼吸筋もかなり疲労している．このように，呼吸筋は直接的・間接的に激しい運動の制限因子になっている可能性がある[3]．しかし，呼吸筋をトレーニング

すると持久的能力が向上するか否かははっきりしていない．

## B. 生活習慣病と呼吸に関するトピックス

### (1) 慢性閉塞性肺疾患（Chronic Obstructive Pulmonary Disease; COPD）
#### 1) COPDとは

「肺の生活習慣病」と呼ばれるものに，慢性閉塞性肺疾患（COPD）がある．これは主にタバコが原因で気管支や肺に炎症が起き，気流制限が慢性的に進んで呼吸がしにくくなる病気で，肺胞の破壊，または気管支の炎症によるむくみや，痰などの分泌物による気道閉塞を伴う．労作時の息切れ・呼吸困難感と，風邪でもないのに咳や痰が続くことが自覚症状である．息切れに対する不安感から運動を避けるために活動不足となり，筋委縮・筋力低下と持久力低下が起こり，それがさらなる息切れをもたらすという負の連鎖となり，症状が悪化する．日本ではCOPDは死因の第9位（2010年）であるが，診断を受けていない隠れ患者も多く，実際は40歳以上の8.5%（約530万人）が罹患しているとされる．WHOは2020年にCOPDが全世界で死因の第3位になると予測している．予防と進行を防ぐ第一の選択肢は禁煙である．破壊された肺胞は再生できないが，早期発見し，気管支拡張剤などの薬物療法と，禁煙などの患者教育，栄養指導，運動療法などを合わせた包括的呼吸リハビリテーションにより病気の進行を防ぎ，症状を和らげ，生活の質（Quality of Life; QOL）を高めることが可能である．

#### 2) 呼吸リハビリテーション

呼吸リハビリテーションの中心は，①運動能力・体力の向上，②呼吸困難感・息切れの軽減，③生活関連QOLの向上，を目的とした運動療法である．COPDの運動療法は10年ほど前からさかんになりエビデンスも多く，学会でガイドラインが設けられている[4,5]．それらによると，歩行などの下肢による全身持久力トレーニングが有用であるとするエビデンスが多く，呼吸困難感が軽減し，同一運動負荷での換気量や乳酸値の低下などにより，最大下の運動能が改善する．しかし，安静時の呼吸機能や最大運動能（最大酸素摂取量）は向上しない．

一方，筋力トレーニングまたは筋持久力トレーニングにより筋肥大，筋の代謝機能の改善（酸化酵素活性増加）が起こり，筋力・筋持久力が増大するが，最大運動能，日常生活動作（Activity of Daily Living; ADL），健康関連QOLの改善効果ははっきりしていない．しかし，下肢の全身持久力トレーニングに，歩行に関連する下肢筋およびADLに関連する上肢筋の筋力トレーニングを加えると，日常動作に伴う呼吸困難感が軽減され運動が楽になることから，筋力トレーニングと全身持久力トレーニングを併せて行うことが推奨されている．

また，COPD患者は呼吸筋の機能が著しく低下している．呼吸筋（特に吸気筋）のトレーニングにより，呼吸筋の筋力・持久力は改善するが，運動能や呼吸困難感，QOLに対する影響ははっきりしていない．これは方法論が定まっていないことが原因の1つで，例えば，呼吸筋トレーニングの方法として，①マウスピー

スの先に小さな空気孔のついた器具や細いチューブを取り付けて空気の流入量を低下させ，その分大きく呼吸をさせる簡易的な方法，②一定の圧力で開く弁（圧閾値弁）のついた器具をマウスピースの先に取り付け，吸気時に設定圧以上の吸気努力を必要とする方法，③1Lほどのゴムバックをマウスピースの先に取り付けて呼気を再呼吸させ，吸入炭酸ガス濃度増大によって過換気を起こさせる方法などがあり，どれが最も効果的かは不明である．この呼吸筋トレーニングは単独ではなく，全身持久力トレーニングと併用すると効果的であるとされている．また，COPD患者は運動時の呼吸が不安定で，浅く早い呼吸になりがちで，呼吸効率が非常に悪い．これに対し，COPD患者の自転車エルゴメーター運動中に，ペダル回転角度と同期した呼吸のタイミングをモニターと音声で示し，呼吸と運動のリズムを同調させるトレーニングが試みられており，呼吸数抑制による呼吸困難感の軽減と運動能の改善が報告されている[6]．

### (2) 低酸素・高酸素と生活習慣病

最近，低酸素や高酸素と生活習慣病との関連が注目されている．低酸素については，酸素の薄い高地に住む民族は虚血性心疾患や高血圧の発症率が低く，また一般人を急性に低酸素に暴露すると，糖の取り込みや血管の柔軟性が増大するとされている．持久力トレーニングを実施するのと同様の効果があることは広く認められているが，高度2000m相当の低酸素（約15％）を吸入しながら一過性の持久的運動を行うと糖質代謝が亢進し[7]，また，同様の酸素濃度で週4日8週間の持久力トレーニングを実施すると，常酸素でのトレーニング以上に血管の柔軟性が増大（stiffnessが低下）する[8]ことが報告されている．したがって，低酸素環境での持久力トレーニングや登山など，高地での定期的な運動が肥満や2型糖尿病，動脈硬化の予防・治療により有用である可能性がある．一方，がん細胞は低酸素状態でも生き延びることができ，低酸素で機能する遺伝子の転写を亢進させるタンパク質（Hypoxia Inducible Factor-1; HIF-1）の生成が，がん周辺で亢進して血管新生が起こり，がんが転移する．現在，このHIF-1の生成を阻害する分子標的がん治療薬の開発が進められている．

一方，高気圧・高酸素が生活習慣病の治療に有用であるとの報告もある．常圧で高酸素を吸入しても，ヘモグロビンはすでに酸素とほとんど結合しているので効果は少ないが，高気圧・高酸素にすると酸素が血液に溶解し，体内に取り込まれる．酸素濃度を36％，圧力を1.25気圧に上げた酸素カプセルを用いて4～8週間高気圧・高酸素に暴露すると，2型糖尿病ラットの成長に伴う血糖値上昇やインスリン上昇の抑制[9]，および高血圧ラットの成長に伴う血圧上昇の抑制[10]が認められる．しかし，ヒトに対する効果はまだはっきりしていない．一方，がんの放射線治療に，2気圧以上で純酸素を吸入させる高気圧酸素療法を併用すると，効果が高まるとされている．

以上のように，低酸素・高酸素は生活習慣病の予防・治療の手段になりうるが，活性酸素など生体へのデメリットも考えられる．濃度や暴露期間の違いによ

**図5.17 異なる頻度での他動的運動時の換気・心拍応答**
（石田ら：未発表データ）

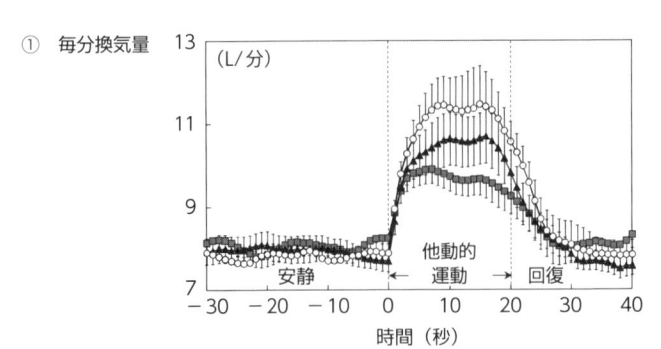

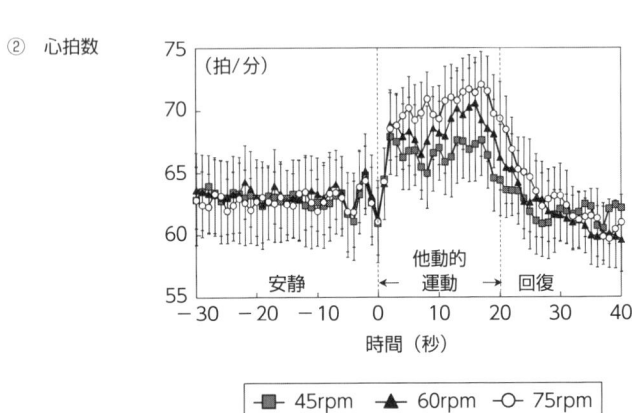

椅座位の被検者（一般成人）の両足首に結んだロープを，検者がゆっくり（45rpm），中程度（60rpm）または速く（75rpm），左右交互に90°引っ張ることで，両脚を20秒間だけ他動的に動かしたときの①毎分換気量と，②心拍数の変化．

る影響を含め，今後の研究の発展が期待される．

### (3) 寝たきり老人の介護・リハビリテーションへの応用

　寝たきり老人は，医療費や介護など大きな社会問題になっている．脳梗塞などで寝たきりの患者のリハビリテーションは非常に重要であり，特に介護者が在宅でできるリハビリテーションが必要とされている．筆者らの研究グループでは，運動時の換気応答メカニズムを応用した手軽にできるリハビリテーション法を開発中である．運動時換気亢進のメカニズムの末梢神経性反射では，四肢を自力で動かさず他動的に動かされるだけで，一過性（20〜30秒）に換気量は安静時の20〜40％，心拍数は10％ほど増大する．この現象は運動の頻度（速さ）に影響され，図5.17に示すように動きが速いほど換気の増加は大きい．これらのエビデンスを応用して，他動的に患者の四肢を速くリズミカルに短時間動かす「パッシブ体操」（図5.18）が提案されている[*]．実際の他動的運動として，仰臥位での肘関節屈曲—伸展，肩のプルオーバー，肘を横に開くバタフライ，足関節の底屈—背屈，膝関節伸展—屈曲，股関節伸展—屈曲，の6種類の動作を用い，1秒に1回（60rpm）以上のテンポで，検者2人で両肢を交互に20〜30秒間動かす．期待される効果として，①呼吸・循環器官への刺激，②関節可動域の改善，③神

図5.18 パッシブ体操

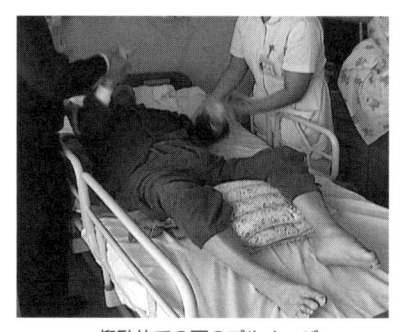

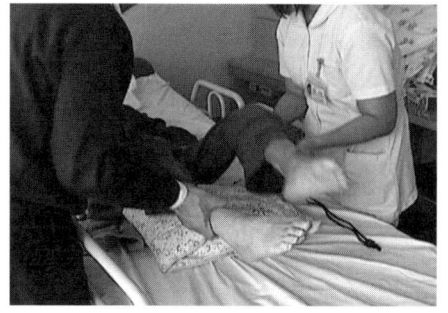

仰臥位での肩のプルオーバー　　膝関節の伸展—屈曲

経や脳への刺激とそれによる随意運動への移行，④マッサージ・癒しの効果，が考えられる．その効果を検証するため，3名の寝たきり老人に通常のリハビリテーションに加え，このパッシブ体操を週3回2か月間実施した結果，関節可動域が改善され，血液性状の変化や心理テストからみて精神的落ち着きと前向きな姿勢がみられるようになり，日常生活動作にも改善がみられるようになった．しかし，体力や肺活量などの身体諸機能は低下傾向を抑制できなかった（詳しくは，注およびhttp://www.htc.nagoya-u.ac.jp/~ishida/Personal/Passive/passiveexercise.html参照）．治療効果の症例数が少なく，通常リハビリテーションだけの群との比較がないなどの問題があり，今後のデータ蓄積が必要であるが，在宅介護やリハビリテーションに役立つ可能性はある．

いずれにしても，生活習慣病と呼吸に関するエビデンスはまだ少ない．今後の発展が期待される研究分野といえよう．

\*注：理学療法的には，速い他動的な運動に対して注意喚起されている．実施する際は上記ホームページの「注意すべきこと」を参照すること．

名古屋大学　石田浩司

### 参考文献

1) Waldrop, T. G. et al., Handbook of Physiology Sect.12, Exercise, ed. Rowell, L. B. et al., pp333-380, American Physiological Society, 1996
2) Kaufman, M. P. et al., Handbook of Physiology Sect.12, Exercise, ed. Rowell, L. B. et al., pp381-447, American Physiological Society, 1996
3) Romer, L. M. et al., J Appl Physiol, 104, 879-888, 2008
4) Ries, A. L. et al., Chest 131, 4S-42S, 2007
5) 日本呼吸ケア・リハビリテーション学会 呼吸リハビリテーション委員会他，呼吸リハビリテーションマニュアル—運動療法—, pp29-44, 照林社, 2008
6) 玉木 彰, 呼吸器科 11, 221-226, 2007
7) Katayama, K. et al., Metabolism 59, 959-966, 2010
8) Nishiwaki, M. et al., J Physiol Sci. 61, 83-91, 2011
9) Yasuda, K. et al., Muscle Nerve 35, 337-343, 2007
10) Nagatomo, F. et al., Clin Exp Hypertens. 32, 193-197, 2010

# 5.4 運動と循環

## A. 循環の役割・経路と血流再配分 (図5.19)

### (1) 循環の役割
ヒトの体は約60兆個の細胞からできており，そのすべての細胞に酸素や栄養を送り続けることが，循環系の仕事である．循環系は，血液を送り出すポンプとしての心臓と，血液を輸送する血管がつながる連続閉回路でできている．血管の特徴は水道管と違い，収縮と拡張が可能な柔らかい構造を持つことである．

### (2) 循環経路
心臓の右心室から送り出された血液は，肺動脈から肺胞に送られ，外気から酸素を吸収し，肺静脈を通って左心房に入る．左心房に入った血液は左心室に送られ，左心室から脳，心臓，内臓，腎臓，骨格筋など，体のすべての組織に血液を送り，細胞に酸素を渡す．細胞の代謝で生じた二酸化炭素を吸収した血液は，静脈に集められ，大静脈から右心房に戻る．心臓から肺を通る経路は肺循環，心臓から体へ分配する経路は体循環という．肺循環と体循環を通る血流量は同じであり，肺循環の血圧は体循環に比べて低く，経路は短い．

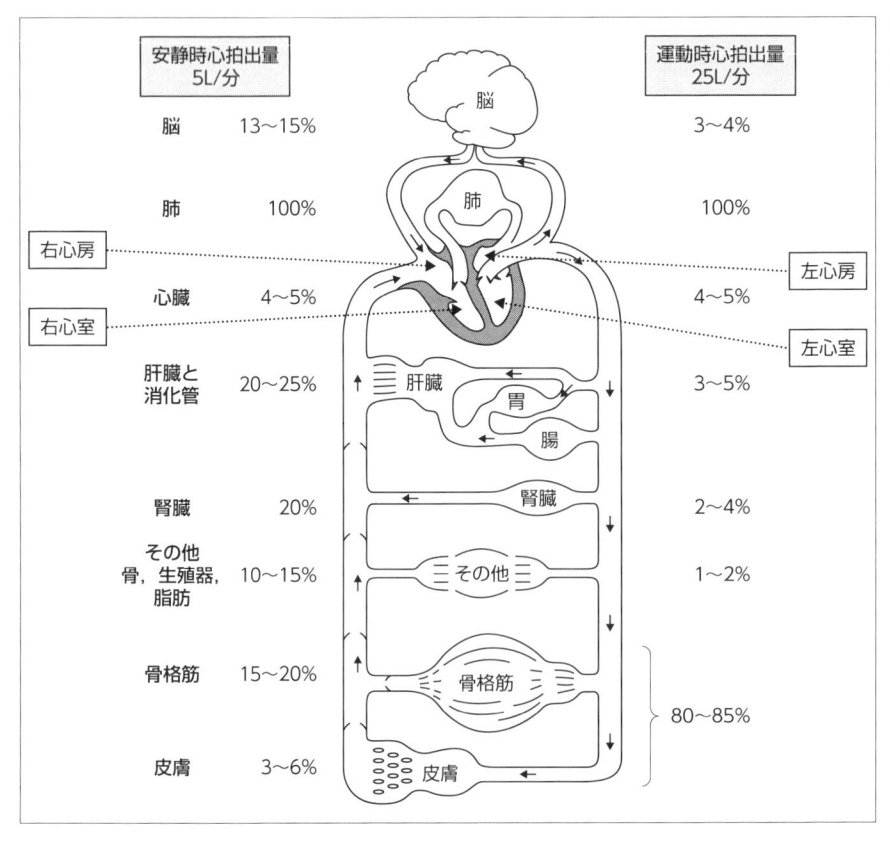

**図5.19 循環経路と安静時および運動時の心拍出量の配分**

| 安静時心拍出量 5L/分 | | 運動時心拍出量 25L/分 |
|---|---|---|
| 脳 13〜15% | 脳 | 3〜4% |
| 肺 100% | 肺 | 100% |
| 心臓 4〜5% | 心臓 | 4〜5% |
| 肝臓と消化管 20〜25% | 肝臓・胃・腸 | 3〜5% |
| 腎臓 20% | 腎臓 | 2〜4% |
| その他 骨,生殖器,脂肪 10〜15% | その他 | 1〜2% |
| 骨格筋 15〜20% | 骨格筋 | 80〜85% |
| 皮膚 3〜6% | 皮膚 | |

### (3) 心拍出量と酸素摂取量

運動時の代謝に見合う酸素の運搬は，血液が行う．軽い運動では活動筋に血液が十分に供給され，酸素不足は起きない．運動強度が高まり十分な血流が供給できないと，酸素不足が生じ疲労して，ついには運動が続けられなくなる．血液100mLで運搬できる酸素は20mLであるため，心臓から駆出される血流量に比例して酸素運搬量が増える．したがって体内に供給できる酸素量の限界は，心臓から送り出される血液量の最大値，すなわち最大心拍出量で決まる．心拍出量は心臓の収縮で送り出される1回拍出量と，心拍数の積で表される．安静時の心拍出量は毎分5L，心拍数が70拍/分とすると1回拍出量は71mLである（5000mL/分÷70拍/分≒71mL/拍）．最大運動時の心拍出量は25L/分，心拍数が190拍/分とすると1回拍出量は131mLになる（25000mL/分÷190拍/分≒131mL/拍）．持久力に優れるマラソン選手の最大酸素摂取量が一般人に比べて高い理由の1つは，1回拍出量が大きいことによる．

### (4) 血流再配分

ジョギングでは下肢筋が活発に活動して酸素を多く消費するが，あまり活動しない腕や内臓の酸素摂取量は，安静時と変わらない．このように，運動時の酸素摂取量は部位ごとに違うことから，必要な部位に血液を優先的に配分する仕組みが働く．激しい運動時には，心拍出量の80％以上が活動筋と皮膚に配分され，内臓や腎臓の血流量は安静時より少なくなる．運動の指令を出す脳や，大量の血液を送り出す心臓への血流量は安静時より増すが，配分割合はむしろ減少する．このような心拍出量の再配分の調節は，血管運動神経である交感神経活動と活動筋の代謝に伴う代謝産物による血管拡張，さらに血管の内皮細胞から放出される血管拡張，収縮因子である一酸化窒素（NO）やエンドセリンで調節される[1]．

## B. 循環系の調節

### (1) 血圧と血流

心臓から駆出された血液はそれに続く大動脈に入るが，血管は細いので無理やり押し込むことになる．血管が太く柔らかければ小さな圧力で，血管が細く硬ければ大きな圧力が必要となる．血圧は心臓から押し出される血液の量と，それにつながる血管の容積や弾力性によって決まる．

心臓が収縮しているときの最高血圧を収縮期血圧，心臓が血液の流入により拡張しているときの最低血圧を拡張期血圧といい，正常値はそれぞれ120mmHgと80mmHgであり，平均血圧は100mmHgである．この血圧は，直立姿勢のときの足先から心臓までの静水圧100mmHgに相当する．脳は心臓より上に位置することから，収縮期血圧が正常であれば脳血流は確保されるが，これより低すぎると脳貧血を引き起こす原因となり，高すぎると心臓に無駄な仕事を強いることになる．

## (2) 運動時の血圧反応

運動の種類：血圧は運動を始めると安静時より高まるが、ランニングや自転車運動に代表される全身性の有酸素運動と無酸素的なレジスタンス運動では、昇圧反応が大きく異なる．

有酸素運動の血圧は運動強度に比例して高まり、最大運動時の収縮期血圧は180mmHgから200mmHgまで高まり、平均血圧は120mmHg程度である．これに対し、高強度のレジスタンス運動の収縮期血圧は400mmHg以上に達し、平均血圧は300mmHgを超える[2]．有酸素運動の心拍出量は高まるが、活動筋血管の拡張で筋血流が増すため、昇圧反応はレジスタンス運動に比べて低い．レジスタンス運動は無酸素運動のため心拍出量の増加は小さいが、強い筋収縮で血管が圧迫されるため一部の血流が止まり、無酸素代謝を促進するだけでなく血管抵抗を高める．無酸素代謝の亢進は、活動筋の代謝受容器を刺激して反射性に交感神経活動を高め、全身の血管を収縮するので、大きな血圧上昇につながる．さらに、大きな筋力発揮のための強い中枢指令（セントラルコマンド）は交感神経活動を高め、これによる血管抵抗の増加で血圧を上昇させる要因となる[3]（図5.20）．

## C. 運動と心臓

### (1) 心臓の仕事とエネルギー

心臓は血液を駆出するためにエネルギーを消費する．心筋は無酸素代謝機能を備えていないため、収縮のエネルギーは有酸素代謝エネルギーのみで供給される．このため心筋への酸素供給量、すなわち血液供給量の過不足は心筋機能に大きな影響を及ぼす．急に階段をのぼり始めると、活動筋への血流を増やすため心拍数を加速しなければならない．暖かい部屋から寒い部屋に移ると皮膚血管が収縮し、血圧が上昇する．これらの刺激は心臓の仕事を増すことになり、冠動脈の

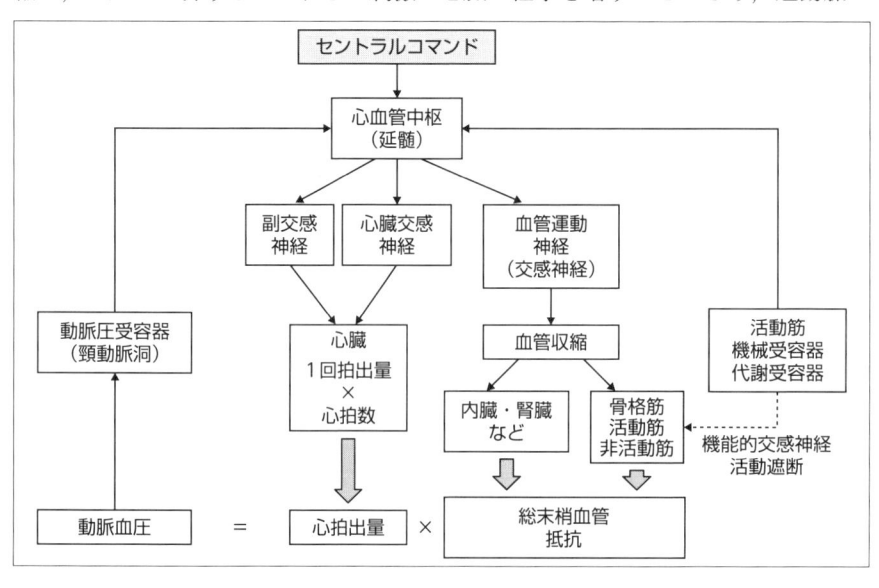

**図5.20 運動時の血圧調節**
運動時には、セントラルコマンドと活動筋からの反射による交感神経活動の亢進で、心拍出量と総末梢血管抵抗を高め、血圧が高まる．
（筆者作図）

狭窄，あるいは拡張が十分でなければ血流が低下して酸素の供給が間に合わず，心筋の虚血が生じて心機能は低下，場合によっては心停止に至る．

#### (2) 運動に対する適応：スポーツ心臓

長期間にわたり激しいトレーニングを続けると，心臓のサイズが大きくなる．これがスポーツ心臓である．スポーツ心臓の特徴は，心臓壁が厚くなるだけでなく，体循環につながる左心室壁厚が特異的に大きくなる[4]．これは，運動に必要な大量の血液を大きな収縮力で送り出すための適応で，最大心拍出量を高めるための基になる．これ対し，高血圧患者に見られる心臓肥大は，高い動脈血圧に対抗して血液を送り出すための適応で，スポーツ心臓の適応とは特徴が異なり，左心室壁の発達は見られない．そのため心収縮機能は高まらず，むしろ心不全などの機能低下につながることが多い[4]．心筋を肥大させ，心機能を向上させるには，筋ポンプによる静脈還流を促し，心臓に十分な血液を満たして大きな収縮力で血液を送り出すことである．

### D. 血管の構造と機能

#### (1) 血管の構造

血管は，内径30mmの大静脈から0.005mmの毛細血管まで多様なサイズを持つが，構造と機能から大きく，動脈系，静脈系，毛細血管に分けることができる（図5.21）．すべての血管に共通する構造は，血管の最内層が1層の内皮細胞で敷き詰められていることである．内皮細胞は血液を流れやすくするように働くだけでなく，細胞から一酸化窒素（NO）やエンドセリンなどの血管拡張因子や収縮因子，さらに血管内皮細胞増殖因子（VEGF）などを分泌し，血管径の調節や血管の増殖にかかわる．動脈と静脈は外膜，中膜，内膜の3層構造を持ち，外膜は血管を支える基底膜と結合組織からなり，動脈は高い内圧に耐えるが，静脈は伸張性に富み，少しの圧力でも大きく拡張する．中膜は平滑筋層と結合線維からな

図5.21 血管の種類と構造

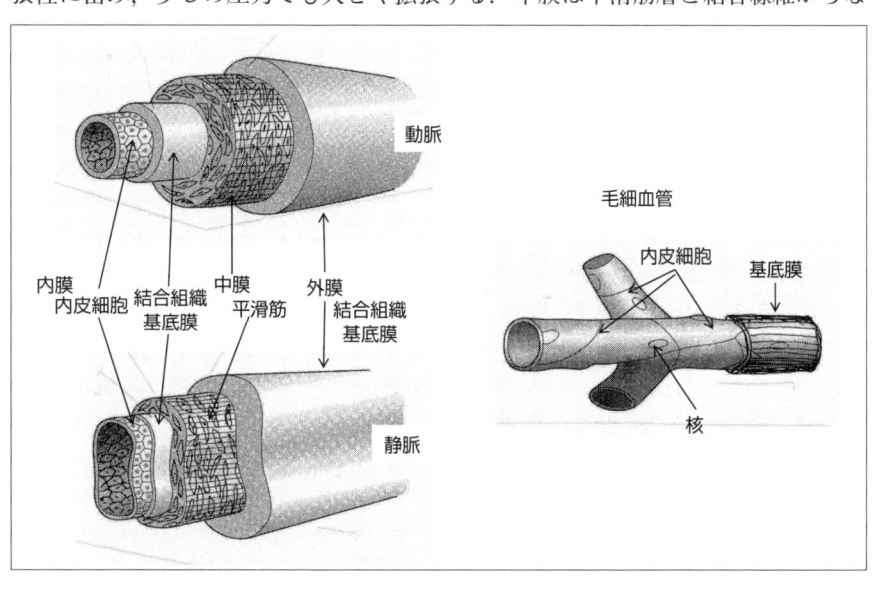

り，動脈ではこの層が発達して厚く，静脈は動脈に比べて薄い．内膜は，基底膜の管腔側に内皮細胞を張り詰めた構造である．毛細血管は，基底膜の内面に1層の内皮細胞を敷き詰めた，膜厚1～2μmの構造である．

## (2) 血管の種類と働き

### 1) 大動脈

心臓から組織へ血液を供給する経路が動脈系で，大動脈から細動脈まで血管径は次第に細くなり，毛細血管につながる．大動脈は，間欠的に心臓から駆出される血流によって生じる血圧変化を緩衝すると同時に，間欠的な拍出流を連続流に変える．大動脈に続く太い血管も血圧を緩衝する役割を持つため，血管の硬さや弾力性は，適切な血圧と血流を維持するうえで重要な役割を果たす．

最近の研究では，有酸素運動はこれらの太い血管を太くすると同時に弾力性を高め，血管の硬さを減少させる効果を持つことが明らかにされている[5]．

### 2) 細動脈

小動脈と毛細血管の間につながる0.03mm程度の動脈が細動脈で，平滑筋が発達し血管収縮力が高く，毛細血管の血流を調節する重要な部位である．細動脈の外膜には血管運動神経（交感神経）が多数分布しており，血管抵抗を調節して全身の血圧調節に大きな役割を果たすことから，抵抗血管ともいわれる．

### 3) 毛細血管

毛細血管は薄い1層の内皮細胞膜でできており，組織と酸素や物質を交換するのに適した構造である．酸素を多く利用する組織の毛細血管網は密で，単位断面積当たりの血管数は多い．持久能力の高い赤筋線維周りの毛細血管数は白筋線維より多い．毛細血管数はトレーニングに伴い容易に増加する一方で，不活動により速やかに減少する[6]．

### 4) 静脈

静脈は毛細血管に続く血管で，組織を通過した血液を集めて心臓に送る．静脈は動脈に比べて平滑筋は薄く，わずかの圧力で大きく伸展する性質を持つ．そのため，血管内には全血液量の60％が貯留され，その機能から容量血管と呼ばれる．運動がはじまると，静脈に貯留されている血液は循環血液として放出され，心拍出量の増加に寄与する．

静脈のもう1つの特徴は，血液の逆流を防ぐ弁を持つことである．特に下肢の静脈で発達し，下肢に血液が貯留しやすい立位時には，心臓への血液輸送を補助する．

## E. 血管による血流調節

### (1) 局所調節

活動筋に十分，血液が供給されるかどうかは，筋持久力を決める鍵となる．

血管は交感神経に支配され，神経末端から出るノルエピネフェリン（NE）により血管平滑筋を収縮して，一定の緊張状態を維持する．これを血管トーヌスと

いう．安静時は交感神経による血管緊張が高く，筋血流は組織100mL当たり3～4mL/分である．

運動がはじまると，筋収縮活動による代謝産物が交感神経による血管収縮作用を遮断するので血管平滑筋が弛緩し，上流からの流入圧で一気に血流は高まる．血流は活動筋の運動強度に比例して増加し，最大運動時には安静の50倍以上に増加する[7]．

### (2) 血管と交感神経のクロストーク

#### 1) 血管拡張の伝播

筋収縮がはじまるとすぐに，カリウムイオン（$K^+$）やアデノシン，代謝産物が活動筋から放出され，これが細動脈に作用して血管を拡張，細動脈から毛細管への血流が増加する．この結果，細動脈上流部の動脈内血液は下流部へ勢いよく流れはじめる．速度を増した血流は血管内皮にずり応力*（shear stress）を引き起こし，内皮細胞の機械刺激で分泌したNOが平滑筋を緩めて，上流部の太い血管を拡張させる．このように，下流部にあたる活動筋の血流変化が上流部の動脈に順次伝播し，必要な血流が間断なく供給される[1]．

#### 2) 血流再分配の仕組み

運動時には，心拍出量を増やすと同時に非活動筋や腎臓，内臓の血流を減らして，活動筋へ重点的に配分する．この調節は，交感神経と局所の血管拡張との相互作用で行われる．運動に伴う交感神経活動の増加は，全身の血管を収縮するよう働き，非活動筋や内臓の血流は減少する．しかし，活動筋では代謝産物による機能的交感神経活動遮断（functional sympatholysis）[8]が働き，血管収縮が抑えられ，血流は増加する．このように，運動時の活動筋血流は血圧と心拍出量の増加に加え，交感神経活動亢進により非活動筋や内臓の血流を抑制して，活動筋へ効果的に血流を分配する．

### (3) 運動に対する血管の適応

組織と酸素や物質の交換を行う毛細血管は，血管壁の面積が多いほど有利であり，これには毛細血管の数を増やすのが最も効果的である．毛細血管はトレーニングで容易に増殖する高い適応能を持ち，この適応には血管内皮細胞が重要な役割を果たす．毛細血管を増殖させる因子としては，血流速度増加に伴うずり応力の促進，筋の短縮－伸張に伴う機械ストレスの増加，組織の酸素分圧低下がある．これらの因子は内皮細胞を刺激して，そこから血管内皮細胞増殖因子（VEGF）分泌し，血管の増殖を促す．有酸素・無酸素運動，レジスタンス運動など運動の種類や強度，性別にかかわらず，若年者から高齢者まで，毛細血管は継続的な運動で増殖することが確かめられている[6]．

脈の触れるような太い血管は増殖しないが，上腕動脈や下腿動脈の血管径はトレーニングに伴い太くなり，血管の硬さを表すスティフネス（stiffness）は減少して柔らかくなる．太い血管の柔らかさが増すと，少ない抵抗で大量の血液が輸送でき，過剰な血圧上昇を抑え，心臓に対する負担を軽減する．このような適応

*ずり応力：血液の流れが血管壁に作用して，内皮細胞を流れる方向へ変形させるように働く力のこと

反応には,ダイナミックな有酸素運動が有効である.

豊田工業大学　齊藤　満

**引用・参考文献**

1) Newcomer, S.C. et al., J Appl Physiol 111, 311-320, 2011
2) MacDougall, W.D. et al., J Appl Physiol 58, 785-790, 1985
3) Victor, G. et al., Circ Res 76, 127-131, 1996
4) 家光素行, 体育の科学, 58, 687-693, 2008
5) Green, D.J. et al., J Physiol 561, 1-25, 2004
6) 狩野　豊, 体育の科学, 61, 243-248, 2011
7) Andersen, P. et al., J Physiol 366,233-249, 1985
8) 斉藤　満, 循環　運動時の酸素運搬システム調節, 斉藤　満 編, pp1-40, ナップ, 1999

# 5.5 運動と自律神経

## A. 自律神経系とは？

　自律神経系とは，自らを律する神経系と書く．すなわち，無意識のうちに生体を制御するシステムである．生体は，外部刺激（ストレス）により生体内部環境が変化した場合，一定の正常な状態に戻す機能を有する．例えば，体温は高すぎても低すぎても身体に悪影響を及ぼすが，環境温度が変化しても，汗をかいて熱を逃がしたり，皮膚血流量を低下させ放熱を防いだりして，体温を適切な状態に保っている．この生理機能は，20世紀初めにアメリカの生理学者Cannonによって恒常性（ホメオスタシス）と名付けられたが，自律神経系がこのホメオスタシスにおいて重要な役割を担っている．自律神経系には，交感神経系と副交感神経系があり，互いに馬の手綱のように拮抗して生体内部環境を一定の状態に保っている．交感神経系は，「闘争か逃走の神経（Fight or Flight）」と呼ばれるように，激しい活動を行っているときに活性化し，逆に副交感神経系は，休息のための神経系である（図5.22）．

　自律神経系の制御機構は脳の視床下部にあり，ここで運動などのストレス負荷状態を感知し，ストレスに対するさまざまな身体反応を制御している．基礎的な自律神経機能の詳細については，本書の目的から外れるため割愛させていただく．本稿では，運動習慣が自律神経系に及ぼす生理的適応が，生活習慣病の発症やその予後にどう影響するかを概説する．

　自律神経は全身に広く分布しており，さまざまな臓器を制御しているため，その異常は局所的なものから全身に異常をきたすものまで多岐にわたっている．最近の研究[11]では，自律神経異常（交感神経活動の賦活および副交感神経活動の低下）が，心臓循環系調節を低下させることを報告している．さらに，交感・副交感神経バランスの変化による心臓自律神経障害は，不整脈や心筋梗塞のリスク

**図5.22　交感神経系と副交感神経系**
　両者の適切なバランスにより健康が保たれている．この正常なバランスが崩れることが，生活習慣病の発症のリスクを高める．
（筆者作図）

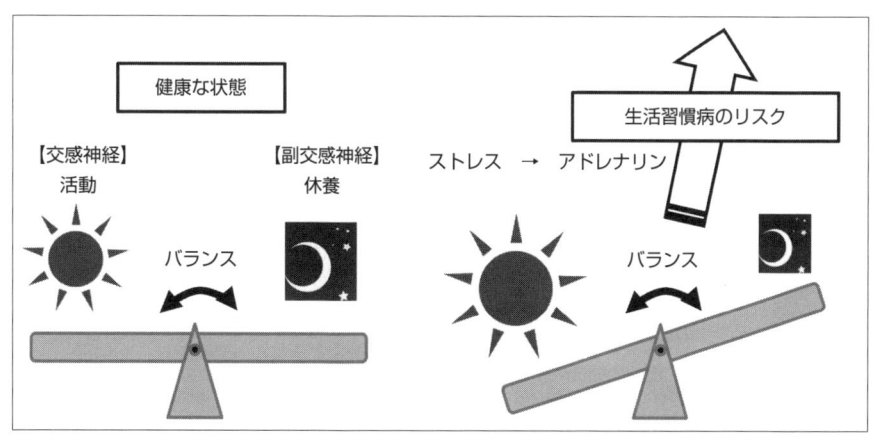

を高め，最悪には死を招くことが指摘されている．

## B. 自律神経系の異常が生活習慣病の発症リスクを増加させる！

1969年Griesらの報告以来，動脈硬化，心筋梗塞，脳梗塞など，死にかかわる循環系疾患発症の危険因子が多重に存在することの危険性が論じられてきた．わが国でも，2005年にメタボリック症候群の4つの基準が提唱され，内臓脂肪型肥満（内臓肥満・腹部肥満）・高血糖・高血圧症・高脂血症（脂質異常症）のうち，2つ以上を合併した状態をいう．ここでは，これらの疾患およびその危険因子と自律神経活動の変化について概説する．

### (1) 肥満と自律神経系

通常，心臓の拍動数は自律神経活動のバランスにより揺らいでいるため，心拍数の変動の測定から自律神経のバランスを推察できる．安静時は，副交感神経活動が優位であり，その変動が大きい．しかしながら，肥満により心拍数の変動が低下し，逆に減量によってその増加が見られる．これは，肥満による副交感神経活動の低下に依存していると考えられている．1993年にKupariらは，心拍周波数解析から交感神経系と血清脂質との関連性を報告した．副交感神経の指標である心拍変動の高周波成分は，LDLコレステロール（悪玉コレステロール）値と負の相関関係，HDLコレステロール（善玉コレステロール）値と正の相関関係を示すことを報告している．つまり，LDLコレステロールが増加する高脂血症（脂質異常症）においても，副交感神経活動の低下を招き，自律神経活動異常をきたすことが明らかとなった．また副交感神経活動低下に伴い，安静時心拍数は増加する（図5.23）．

### (2) 高血圧と自律神経系

血圧調節と自律神経系は深く関与している．Goldstein[2]は，高血圧患者にお

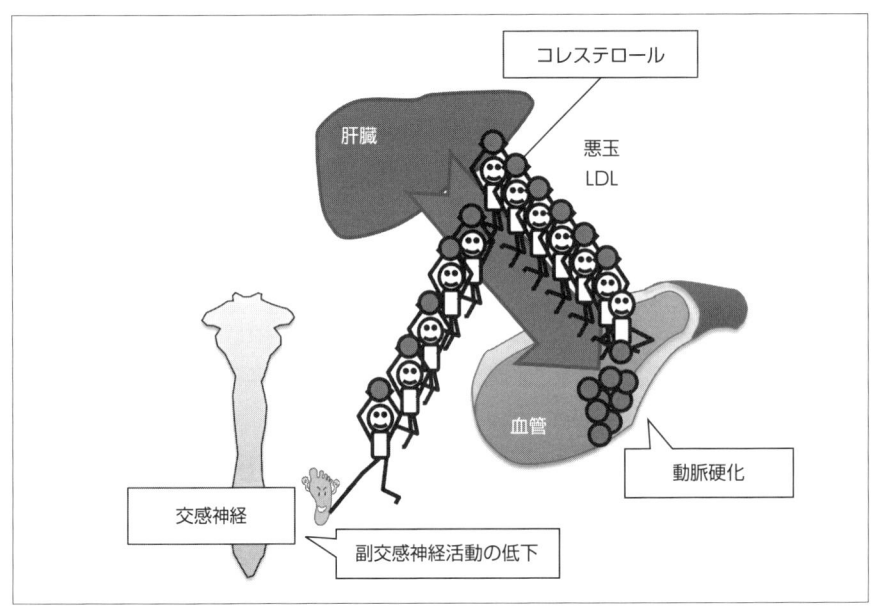

**図5.23 LDLコレステロールの増加と副交感神経活動の低下（交感神経活動の異常）の密接な関連**

LDLコレステロールの増加は動脈硬化を起こし，深刻な生活習慣病発症の引き金となる．一方，LDLコレステロールの増加は自律神経異常を起こし，生活習慣病発症リスクを高める．
（筆者作図）

ける交感神経活動と高血圧との関連性について78もの先行論文を引用し，比較検討している．彼はこれらの先行研究から，交感神経活動の亢進は，若年の境界型高血圧患者で上昇することを示唆した．一方，中年以降の高血圧患者では，交感神経の亢進が見られないという報告もある．以上の知見から考えると，若年者のほうが中年者と比較して，より血圧調節において交感神経系の関与が大きい可能性が考えられる．

Juliusら[5]は，37％の境界型高血圧患者で，心拍数と前腕血流量の変化を伴う交感神経活動の亢進を観察した．この持続的な交感神経活動亢進は，心臓β交感神経活動の機能低下および心筋コンプライアンス低下などを引き起こし，持続性高血圧へ移行すると考えられている．興味ある研究としてMasuoら[6]は，安静時において交感神経活動が高い人は，そうでない人と比較して高血圧発症の割合が高いことを報告している（図5.24）．

### (3) 糖尿病と自律神経系

糖尿病では，副交感神経の障害による心拍数の変動が観察される．糖尿病は，心臓血管反射障害，血圧調節反射障害や無症状性心筋梗塞など，何らかの自律神経障害を有するが，特に糖尿病性自律ニューロパチー[*1]（神経障害）は，その患者の寿命および生活の質に重大な影響を与える．また，自律ニューロパチー[*2]患者の突然死の報告は多い．さらに，糖尿病患者の圧受容器反射[*3]機能が低下することが報告されている．その低下メカニズムは，頸動脈硬化および伸展性の低下が考えられているが，最近のRuizら[8]の報告により，頸動脈硬化よりも糖尿病性神経障害が強く影響していることが明らかとなった．

### (4) 老化と自律神経系

高齢者の生理機能は，安静状態では比較的正常に保たれているが，加齢に伴い自律神経系の一部に機能低下が起こり，環境変化に対する適応能力は低下する．また循環系疾患は，加齢により発症リスクが高まることが明らかとなっている．特に収縮期血圧は，加齢に伴って上昇する．さらに運動に対する血圧反応が大きい一方，起立時や食後での一過性低血圧を起こすなど，加齢により日常の血圧変動が大きくなる．収縮期高血圧は，動脈壁伸展性の低下，また一過性低血圧は，

*1 糖尿病性自律ニューロパチー：糖尿病患者に伴う代謝および血流障害により発症するニューロパチー．
*2 自律ニューロパチー：末梢神経，特に自律神経の正常な伝導が障害される病態．症状としては，立ちくらみ，排尿障害，発汗異常など．
*3 圧受容器反射：血圧の値を一定の範囲に保持するための自律神経系を介した反射システム．頸動脈洞と大動脈弓に存在する圧受容器により血圧の変動を感知し，自律神経系を介した心拍数や末梢血管抵抗の調節により血圧を一定に維持する．

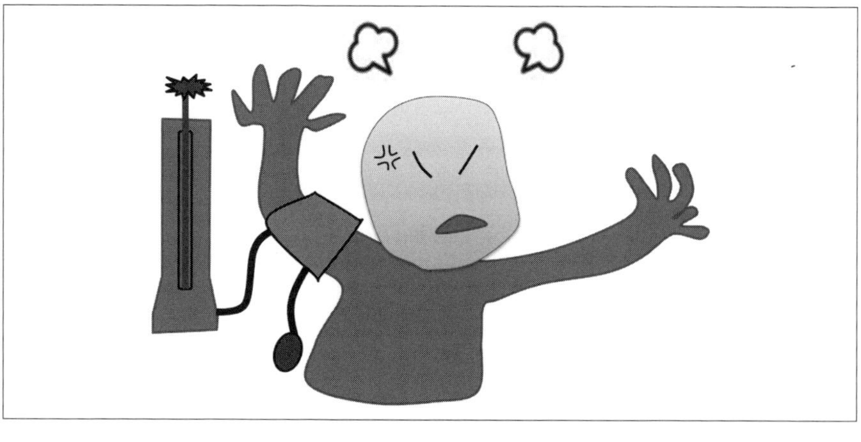

**図5.24 交感神経活動の高い人は，高血圧を発症しやすい？**
（筆者作図）

加齢による自律神経性調節機能の変化が影響していると報告されている．

　以上先行研究の報告から，生活習慣病と自律神経系異常が密接に関係していることは明らかである．逆に，自律神経活動の改善（正常化）が，生活習慣病の予防や予後において重要であることが考えられる．その改善方法にはいくつか考えられるが，本書では運動効果に焦点をあて解説する．

## C. 日常の身体活動量が自律神経活動に及ぼす影響は？

　前述したように，人体にはホメオスタシスにより運動など積極的な刺激（運動トレーニング），逆に日常における身体活動量の低下（ディコンディショニング）に対しても生体適応が起こる．自律神経活動は，この適応においても重要な役割を果たしている．したがって，生活習慣病の予防医学における運動効果を知るためには，これら自律神経系の適応を知ることは必要不可欠であろう．適切な運動習慣は，自律神経活動を整え，その異常を防ぐと考えられており，このことが結果として生活習慣病の発症リスクを低下させることにつながる．ここでは，ディコンディショニングと持久性運動トレーニングの自律神経系への影響について，簡単に解説する．

### (1) ディコンディショニングの自律神経系への影響

　現代社会は，さまざまなテクノロジーの発展の一方で，運動不足に陥りやすい環境といえる．積極的に運動習慣を心がけている人であっても，けが，病気，寝たきりや加齢などによりディコンディショニングが起こり，肥満の原因となり，生活習慣病発症のリスクが高まる．さらに身体活動量の低下は，自律神経系にも影響を及ぼしている．ディコンディショニングに関する研究は，宇宙医学の分野でさかんに行われている．地球上では，常に重力の影響を受けているが，ヒトの頭部は心臓より上部にもかかわらず何の不自由もなく生活できるのは，自律神経系を有しているからである．つまり自律神経活動により，仰臥位から立位へ姿勢が変化しても，血圧を変化させることなく心臓循環機能を正常に維持している．したがって，宇宙空間への暴露や寝たきり，運動不足など重力からの刺激が少なくなると逆にその環境に適応し，結果としてさまざまな障害を引き起こす．長期のディコンディショニングは，循環血液量の減少や心臓萎縮を起こし，さらに血漿アドレナリンの上昇（交感神経活動亢進），副交感神経活動の抑制が起こることが明らかとなっている．実際，長期のディコンディショニングにおける体力の低下により，起立耐性（起立を維持する能力）が低下することが報告されており，脱水に伴う循環血液量の減少，心拍出量の減少，圧受容器反射の低下や交感神経反応の減弱などがその機序であると考えられている．

### (2) 運動習慣が自律神経系を改善させる

　人体はホメオスタシスに基づき，日常的に行う身体活動や運動トレーニングに対しても適応する．持久性トレーニングにより，中心血液量の増加に伴う心臓や血管リモデリングが起こる．これらの体循環適応は，心臓への充満圧に対する1

回拍出量や心拍出量の増加を引き起こすため，運動パフォーマンスにおいて有利である．したがって，持久性運動トレーニングは，運動に加えさまざまな生理ストレスに強いと考えられているが，一方でこれら体循環適応に伴い，自律神経系も適応する．この反応は，ディコンディショニングに対する適応と逆であり，特に副交感神経活動が亢進する．これは，運動刺激に対する循環適応，心肥大，それに伴う心臓制御の変化に依存していると考えられる．運動習慣や日常の身体活動量の増加に伴う副交感神経活動亢進は，安静時心拍数を低下させる．例えば持久性アスリート選手には，心拍数30bpm台も珍しくない．しかしながら同じ運動様式のトレーニングでも，時間や強度が変わるとその効果は変化する．また低強度の運動トレーニングであっても，運動習慣のない人への処方であれば，ストレスなど他の生理的要因が含まれるなど，逆に自律神経障害を引き起こす場合もあり注意が必要である．運動様式，運動強度，運動頻度，さらに処方を受ける人の体力レベルによりどのような効果が現れるかを一般化するためには，さらなる研究結果が求められる．

## D. 自律神経系を介した生活習慣病に対する運動効果は？

### (1) 肥満と運動

先行研究では，メタボリックシンドロームの患者は，高血圧を発症していなくても交感神経活動は亢進している．肥満による交感神経活動の亢進は，βアドレナリン作動性受容体[*1]の感受性の低下や，インスリン抵抗性に依存している．体重減少や運動が，メタボリックシンドローム患者の初期の処方において推奨されており，体重減少や運動トレーニング[3]はともに交感神経活動の亢進を抑制し，メタボリックシンドロームに関連する生理因子を改善させる．また中年のメタボリックシンドローム患者において，食事だけによる適度な体重減少（7%）でも交感神経活動を低下させ，圧受容器反射を改善させることが報告されている[9]．

一方，運動トレーニングは，体重減少を促進し，インスリン抵抗性の改善や血中レプチン[*2]濃度の減少，圧受容器反射の改善を促し，交感神経活動亢進を抑制する．しかしながら最近の研究[10]によると，これら自律神経系の改善は，運動自体による効果ではなく，運動に伴った体重減少の効果によるところが大きいことが明らかにされている．

### (2) 高血圧と運動

運動トレーニングや身体活動の増加は，明らかに心臓循環系疾患を防ぐ．1950年代のMorrisの報告では，ロンドンの2階建てバス（図5.25）での運転手より，車掌のほうが心臓循環系疾患発症の割合が低いこと，また彼は郵便配達人と電話交換手についても同様の違いを観察し，身体活動量と心臓循環系疾患が密接に関連していることを指摘している．Paffenbarger, Jr.やBlairのグループは，日常の身体活動量が心臓循環系疾患の発症リスクに大きくかかわることを明らかにしたが，多くの先行研究において，日常的な激しい運動や身体活動の多い職業

[*1] βアドレナリンによって活性化されるGタンパク共役型の受容体．心臓（$β_1$）や気管支，血管（$β_2$）に存在し，心収縮力増大，平滑筋弛緩，脂肪分解活性化および糖代謝の活性化に関与する．

[*2] 食欲と代謝の調節に関与するペプチドホルモン．脂肪組織で作り出され，脳の視床下部に作用する．エネルギーの取り込みと消費の制御に重要な役割を果たす．レプチン濃度に関係なく，その作用障害により肥満になる．

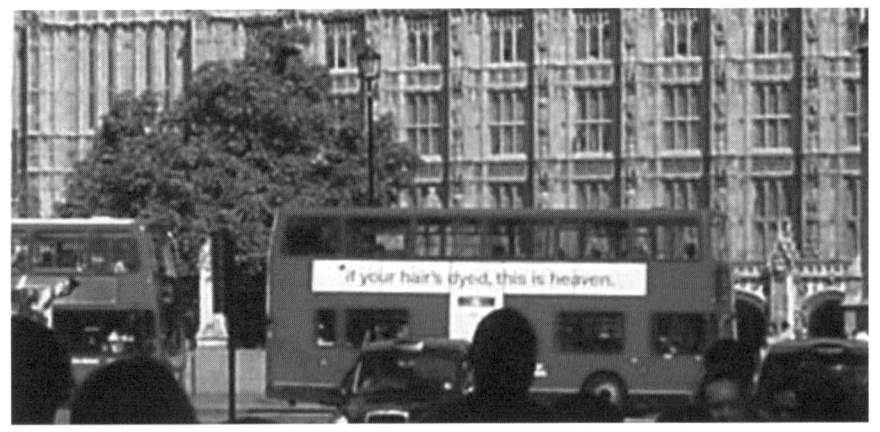

図5.25 2階建てのバスの車掌は，運転手より心臓循環系疾患を発症しにくい
身体活動量は，心臓循環系疾患の発症に関連している．
（筆者所有写真）

は，3分の1から2分の1まで心臓循環系疾患発症リスクを軽減させることを示している．一方，本態性高血圧患者の血圧が運動習慣により低下することが報告されているが，重要なことは，高血圧患者においても運動トレーニング後，交感神経活動が低下することである[1]．Duncanら[1]は，56名の高血圧患者について，16週間の運動トレーニングの効果を検証した．運動トレーニングにより血圧は低下するが，興味深いことに交感神経活動が高い患者ほど血圧の低下が大きかった．さらに，トレーニング後の血圧変化は，交感神経活動の変化に依存しており，運動トレーニングによる交感神経系の改善が，高血圧患者において重要であることが示唆された．しかしながら，どのような運動がより高血圧改善において効果が大きいのかは，十分に明らかにされているとはいえない．また，運動に対する血圧反射が大きな高血圧患者に対する運動処方には十分な注意が必要である．

### (3) 糖尿病と運動

糖尿病予防プログラムにおいて，運動や食事を含めたライフスタイルの改善により，自律ニューロパチー発症リスクが25％低下する．また持久性トレーニングは，糖尿病患者の心拍変動の異常を回復させることも認められている．慢性の運動習慣は，II型糖尿病患者の皮膚血流量の増加，さらにHoworkaら[4]は，12週間の持久性トレーニングでは，初期の糖尿病性自律ニューロパチー患者において，副交感神経活動改善，持久性運動能力の向上，さらに圧受容器反射が改善することを報告した．しかしながら，"重度の"糖尿病性自律ニューロパチー患者においては，これらの運動効果は観察されなかった．このことは，糖尿病患者において，早い段階での積極的な運動習慣（刺激）の必要性を意味している．

### (4) 老化と運動

加齢に伴い血圧は上昇するが，40歳代を超えると，血圧の上昇はより交感神経活動に密接に関係している．加齢により副交感神経活動が低下するが，Steinら（1999）は，12か月間のトレーニングにより心拍数の変動が増加することを報告している．この結果は，副交感神経活動の低下が抑制されたことを示唆している．一方，Motookaら[7]は，高齢者が犬を連れて歩行すると交感神経/副交感

神経バランスが改善されるが，面白いことに犬なしで同様の運動を行うと，ストレスを感じて交感神経系のバランスが逆に悪化することを報告している．つまり，高齢者の運動は，若年者と比較してさまざまな生理反応を含む可能性があり，意図した効果が得られない可能性を考慮しなければいけないだろう．さらに高齢者の運動に対する血圧応答は大きいため，高血圧患者同様，その処方には注意が必要である．

## E. まとめ〜運動習慣は，自律神経系を健康に維持することができるのか？〜

運動により副交感神経活動が増加し自律神経系が改善するが，この現象は心臓循環系疾患のリスクや年齢に関係なく観察されている．さらに心不全患者においても，明らかに運動トレーニングが交感神経活動亢進を抑制することが報告されている．また運動は，体重の増加を抑制し肥満を防ぎ，間接的に交感神経活動亢進を抑制すると考えられている．以上の知見も含め多くの先行研究により，運動習慣は，自律神経系活動を正常に維持するというエビデンスが示されている．

東洋大学　小河繁彦

**参考文献**

1) Duncan, J. J. et al., JAMA 254, 2609-2613, 1985
2) Goldstein, D. S., Hypertension 5, 86-99, 1983
3) Grassi, G. et al., Hypertension 23, 294-301, 1994
4) Howorka, K. et al., Cardiovasc Res 34, 206-214, 1997
5) Julius, S. et al., J Hypertens 9, 983-986, 1991
6) Masuo, K. et al., Am J Hypertens 10, 77-83, 1997
7) Motooka, M. et al., Med J Aust 184, 60-63, 2006
8) Ruiz, J. et al., Hypertension 46, 162-167, 2005
9) Straznicky, N. E. et al., J Clin Endocrinol Metab 90, 5998-6005, 2005
10) Straznicky, N. E. et al., Diabetes 59, 71-79, 2010
11) Vinik, A. I. et al., Diabet Med 28, 643-651, 2011

# 5.6 運動と神経

いうまでもなく運動を司るのは神経であり，なかでも大脳をはじめとする中枢神経系は運動を制御する指令塔といえる．運動と脳神経系に関しては優れた成書が数多く存在するので，それらを参照されたい．ここでは，本書のテーマである予防医学・介護との関連から，特に運動系に絞って解説する．

## A. 筋活動を制御する中枢神経機構

すべての身体運動は，最終的に脊髄運動ニューロン（spinal motor neuron）からのインパルスを受け，筋が収縮することによって生ずる．脊髄運動ニューロンは上位中枢神経および末梢感覚受容器，いずれの神経性入力によっても興奮させることができるが，最終的に筋を収縮させるための指令は，必ず脊髄運動ニューロンを経由する．そのため，脊髄運動ニューロンから筋への経路を最終共通路（final common pathway）と呼ぶ．

最終共通路に至るまでに，大きく分けて2つの中枢神経系が運動の発現に関与する．1つは脳幹であり，もう1つは大脳皮質運動野である．これらに脊髄を加えると，3段階の中枢神経系によって運動制御系は構成される．図5.26に運動制御系の模式図を示した．大脳皮質と脳幹，脊髄は階層的（hierarchical）であると同時に並列的（parallel）な関係にある．最下位の脊髄運動ニューロンプールには，種々の介在ニューロンと反射回路が存在するため，それより上位の中枢からの比較的単純な指令をもとに複雑なパターンを出力することが可能となる．さらに，皮質運動野からの指令は脳幹を通じて脊髄の運動ニューロンに至る経路と，直接運動ニューロンおよび介在ニューロンと結合する経路があるように，中

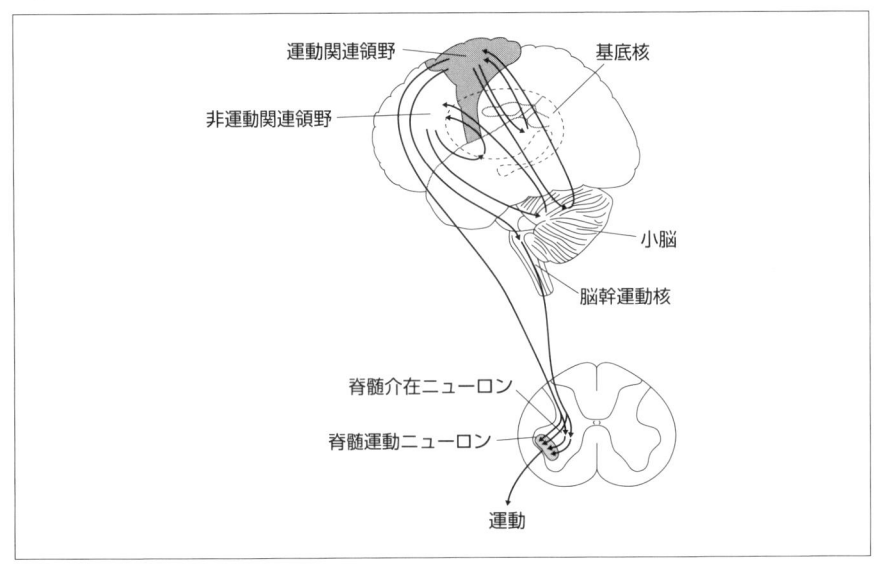

**図5.26 運動制御系の構成を示す図**
（Chez と Krakauer，2000[1] をもとに改変）

枢神経系には並列の指令系が存在する．並列指令系の存在は，例えば神経系が部分的に損傷した後の機能回復にとって重要である．

脳幹は視覚と前庭系の情報と体性感覚情報を統合し，姿勢保持に重要な役割を果たす．最上位の大脳皮質運動野は3種類の領域に分けられる．すなわち，一次運動野，運動前野および補足運動野である．運動前野と補足運動野は複雑な運動の順序をコーディネートし，計画する．これを一次運動野が運動指令として発する．脊髄は，これら上位中枢神経系から種々の経路を介して下降する神経線維，および末梢の受容器からの情報を伝える上行性の神経線維が通る伝導路であるとともに，上位中枢と独立して指令を発することができる運動の中枢でもある．以下に大脳皮質運動野，脳幹および脊髄の神経機構とその機能について概説する．

### (1) 大脳の運動制御系

通常の随意的な運動は，大脳皮質から発した指令が種々の経路を介して脊髄の運動ニューロンに到達することによって発現する．大脳皮質には，随意運動に関連する複数の領域（運動関連領野）が存在する．それらは一次運動野とそれ以外の領野，すなわち運動連合野に大きく分けることができる．ここでは一次運動野と運動連合野のなかでも，その機能がよく調べられている運動前野，補足運動野について説明する．

#### 1）一次運動野

大脳皮質から下位の中枢神経系へ指令を送る領野のなかで，最も重要なのが一次運動野（図5.27）である．一次運動野は，中心前回（ほぼ頭頂部から両側の耳のほうに向かって細長く広がる部位）と呼ばれる部位に位置する．この中は，表層から深層に向かっていくつかの層に分かれる．その中のⅤ層と呼ばれる層に

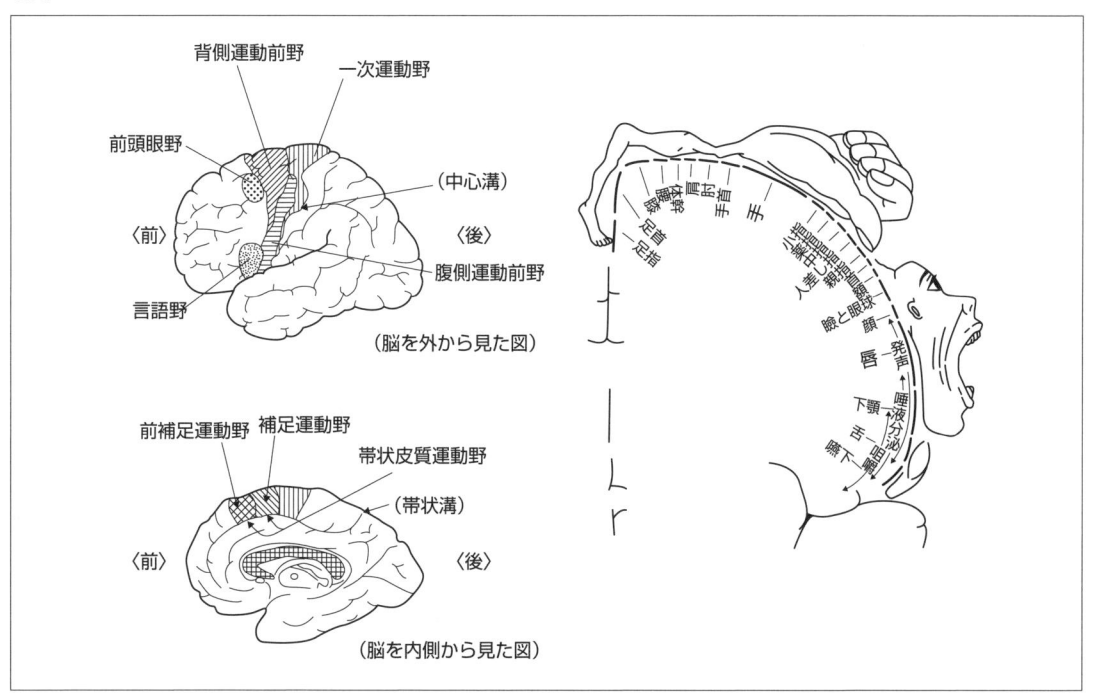

**図5.27 脳の運動関連領野と運動野の部位局在**
（丹治, 1999[2)] をもとに改変）

は，大きな錐体形をした細胞（巨大錐体細胞）が存在する．この細胞が，一次運動野の中でもいわば運動指令の主役をなす細胞といえる．錐体細胞は，軸索の伝導速度をもとに速動型と緩徐型の2種類に分けることができる．速動型錐体細胞は速く強い力が必要な動作を行うときに，緩徐型はゆっくりあるいは定状的で微細な調節を必要とする動作時に多く活動する．また，一次運動野には体部位局在性がある（図5.27右）．体部位局在性とは，身体各部位を支配する細胞が規則正しくまとまって，脳内のある部位に配列されている状態のことを指す．一次運動野の場合，頭頂に近いほうから下肢，体幹，上肢，顔といった順に，それぞれの部位を支配する細胞が並んで配列されている．手の指や顔，口を支配する細胞の領域は体幹や下肢の支配領域に比べて広く，これらの部位が一次運動野の指令によって微細な動きが可能になることを反映している．

錐体細胞は脊髄の運動ニューロンと最も直接的な関係がある細胞群であり，ここから皮質脊髄路，皮質延髄路*が発する．一次運動野のほとんどの錐体細胞は，位置よりも力と密接な関係にあり，この領野からの指令は筋の力を制御するための脳からの最終出力を発する．しかし，一次運動野も運動の方向を符号化するなど，もう少し高次の情報処理を行っているとする説もあり，この点はまだ議論が残されている．

*皮質延髄路は，皮質脊髄路が一次運動野の錐体細胞から出て，脊髄の運動ニューロンと結合するのに対し，脳幹の脳神経核に投射する．すなわち，頸部より上部を支配する運動ニューロンと結合する．

### 2）皮質脊髄路

運動野深層のⅤ層から発した線維束は脳幹を下降し，延髄錐体という部位で左右交差して脊髄に入る．脊髄に入るとそこで数本に分かれ，そこから脊髄内部に入ってさらに細かく分かれて脊髄の運動ニューロンと結合する（図5.28 $M_1$～$M_{10}$）．この伝導路を皮質脊髄路という．皮質脊髄路は系統発生学的には新しい経路であり，哺乳類で初めて出現する．ヒトで頂点に達する巧みな指使い等，細やかな運動はこの伝導路を通じて指令が出されていると考えられる．皮質脊髄路

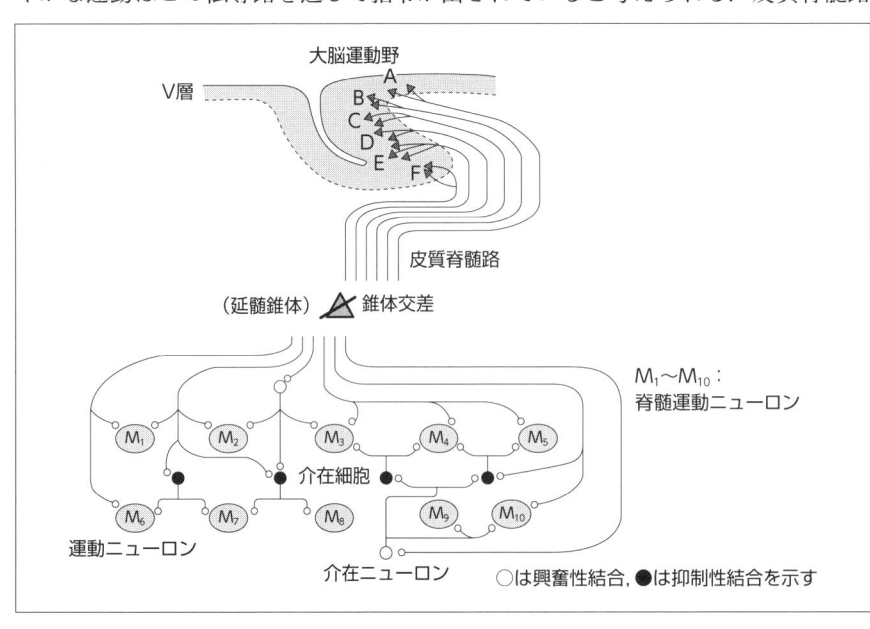

**図5.28 運動野錐体細胞と脊髄運動ニューロンの結合を説明する模式図**
（丹治，1999[2)]）をもとに改変）

からの線維は脊髄で多数の細胞群と結合するため，一度に多くの細胞の活動を制御することができる．皮質脊髄路からの信号は，1.脊髄運動ニューロンに興奮性に接続する，2.介在ニューロンの活動を制御する，3.脊髄運動ニューロンに抑制性接続する，4.脊髄反射を調節する，5.体性感覚情報を脊髄レベルで制御する，などのさまざまな働きを同時に行うことで上述の巧みな運動を実現している．

### 3）運動前野，補足運動野

運動前野は一次運動野よりやや顔よりの領域にある．ここは，ブロードマン（Brodmann）の分類の6野と呼ばれる位置に相当する*．これらの領野は，一次運動野より高次の情報処理を受け持つ．一般に，運動前野と補足運動野に帯状皮質運動野を加えた領野を高次運動野と呼ぶ．

運動前野はさらに背側と腹側の2つの領域に分けられる．背側運動前野と腹側運動前野の機能の違いに関しては，いまだ未知の部分が多いが，おおよそ次のようにまとめられる．すなわち，背側運動前野は運動開始前に活動する細胞が多いことから，いわゆる運動の企画や準備を行うと考えられているのに対し，腹側運動前野は視覚入力と強い結びつきを示す細胞が多く，視覚から得られた情報を運動に必要な座標系に変換する過程を担っていると目されている[2]．

次に，補足運動野もブロードマンの分類の6野に相当する部位にある．補足運動野にも一次運動野同様，支配領域の体部位局在性があることが知られている．従来の補足運動野と呼ばれた部位は2つの領域に分かれ，前方の領域を特に前補足運動野，後方領域を補足運動野と区別するようになった[2]．前補足運動野は視覚入力，補足運動野は体性感覚入力との結合が強い．ヒトの補足運動野に関しても，脳の画像化技術の進歩に伴い多くの点が明らかとなってきている．丹治[2]によれば，ヒトの補足運動野は，1.単純動作よりも複雑な時間構成を必要とする動作，2.視覚をもとに行われる動作（視覚誘導性動作）より，記憶をもとに行われる動作（記憶依存性動作），3.動作の学習時にそれぞれ活動が高まる，ことが確認された．さらに前補足運動野は，1.動作に認知的要素が多く含まれるとき，2.動作手順を学習するとき，などでその活動が高まるという．

### (2) 脳幹の運動制御系

脳幹とは字のごとく，脳の中の幹（みき）の部分に相当する．その中は，中脳，橋，延髄，間脳から構成される．脳幹には，生命維持に直結する重要な中枢が多く存在する．運動系においても，脳幹に起始細胞を有する重要な伝導路がいくつもある．代表的な伝導路として，前庭の神経核に始まる前庭脊髄路，橋・延髄網様体に起始細胞群を有する網様体脊髄路，赤核という部位に起始細胞を有する赤核脊髄路がある（図5.29）．これらの経路は，脳幹内の内側を通るグループと外側を通るグループの2つに大別される．内側グループには網様体脊髄路，視蓋脊髄路，前庭脊髄路がある．これらの下行路は脊髄の腹側（前索）を下降し，脊髄内の腹内側に到達する（図5.29下側）．外側グループには赤核脊髄路がある．これに一次運動野からの外側皮質脊髄路を加えて，外側運動制御系と呼ぶことも

*ブロードマンの分類とは，主に細胞染色法を用いてブロードマンが大脳皮質を細胞構築学的に均一なまとまりを52領域に分けた分類のこと．ブロードマンの脳地図とも呼ばれる．

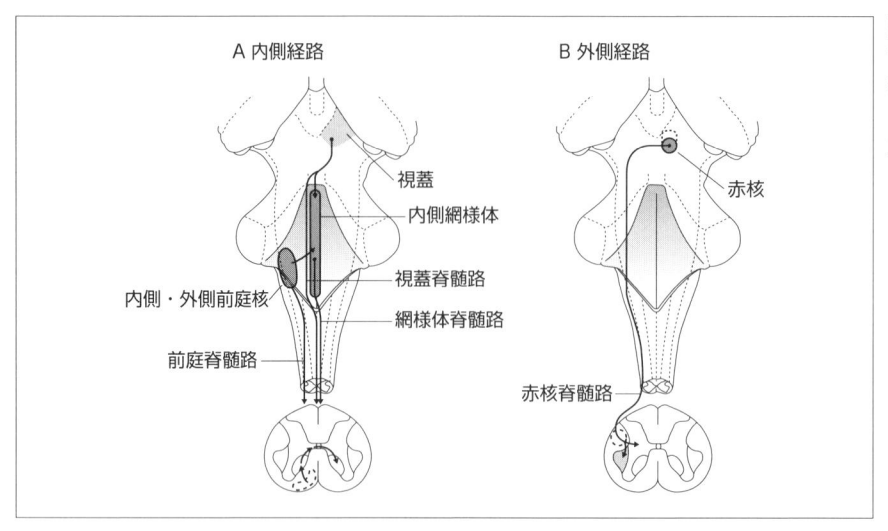

**図5.29 脳幹から下降する内側および外側の神経伝導路**
(Chez と Krakauer, 2000[1]) をもとに改変)

ある[3]）．これらの経路は脊髄内で対側の背外側を通り，脊髄内でやはり背外側灰白質に到達する．内側グループに一部の皮質脊髄路\*を加えたグループを，内側運動制御系と呼ぶ．内側運動制御系は系統発生的に古い経路であり，主に体幹や近位の筋群に対する影響が強いとされる．そのため，姿勢や近位筋群の協調的な運動制御が主たる役割と考えられている．これに対し，外側運動制御系は上・下肢の遠位筋群の運動，精緻な運動の主役とされる．

\*延髄錐体で交差せず，同側を下降する前皮質脊髄路で皮質脊髄路全体の5〜10%を占める[3]．

これまでにネコを対象とした神経生理学的実験から，姿勢保持や歩行に関連する領域が脳幹のさまざまな部位で同定されている．有名な部位としては，中脳歩行誘発野（mesencephalic locomotor region；MLR）がある．除脳されたネコで，この部位を電気刺激すると歩行が発現する．すなわち，自発的に歩行を行うときには高位中枢からの指令がMLRを経由し，ここから歩行発動の指令が脊髄に送られると考えられる．

### (3) 脊髄の運動制御系

#### 1) 脊髄の解剖

脊髄は脊柱の中を下降し，脊柱を構成する脊椎骨の一番下のレベルまで達する．脊髄からは，一定間隔で神経根が左右対称に外に出ていく．これを脊髄神経と呼ぶ．1個の脊椎骨から1対ずつの脊髄神経が出ており，全部で31対ある．上から順に，頸神経8対，胸神経12対，腰神経5対，仙骨神経5対，尾骨神経1対となる．1本の神経根は，脊髄の腹側から出る運動神経根（前根）と，背側から出る感覚神経根（後根）が混在している．図5.30は脊髄の横断面である．真中のアルファベットのHあるいは蝶のような形をした部分が灰白質，その周りの部分が白質である．灰白質の部分には運動や感覚の神経核があって，感覚情報を脳幹や視床に伝えたり，脳からの運動指令を筋肉に伝える働きを担う．図5.30の右側は，脊髄の灰白質部分を，細胞の大きさや形から10の異なる層に分けて示したものである．感覚神経は脊髄の背側から後根を通って脊髄に情報を伝え，Ⅰ〜Ⅲ層がその入り口となる．筋肉に運動の命令を出すα運動ニューロンは，前

図5.30 脊髄の横断面

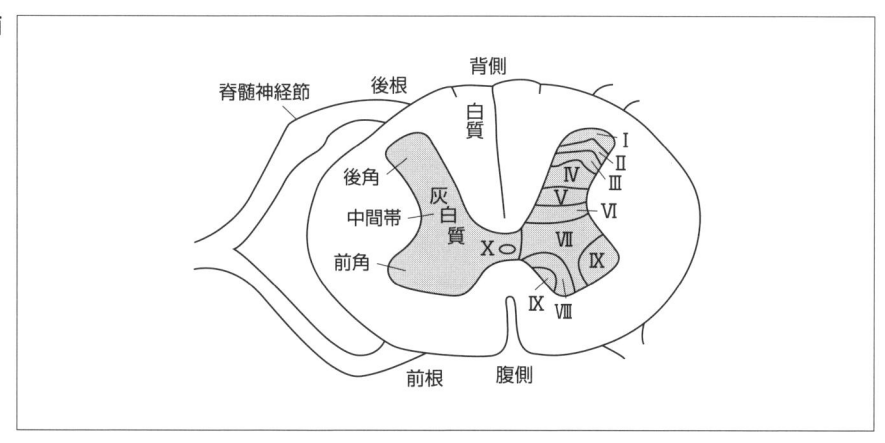

角のIX層に存在する．α運動ニューロンは大型の細胞で，その直径は30～70μmほどある．α運動ニューロンの細胞体からは樹状突起が出ており，VII～VIII層まで，長いものではV～VI層まで広がるものもある．

## B. 運動と中枢神経の可塑性

　私たちは，練習することでいろいろな運動技術を身に付けることができる．例えば，多くの人は幼いころに自転車乗りや縄跳び，鉄棒などを練習した記憶があるであろう．またサッカーや野球，テニスなど，あるスポーツ種目を練習したことがある人は，それぞれのスポーツに特有の運動技術を繰り返し練習したはずである．この"練習"によって運動技術を習得することができるのは，私たちの脳神経系に可塑性と呼ばれる性質が存在するためである．神経の可塑性は，運動技術の習得だけでなく，神経損傷後のリハビリテーションにおいてもたいへん重要な役割を果たす．以下では，ヒトの中枢神経の可塑性について，スポーツやリハビリテーションとの関連から解説する．

### (1) 一次運動野の可塑性

　大脳皮質一次運動野は運動指令を発する部位であり，運動学習に深くかかわることが容易に想像できる．近年，運動野の機能地図が運動の反復練習によって再組織化されることが明らかになってきている．

　Nudoら[4]は，リスザルの運動野に人工的に梗塞を作成し，つまり人工的に脳卒中を起こし，麻痺した手指で餌をとる訓練を行わせたところ，手指を支配する運動野の領域が拡大したことを報告した（図5.31）．

　末梢神経の切断や四肢切断など，末梢組織の損傷後にも一次運動野の再組織化が見られることも報告されている[5]．それによると，前肢を切断して10年経過したサルと健常なサルの一次運動野における上肢を支配する領域を比較したところ，前肢を喪失したサルの肩および断端部に相当する領域が大きく拡大していた．ヒトの脊髄損傷後の一次運動野再組織化に関しても，近年の脳画像解析技術（PET, MRI）やTMSを用いて調べられている．それらの報告も，基本的には動物モデルで認められた現象同様，ヒトの一次運動野も再組織化能力があることを

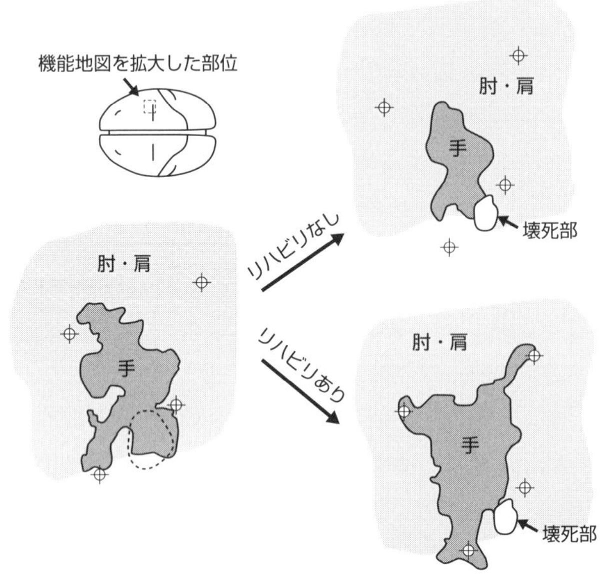

**図5.31 人工脳梗塞後の機能地図の再構築**
(Nudo, R. J, 2001[4])より引用)

サルの手の領域に人工的に虚血状態を作り，脳梗塞を起こした（左図点線部分）．その後，手を使わないでいると，手の領域は減少した（右上）．逆に，手を使うよう訓練を行った場合，手の領域は拡大した（右下）．

示している．

## C. 脊髄の可塑性

　従来，脊髄は末梢感覚受容器からの求心性情報を上位中枢に伝え，逆に上位中枢からの下行性指令を筋に伝える伝達器官であって，脊髄神経回路には他の中枢神経のような柔軟性はないと考えられてきた．しかし近年の研究は，脊髄には従来考えられていた以上の柔軟性があり，ある程度の学習あるいは適応能力があることを示している．例えば，Wolpawのグループは脊髄伸張反射経路を対象とした一連の研究において，この経路の可塑性を見事に実証している[7]．彼らは動物の脊髄反射（H-反射*）の出力を，条件付けによって増大または減少させることができることを実証した（図5.32）．具体的には，電気刺激で誘発される脊髄反射の出力が基準値より増大または減少したら，報酬（餌）を与えるという条件付けをする．すると図5.32に示したように，反射が増大したら報酬が得られるグループでは，このトレーニングの経過に伴って反射出力が増大し，逆に減少したら報酬が与えられるグループでは徐々に減少した．彼らは，この条件付けが皮質脊髄路を切除すると生じないことから，この皮質脊髄路を介する下行性入力が重要な役割を演じていることを見出している．Wolpawらの実験モデルは，本来随意的な調節が利かない脊髄反射経路の入出力特性が，長期的訓練によって可塑的に修飾され得ることを実証している．近年では，ヒトのH-反射もラットなどの動物同様，報酬（金銭）によるオペラント条件付けが可能なことが報告された．

＊電気的に誘発される伸張反射．Ia感覚線維への電気刺激により脊髄運動ニューロンが興奮することで生ずる．

**図5.32 WolpawのグループによるラットのH-反射のオペラント条件付けの例**

ラットがH-反射の振幅を，オペラント条件付けにより増大または減少させることができることを示した．
(Wolpaw, J. R., 2007[7]) を転載）

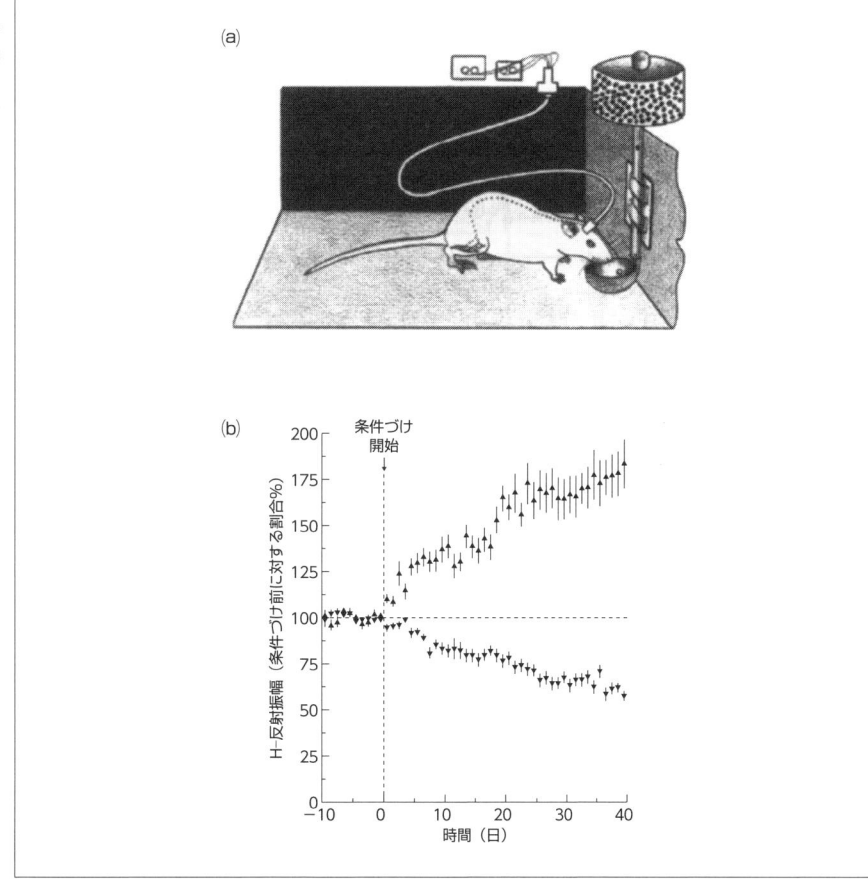

長期に及ぶ特定運動課題のトレーニングが，ヒトの脊髄反射を特異的に変調することも知られている．Nielsenらは，ベルギーの有名なバレエ団のダンサーを対象としてヒラメ筋H-反射を調べ，それが他の競技を行っている被検者のH-反射に比べ，特異的に抑制されていることを見出した[8]．バレエダンスでは，独特な爪先立ちを繰り返す．それは，ヒラメ筋に代表される下腿三頭筋の収縮と，前脛骨筋など足背屈筋群の収縮が同時に行われる共収縮を伴う．そのような特殊な運動課題が日常的に繰り返されることで，シナプス前抑制の増強と相反抑制の減弱が生じ，結果としてヒラメ筋脊髄運動ニューロンでのIa入力に対する伝達特性が可塑的に低下した，と考えられた．

**まとめ**

本章では身体運動の制御に深くかかわる中枢神経系の構造と機能，そして運動学習を可能とする神経の可塑性を中心に解説した．

東京大学　中澤公孝

**参考・引用文献**

1) Ghez and Krakauer, In: Principles of Neural Science 4th ed., McGraw-Hill, 2000
2) 丹治 順, 運動と脳, 医学書院, 東京, 1999
3) 高草木薫, 臨床神経学 49, 325-334, 2009
4) Nudo, R. J. et al., Muscle and Nerve. 24, 1000-1019, 2001
5) Qi, H. X. et al., J. Neurophysiol. 84, 2133-2147, 2000
6) Schultz, W. et al., Science 275, 1593-1599, 1997
7) Wolpaw, J. R., Acta Physiol 189, 155-169, 2007
8) Nielsen, J. et al., Eur J Appl Physiol 66, 116-121, 1993

# 5.7 運動と認知機能

## A. 認知とは？

　認知（cognition）とは，人間が内外の事象を認識していく過程のことである．認知するためには感覚（sensory）が必要であるが，その感覚とは，外の環境または身体内に起こった刺激によって生体内の受容器が興奮し，脳の関連領野（例：触覚なら一次体性感覚野，聴覚なら一次聴覚野）に情報が伝達され，それが意識にのぼった体験のことを指す．通常，意識にのぼった程度であり，それがどのような性質で何であるかの情報処理プロセスは含んでいない．一方，知覚（perception）とは，感覚を介して刺激の性質を把握する働きのことであり，感覚を意味づけすることと言ってよい．例えば，触覚・圧覚受容器の興奮によって脳に伝達された情報に基づき，その物体が硬いか柔らかいかといった性質を弁別する機能のことである．これに対して認知とは，いくつかの知覚を統合した後，知覚されたものが「何であるか」，あるいは「どこにあるか」を判断することを指し，より能動的かつ実行的なプロセスである．認知するためには感覚，知覚のみならず注意，記憶，言語といった機能の付与および統合が必要である．「豆腐に指が接触したとき」を例にあげると，何か物体に接触したという意識は感覚であり，それが「柔らかい」あるいは「湿っている」という自覚的な体験は知覚である．そして，脳内に蓄積されている過去の記憶や言語から，それが豆腐であり食べることができる物体であると認知できるのである．

## B. 運動と認知機能の関係

### （1）加齢に伴う認知機能の低下と運動反応

　加齢に伴い認知機能が低下することは，さまざまな研究で明らかにされている．例えば，加齢によって認知機能に関連する脳波活動が減少することや，運動反応との関連においては，脳波反応の遅延が老化現象によって起こる．この理由としては，加齢による軸索伝導速度の低下や，シナプス反応の遅延が原因であると考えられている（図5.33）．また，認知機能である注意や判断の低下も考えられており，認知機能を記録する代表的な脳波であるP300の反応遅延が，加齢とともに認められることがわかっている．

　一方，運動反応においては，高齢者では青年に比べて上肢を使用した運動において，その反応時間が遅いことがわかっているが，面白いことに活動的な高齢者は非活動的な青年に比べて反応時間が速く，日々の活動が運動に関連する神経系の機能や認知機能を高めることが判明している．

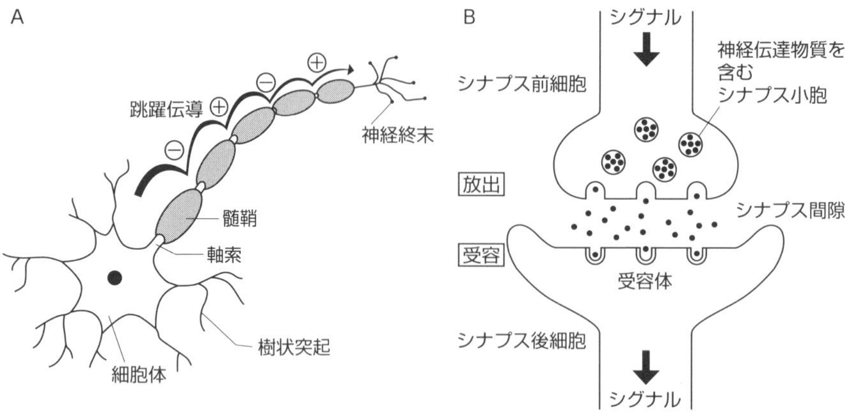

**図5.33 ニューロンとシナプスの構造**
(森岡, 2007[11])

A：ニューロンの構造．1つのニューロンは細胞体，軸索，樹状突起からなり，軸索の周りに髄鞘が形成されることで有髄線維となる．有髄線維になることで跳躍伝導となるため，軸索伝達速度が上がる．しかし，加齢とともにその速度が低下する．

B：シナプスの構造．ニューロンから出た軸索は，他のニューロンの樹状突起との間にシナプスを形成する．このシナプスには間隙があり，シナプス前細胞から出た電気シグナルは化学シグナル（神経伝達物質）に変えられ，その神経伝達物質がシナプス後細胞に放出され，情報が伝えられる．加齢とともに，この伝達の遅延が起こる．

## (2) 姿勢バランスと認知機能の関係

姿勢バランス低下は，筋力低下と同様に高齢者の転倒の主要な要因と考えられている．2009年のコクランのシステマティックレビューでは，バランスエクササイズは，高齢者の転倒予防に有用であることが示されている．近年では高齢者の転倒要因として，下肢筋力といった身体機能の低下だけでなく，認知機能の低下が関与していることが示されている．

一方，立位バランスを維持している最中に，さまざまな認知課題を同時に遂行させる二重課題（dual task）法を用い，高齢者，脳卒中患者などのバランス障害を有した患者を対象に，認知課題の負荷が立位バランスに与える影響について数多く検証されている（3.3節参照）．このうち，高齢者では加齢による全般的な認知機能と身体機能の低下が認められ，こうした研究の多くが，立位バランスあるいは認知課題に対する干渉作用を認めている．このことは，立位バランスには体性感覚，視覚，前庭感覚による感覚情報だけでなく，これら感覚情報を統合するための認知機能が必要であることを示唆している．ヒトは日常生活において，認知機能の1つである注意の分配によって，さまざまな環境の変化に対応しながら，あるいはさまざまな認知活動を同時に遂行しながら，立位バランスを円滑に維持することができる．つまり，この二重課題状況下における注意の低下は，単なる筋力低下やバランス能力低下だけでなく，高齢者の日常生活における転倒リスクとして重要であると考えられている．

Shumway-Cookら[1]は，若年者，高齢者を対象に，聴覚刺激に対して口頭で反応するという課題を行いながらの立位維持を求め，そのときの重心動揺は加齢

**図5.34 ストループ課題**
（カバー袖にカラー写真あり）

文字は「黄」だが，赤い色で表示されている．　文字は「青」だが，緑色で表示されている．

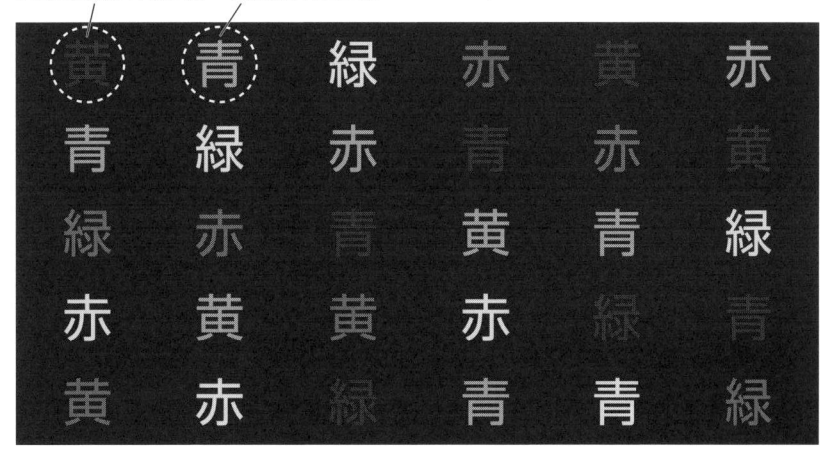

向かって左上の文字は「黄」であるが，これを文字で読み発話するのではなく，色を発話する課題である．この場合では，文字は「黄」であるが，「赤」と発話しなければならない．これを左から右に向けて読み，発話する認知課題である．この課題の最中，対象者は常に文字を読み発話することを抑制しなければならない．この課題の最中には，前頭前野の活性化が明らかになっている．

による影響に加えて，副課題（注意要求課題）によって増大することを明らかにした．一方，Melzerら[2]は，若年者と高齢者を対象に，単純な立位とストループ課題を行いながらの立位（二重課題）という2条件で重心動揺を測定した．その結果，高齢者ではストループ課題（図5.34）を課すことによって重心動揺が増大した．筆者らも，65歳以上の高齢者を対象に立位保持中にストループ課題を要求したところ，重心動揺の増加を認めた．一方，Lajoieら[3]は高齢者を対象に，立位保持をしながら聴覚刺激に対応するということを求め，刺激に対する反応時間を測定したところ，転倒群では非転倒群と比較して，反応時間が延長することを報告した．つまり，転倒高齢者では立位時には何らかの刺激に対する反応が遅延していることが示された．このように重心動揺（立位姿勢）の主課題の結果だけに着眼するのではなく，副課題（認知課題）に対する影響も見なければならない．

### (3) 歩行と認知機能の関係

認知機能の低下は転倒リスクにつながり，その機能の低下は加齢に伴う前頭葉の機能不全に基づくと示唆する研究が散見されるが，先の姿勢バランスと同様に，歩行の最中に二重課題を実施し，その影響を調べられたものも少なくない．例えば，高齢者と若年成人を対象にして，歩行版のtrail making test（TMT）が実施されている．本来，TMTは机上で行う認知課題であり，用紙にランダムに並べられた数字を1から順にチェックしていくものである（図5.35）．

Alexanderら[4]は，全長3.66mの歩行通路のなかに33個の着地ターゲットを設置し，このターゲットの脇に数字またはアルファベットを付記し，被験者は数

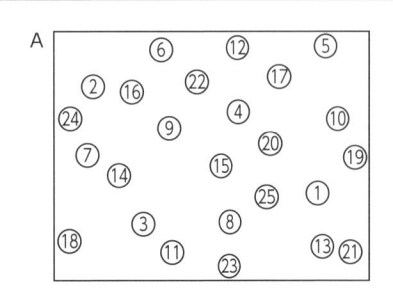

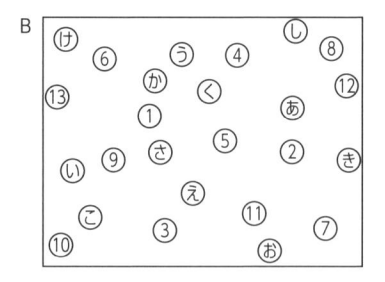

図 5.35 Trail Making Test（TMT）

机上で用いるTMT．Aは，数字が「1」から「25」までランダムに配置され，「1」から上昇系列に「25」までチェックするものである．Bは，数字とかな文字が配置されているが，「1」の次に「あ」，その次に「2」「い」と，数字，文字を交互に上昇系列にチェックするものである．

字の順にターゲットに対して着地しながら歩くといった歩行版TMTを開発した．実験は，数字の順に着地する場合（1→2…）と，数字とアルファベットを交互に着地していく場合（1→A→2→…）の2つの条件で行われているが，高齢者では後者の交互条件で著しく所要時間が延長することが明らかになった．したがって，加齢に伴い認知的負荷が高い条件で歩行することが難しくなることが示唆された．また711名の高齢者を対象に，歩行中に50から2を引きながら数えるワーキングメモリ課題[*1]と，動物の名前を列挙する意味記憶課題[*2]を要求した場合，両課題ともに主課題である歩行のスピードが有意に減少することが判明している[5]．ただし，副課題側においてはワーキングメモリ課題の速度に影響が見られたが，意味記憶課題においては速度，エラーともに大きな影響が見られなかった．先に示した認知的負荷量の影響のみならず，認知課題の種類によっても影響が異なることが判明した．この違いに関しては，今回使用されたワーキングメモリ課題では計算課題を用いており，この際働く脳領域は前頭葉以外に頭頂葉の角回といった運動関連領域であるが，意味記憶課題では前頭葉以外では側頭葉を中心とした記憶に関連する領域であり，この違いが影響したものと考えられる．

いずれにしても，高齢者では脳における注意容量そのものの低下に加えて，身体能力低下に伴う立位バランスや歩行への注意要求の増大に伴い，このような二重課題の影響を容易に受けると考えられている（図5.36）．

## C．運動が認知機能に与える効果

運動は生活習慣病の予防といった側面だけでなく，認知機能の低下を抑える効果が明確になっている．3,903名の中高齢者を対象にした横断的調査においては，運動をしている者が，していない者に対して認知機能障害の発症が少ないことがわかっている[6]．また1,324名を対象にした調査では，運動をしない者に比べ，中年（50〜65歳）のときにハイキングやエアロビクスなどの中等度の運動をした者は，認知機能障害を起こすリスクが0.61倍（39%減）低くなることがわかった．さらに，高齢者（66歳以上）になってハイキングやエアロビクスなどの中

[*1] ワーキングメモリ課題：ワーキングメモリ（Working Memory）とは，情報を一時的に保ちながら操作するため過程を指す概念である．日本語では一般的に作業記憶と呼ばれる．ワーキングメモリの責任領域は前頭前野背外側部（ブロードマン46野）である．ワーキングメモリを活性化させる課題には計算課題（除算），Nバック課題，ストループ課題，リーディングスパンテストなどが広く知られている．それらの課題に関しては認知心理学に関する成書を参照されたい．

[*2] 意味記憶課題：長期記憶の中にはエピソード記憶と意味記憶があるが，そのうち意味記憶は言葉の意味についての記憶である．意味記憶課題は，あるカテゴリに属する動物・物を，時間内に発語によってあげていくものがある．意味記憶の責任領域には前頭前野だけでなく，記憶に関与する側頭連合野も含む．

**図5.36** 若年成人と高齢者の脳の注意容量および配分の違いの概念図

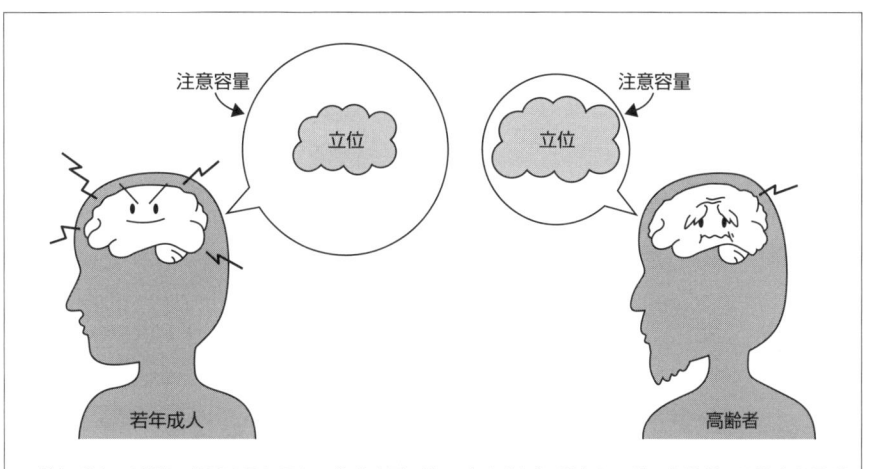

若年成人では脳におけるそもそもの注意容量（丸の吹き出し）が大きいが，高齢者では注意容量が小さい．一方，若年成人では末梢器官である身体機能が衰えておらず，それに伴う立位バランスの低下が見られないため，脳においてさほど立位バランスの安定化に対して注意（雲の吹き出し）を集中させる必要がないが，高齢者では立位バランスの低下が見られるため，注意の集中がバランスの安定化にはかなり必要である．したがって，若年成人では他の課題，例えば認知課題を要求されても，注意容量および注意の配分の視点から，複数の課題を同時に行うことが可能であるが，高齢者ではそれができない．

等度の運動をはじめても，そのリスクは0.68倍（32％減）と低値を示すことが明らかになった[7]．中等度の運動が効果的である理由について，Tomporowskiら[8]は，60分間までの最大下運動は認知機能を向上させる特徴をもっているが，最大運動などにより脱水症状を引き起こすような運動では，認知機能の低下を引き起こすことを示している．同じように，中等度の有酸素運動直後には認知機能の向上が認められるが，運動強度が低い場合，あるいは高い場合では向上が認められないことも示されている．また，自己のペースでジョギング運動を行えば，その後の脳波活動から認知機能が活性化することもわかっている．これらの研究を整理すると，自己の許容範囲内での運動が認知機能を高めるといえ，負荷が中等度となるように留意する必要があろう．

脳イメージング研究においても，中等度の運動の効果が示唆されている[9]．最大酸素摂取量の50％負荷量で，10分間の自転車ペダルこぎ運動を行った直後において，運動を行わないコントロール群に比較して運動を行った群では，ストループ課題の反応時間が有意に速くなることが明らかにされた．また，その際の脳活動が検出されたところ，運動群で有意な左前頭前野背外側部の血流の増加が見られることがわかった．この左前頭前野背外側部は，さまざまな神経科学的研究において認知機能に関与することが明らかにされており，運動が左前頭前野背外側部の活動を高め，それに基づき認知機能が向上したことが考えられる．

一方，介入研究においては，30分間の持久力運動を行うことで認知機能の改善が認められたり，高齢うつ病患者がエアロビクス運動に参加することで，機能改善の効果が抗うつ剤よりも認められることもわかっている．また疲労の観点か

ら，30分間の有酸素運動後において，運動能力の高い者では認知課題において注意力の低下が見られないが，運動能力の低い者は注意力の低下が見られることもわかっている．

　こうした運動が認知機能に与える効果の基盤に関しては，動物実験によって，運動後に神経系の可塑的変化が起こることが明らかにされている．Soyaら[10]は，ラットを対象に30分間の走運動をさせると，その運動後に海馬の神経活動が高まることを明らかにした．海馬は短期記憶や記憶の定着化にかかわるが，この際，神経可塑性を高める脳由来神経栄養因子（BDNF；brain-derived neurotrophic factor）の増加を明らかにした．この血性BDNFが，運動後の認知機能の変化に影響を及ぼすことがわかっている．BDNFはニューロンの生存，成長，そしてニューロン同士の結びつきであるシナプスの機能亢進などに働きかける．さらにヒトを対象にしても，短期間の運動が血性BDNFを増加させることがわかっている．このように，運動によってBDNFが増えることで，認知機能に関与する脳領域の神経可塑性を促進させることが神経科学的エビデンスとして示されている．

畿央大学　森岡　周

## 参考・引用文献

1) Shumway-Cook, A. et al., J Gerontol A Biol Sci Med Sci, 52, M232-40, 1997
2) Melzer, I. et al., Gerontol, 47, 189-194, 2001
3) Lajoie, Y. et al., Arch Gerontol Geriatr, 38, 11-26, 2004
4) Alexander, N.B. et al., J Gerontol A Biol Sci Med Sci, 60, 1558-1562, 2005
5) Theill, N. et al., J Am Geriatr Soc, 59, 1012-1018, 2011
6) Etgen, T. et al., Arch Intern Med, 170, 186-193, 2010
7) Geda, Y.E. et al., Arch Neurol 67, 80-86, 2010
8) Tomporowski, P.D. et al., Acta Psychologica, 112, 297-324, 2003
9) Yanagisawa, H. et al., Neuroimage, 50, 1702-1710, 2010
10) Soya, H., Biochem Biophys Res Commun, 358, 961-967, 2007
11) 森岡　周，脳を学ぶ～「ひと」がわかる生物学～，協同医書出版社，2007

# 5.8 運動と心の健康

## A. 高齢期の心の健康

### (1) 心の健康支援の重要性

　自殺者が年間3万人を超えるわが国において，心の健康を維持・増進していくための支援方法の確立は，健康政策における喫緊の課題である．2000年から施行されている『21世紀における国民健康づくり運動；健康日本21』の中でも，休養・心の健康づくりは，栄養や運動，たばこなどと同様に国民の健康づくりの重点項目の1つとして，その対策が推進されている．2007年6月には，2006年に成立した自殺対策基本法を受けて，『自殺総合対策大綱』が策定され，うつ予防などの心の健康づくり対策を中心に，自殺予防に向けたさまざまな取り組みが行われている．

　喪失に関連したさまざまなストレスにさらされる高齢期においても，長寿を全うすることや，身体の健康を維持するとともに心の健康を良好に保ち，QOL*の高い生活を送ることが大切となる．2006年の介護保険法の改正に伴い導入された介護予防制度においても，うつや閉じこもり予防などの心の健康づくりへの支援は，運動器の機能向上，栄養改善，口腔機能の向上，認知症予防・支援などとともに，高齢期の健康支援の重要な柱の1つとしてあげられている．厚生労働省の介護予防マニュアルでは，うつ状態が強くなると健康管理や日常生活に消極的になり，身体の健康状態にも影響してくることや，うつ病が心筋梗塞などの虚血性心疾患，脳卒中などの脳血管障害，糖尿病やがんなど，さまざまな身体疾患の病状や経過を悪化させることが報告されている．そして，うつ病などによる心の健康の悪化は，単に精神面だけでなく心身両面に影響を与える疾患であり，高齢者の心の健康の対策は生活習慣病予防・進展防止，ひいては要支援・要介護高齢者を少なくするためにも重要になってくることが指摘されている．

* QOL：Quality of Life，生活の質．

### (2) サクセスフル・エイジングと心の健康

　平均寿命が延伸していくなか，仕事や子育てなどから引退したあとの人生の期間も，当然延びてくる．それに伴い，いかに高齢期を過ごし「幸福な老い」を実現していくかが重要な課題となる．つまりは，高齢期の健康目標は寿命の延伸を目指すだけでなく，日常生活の遂行に必要な心身の健康の維持・増進に励み，自立して生きがいの高い生活が送れる期間である「健康寿命」の延長を目指していくことが重要となる．このような目標の変化は高齢期に，より積極的な意味を持たせるものである．そして，これらの考え方は通常の老化と区分して，幸福な老いという意味の「サクセスフル・エイジング」という概念で表されてきた．

　サクセスフル・エイジングの概念自体は1960年代から存在したが，1987年に

科学誌『サイエンス』に掲載されたRoweとKahnの論文[1]が契機となり，内外の研究者によって，その構成概念にはどのような要因が含まれるべきであるかということが活発に議論されてきた．この論文においてRoweとKahnは，サクセスフル・エイジングを，①疾病や障害がないこと，②心身機能が良好であること，③社会や生活に積極的に関与していること，と定義している．他の研究者もそれぞれサクセスフル・エイジングの概念化を試みているが，研究者によってその解釈は多岐にわたっており，操作的に定義づけされているのが現状である．しかし，主観的幸福感や生活満足度などで評価される主観的な心の健康は，心身の障害や疾病がないことや，社会への関与などとともにサクセスフル・エイジングを構成する中心的な要因として，共通して見られるようである．

### (3) QOLと心の健康

近年，さまざまな分野でQOLという言葉が頻繁に用いられているが，その構成概念は曖昧であり，それぞれの学問分野において非常に多義的に使われている．老年学の分野においても，高齢者のQOLとはどのようなことを意味するかについて議論がなされてきた．古谷野[2]は，QOLの構成概念を，①性・年齢等の人口学的要因と生活の自立性，学歴や所得等の社会経済的地位などすべてを含む「個人の状態」，②社会的環境と物的環境の「環境的評価」，③満足感や幸福感などの評価結果や評価基準を含む「個人の主観的評価」，から構成されると指摘している．また柴田[3]は，高齢者のQOLの枠組みについてLawtonの4つの概念を引用して，①客観的な健康・能力・行動の側面である"Behavioral competence"，②健康の主観的健康評価である"Perceived QOL"，③人的環境，物的環境の"Objective environment"，④生活満足やうつ状態の評価である"Psychological well-being"，が含まれると述べている．このように，高齢期のQOLの概念は研究者での解釈が非常に多義にわたっているが，老年学の分野においてQOLを構成する要因として共通して指摘されているのは，サクセスフル・エイジングと同じく，主観的に評価される心の健康である．

## B. 高齢期における運動と心の健康

### (1) 身体活動ガイドライン

諸外国をはじめとしてわが国においても，心の健康を維持・増進していくための支援方法に関する研究が積極的に実施されている．そしてその方法の1つとして，運動やスポーツ活動などを含めた身体活動の有用性が，内外の多くの研究成果から確認されている．このような成果の蓄積をもとにして関連諸機関は，心の健康の維持・増進のために，定期的な運動・身体活動の実践を推奨している．

高齢者に対しても，世界保健機構（World Health Organization；WHO）は，高齢期を健康に過ごすための個人への定期的な身体活動の役割について，生理学的，心理学的，社会学的な各側面から，短期的そして長期的恩恵について提言している．その身体活動ガイドラインでは心理的側面への効果として，短期的には

「リラクセーション」「ストレスや不安の減少」「気分の高揚」などが,長期的には「全般的な幸福感の向上」「精神的健康の改善」「認知機能の改善」「運動統御とパフォーマンスの向上」などが示されている(表5.1)[4,5]. 2007年にアメリカスポー

**表5.1 定期的な身体活動の実践が及ぼす個人や社会への効果**[4,5]
(Chodzko-Zajko, W. J., 1997[4], 谷口幸一, 2000[5] より一部抜粋)

Ⅰ 個人に及ぼす生理学的効果
〈即時の恩恵〉
a. グルコース・レベル
b. カテコールアミン活性
c. 睡眠の促進
〈長期の恩恵〉
a. 有酸素性/心臓血管系の持久性
b. レジスタント・トレーニング/筋力強化
c. 柔軟性
d. 平衡性/協応性
e. 動作速度

Ⅱ 個人に及ぼす心理学的効果
〈即時の恩恵〉
a. リラクセーション:適切な身体活動は,リラクセーションを高める
b. ストレスや不安の減少:定期的な身体活動は,ストレスや不安を減らすことができるという証拠がある
c. 気分の高揚:おおかたの人々は,適切な身体活動のあとに気分状態が高揚することを報告している
〈長期の恩恵〉
a. 全般的幸福感:長期にわたり継続された身体活動の後に,心理的機能のほぼあらゆる側面で改善が観察される
b. 精神的健康の改善:規則的な運動は,抑うつと不安神経症を含むいくつかの精神障害の治療に重要な貢献をすることができる
c. 認知的改善:規則的身体活動は,中枢神経系の伝導速度における年齢に関係した衰退を延期する一助となり,また反応時間を改善する
d. 運動統制とパフォーマンス:規則的活動は,微小運動と粗大運動の双方における年齢に関連した衰退を予防し,延期する一助となる
e. 技能の獲得:新しい技能は,いずれの年齢にかかわらず学習され,また現有の技能は精練され得る

Ⅲ 個人に及ぼす社会的効果
〈即時の恩恵〉
a. 高齢者に権能が与えられる
b. 社会的,文化的統合を高める
〈長期の恩恵〉
a. 統合力を高める
b. 新たな交友関係を形成する
c. 社会的・文化的ネットワークを広げることになる
d. 役割の維持と新たな役割の獲得につながる
e 世代間活動を高めることにつながる

Ⅳ 社会に及ぼす効果
a. 医療費や公的介護経費の削減につながる
b. 高齢者の生産性を高める
c. 高齢者の積極的で活動的なイメージづくりに役立つ

ツ医学会（American College of Sports Medicine；ACSM）と，アメリカ心臓学会（American Heart Association；AHA）が共同で提言した『高齢者の身体活動と健康のガイドライン』[6]においても，運動習慣の有無や身体活動量の多少は，生活習慣病の罹患率や死亡に関連する危険因子だけではなく，不安やうつなどの心の健康や認知機能の良し悪しと非常に関連が高いことが報告されており，それらの罹患率や危険因子を減少させ，心身の健康を維持・増進するために，定期的に運動・身体活動（1回30分以上の中強度の運動を週に5日以上，または1回20分以上の高強度の運動を週に3日以上）を実施することが推奨されている．

## (2) 高齢者における心の健康と運動・身体活動

調査研究や介入研究によって，現在までに積み上げられてきたエビデンスは，高齢期においても運動やスポーツを定期的に実施し，活動的なライフスタイルを構築していくことが高血圧や糖尿病，心血管系疾患などの生活習慣病の予防や身体機能の保持に貢献するとともに，心の健康に好ましい影響を与えることを示している．例えば，地域在住の日本人高齢者を対象に，加速度センサー付歩数計で客観的に測定された身体活動量と，健康関連QOLとの関連を検討した研究[7]においては，1日の平均歩数が5,000歩以上の高齢者は，5,000歩未満の高齢者と比較して，健康関連QOLが良好であることが報告されている．この論文では，気象条件と歩数や，閉じこもりと心の健康の関係を検討した研究などを参照し，高齢期の心の健康を健やかに保つためには，最低でも家に閉じこもらず積極的に外出し，日常身体活動量を増やしていくことが重要であると指摘されている．同様に，Yoshiuchiらの研究結果[8]からも，1日に4,000歩以上活動している高齢者は，4,000歩未満の高齢者と比べてうつ状態の評価で，心の健康が良いことが確認されている．

介入研究においてもAntunesら[9]は，46人の不活動な高齢者を自転車エルゴメータによる有酸素運動を実施する介入群と，運動を実施しない統制群に無作為に割り付け，心理的健康への効果を検討した．結果，運動群のみで統計学的に有意な抑うつや不安の減少，健康関連QOLの改善が認められたことを報告している．骨密度の低い高齢女性における，腰痛や健康関連QOLに対するレジスタンストレーニング，敏捷性トレーニング，そしてストレッチングの3つの集団運動プログラムの効果を比較した25週間の無作為化比較対照試験（Randomized Controlled Trial; RCT）*[10]においても，レジスタンストレーニングや敏捷性トレーニングは，腰痛やそれに関連する障害を軽減させること，そして腰痛や関連する痛みの軽減は，健康関連QOLの改善と有意な相関を示すことなどが確認されている．このように調査研究と介入研究の両方から，高齢期の心の健康の維持・増進に運動・身体活動の実施が貢献することが示唆されている．

## (3) 高齢者の心の健康と身体機能，体力

心の健康に対する運動・身体活動の効果に関するメカニズムについては，生理学的，心理社会的な側面から検討されているものの，不明な点が多い．しかし，

*無作為化比較対照試験：対象者を無作為に介入群（実験群）と統制群（対照群）に割り付け，効果を評価する研究方法．

**図5.37 高齢者の主観的幸福感に及ぼす運動の影響に関する心理社会的モデル**
（安永ら，2002[12]）を一部改変）

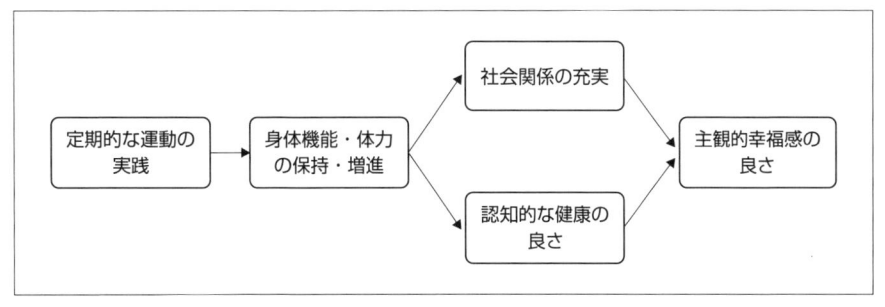

```
定期的な運動の     身体機能・体力      社会関係の充実
実践        →    の保持・増進   →                   →  主観的幸福感の
                                 認知的な健康の        良さ
                                 良さ
```

　定期的に運動やスポーツなどを実践し，日常生活の遂行に必要な身体機能や体力を保持していくことは，心の健康の維持・増進にとって重要であろう．

　高齢者の心理的健康に対する運動介入の効果について，メタ分析を用いて検証した研究[11]では，運動介入による体力の向上が心理的健康の改善に結びつくことが報告されている．心肺機能，筋力，柔軟性，そして機能的体力のすべてにおいて向上が示された者は，示されなかった者と比較して，心理的健康の改善効果がより大きいことが明らかにされた．特に，機能的体力の改善が示された高齢者の心理的健康への効果は，他の体力の改善よりも大きく，日常生活を送るために必要な身体機能の高まりは，メンタルヘルスの改善により密接に結びつくことが確認されている．また安永ら[12]は，地域高齢者を対象に，主観的幸福感に及ぼす運動習慣の影響について，心理社会的要因や日常生活動作能力などの媒介変数を含めて検討した．その結果，定期的に運動を実践し，日常生活を遂行するための身体機能を維持していくことが，社会関係の充実や主観的な健康感の良さを通して，主観的幸福感の良さにつながることが示唆されている（図5.37）．

　同様に，高齢女性（71歳）を対象として，地域での運動教室参加の心身の健康状態への効果を事例的に検討した研究[13]においても，運動によって身体的健康を高めることは心の健康の改善を導くことが示されている．女性の運動教室期間中に記された運動記録ノートの感想（表5.2）からも，教室に参加して運動を始めたことで，体力の変化や体の調子の良さを感じており，そして運動を続けていくことにより，外出への積極的な態度につながっていることがうかがえる．この女性の教室参加前後での主観的幸福感得点は，12点から14点へと改善しており，定期的に運動を実践し，体力やその認知を高めてやることは，外出などの態度をより積極的なものに変化させ，結果として心の健康の改善につながるのではないかと考えられる．このように，自分自身の健康状態や生活における自立機能を保持していき，社会関係を充実させていくことは，高齢期における心の健康を維持していくための重要な要因の1つとなるだろう．

## C. おわりに

　ここ数十年，欧米を中心として，心の健康を維持・増進するための運動・身体活動の効用に関する研究が積極的に実施されており，大規模な疫学研究や無作為化比較対照試験などによって，その恩恵が数多く報告されている．また近年の研

**表5.2 高齢者の主観的幸福感への運動の恩恵（事例）**

「健康づくりノート」に記述されたNさん（71歳）の内容（原文のまま記載）
（安永明智，2004[13]）

| | 記述の内容 |
|---|---|
| 1週目 | 50年もの永い間，仕事中心の生活で身体を動かす事もありませんでした．この機会にぜひ少しでも体重を落として，腰の負担を少なくなる様に元気で明るい生活をしたいものです． |
| 2週目 | なるべく体を動かすようにしたいとは思っていますけど，この暑さではついつい不精してしまいます． |
| 3週目 | 毎日のストレッチだけは，かかさずにやる様になりました（朝晩）．少し涼しくなったら，腰に負担，かけない程度で外で歩いてみたいと思っています． |
| 4週目 | 暑い日が続くので体はグッタリ．でも気功のある水曜日と農トレの木曜日は気持ちだけは今日も頑張ろうと，朝から気持ちの持ち様が違います． |
| 5週目 | 毎日何か目的があると，自然に体が動きますが，何もしない日は，すぐに元にもどってなまけてしまいます． |
| 6週目 | 杖なしでは，ぜんぜん歩けなかった私が，今では少々遠くても杖なしで歩いています．運動様々ですね．もっと早く気付いていたら． |
| 7週目 | 気功に，にこにこ教室に，高齢者教室に全然休みがなく出席する事が出来るので，お友達が驚いています． |
| 8週目 | 自分でも驚く程教室に通うのが楽しみです．29日で満72歳頑張ろう． |
| 9週目 | 私が今まで，頭が痛い，足がつる，腰が痛いと寝込む日が多かったがのが，教室に行くようになって，全然そんな事がなくなったので，主人もやっとほっとしている様です．もう少し早く気が付いていたら，骨粗しょう症も軽くてこんなに苦労しなくてもいいのではと反省しています． |
| 10週目 | 自分でも驚く程体が動き，早く気付くべきだったと後悔しています． |
| 11週目 | にこにこ教室も14日で今期は終了，また10月からの参加をしたいものです．お蔭様で体重も1k落ち，体脂肪も1%低くなり，本当に体が軽くなって，動きやすくなりました． |
| 12週目 | 敬老会に出席で話は体の事ばかり，皆さんそれぞれ自分流に努力しているようです．私も負けないよう頑張ろう． |
| 13週目 | 教室のある日は，朝から楽しみで自然に元気が出てきます．出不精の私がここまで来られたのは諸先生方のご指導のおかげと感謝して居ります．又こんな機会がありましたらぜひ参加させてください． |
| 14週目 | 沖縄旅行でなまけた分，帰ってから体が重く動くのがおっくう，その分口は達者になって？ |
| 15週目 | 近くのお大師様へお詣り，90歳以上の方々が元気なこと，何か目的を持ちなさい，大きな声やお話をたくさんして，皆さんとわいわい話しをする事が元気のもとのと事，楽しい会食で，話もはずみ，またたく間に5時間過ぎてしまった．最後の教室で，まだまだ教わりたい事がたくさん有りますが，又の機会のために自分自身少しでも体を動かして，元気でいたいと思います．本当に永い間お世話になりました．感謝して居ります． |

究から，ラットにおける自発運動が，うつ症状の患者に減少が見られる脳由来神経栄養因子（Brain-Derived Neurotrophic Factor; BDNF）を増加させ，症状の改善に役立つという報告もある．このように，運動と心の健康の改善についてのメカニズムについても解明されつつある．

　しかしながら人を対象とした場合，心の健康の良し悪しには，さまざまな文化的背景や心理社会的要因，個人的要因が関連する．したがって，欧米で確認されたエビデンスを日本人にそのまま適用するのではなく，日本人を対象とした大規模な調査研究や介入研究を実施し，その効果を検証していく必要がある．さらにこの分野では，うつや不安などの病的症状や，消極的な心の健康への運動・身体

活動の恩恵を検討した研究が多い．今後はサクセスフル・エイジングやQOLの視点からも，幸福感や生活満足度などで現される積極的な心の健康に対して，運動・身体活動がどのように貢献できるかを検討し，その研究成果を蓄積していくことが望まれる．

文化学園大学　安永明智

## 引用文献

1) Rowe, J. W. et al., Science, 237, 143-149, 1987
2) 古谷野亘，老人保健活動の展開，柴田博編，p66, 医学書院，1992
3) 柴田　博，日本公衆衛生雑誌，43, 941-945, 1996
4) Chodzko-Zajko, W. J., Journal of Aging and Physical Activity, 5, 1-8, 1997
5) 谷口幸一，スポーツ心理学ハンドブック，上田雅夫監修，p366, 実務教育出版，2000
6) Nelson, M. E. et al., Medicine and Science in Sports and Exercise, 39, 1435-1445, 2007
7) Yasunaga, A. et al., Journal of Aging and Physical Activity, 14, 288-301, 2006
8) Yoshiuchi, K. et al., American Journal of Geriatric Psychiatry, 14, 621-624, 2006
9) Antunes, H. K. et al., Revista Brasileira de Psiquiatria, 27, 266-271, 2005
10) Liu-Ambrose, T. Y. L. et al., Osteoporosis International. 16, 1321-1329, 2005
11) Nets, Y. et al., Psychology and Aging, 20, 272-284,2005
12) 安永明智 他，体育学研究，47, 173-183, 2002
13) 安永明智，高齢者のケアと行動科学，9, 31-41, 2004

# 第6章
# 再生医療のリハビリテーションや運動への可能性

## A. はじめに

近年,新聞各紙報道で人工多能性幹細胞(induced Pluripotent Stem Cells；iPS細胞)が繰り返し取り上げられ,注目を集めている.しかしながら,幹細胞研究や再生医療への報道が加熱する一方で,ヒトへの応用へ向けて,これからも克服していかなくてはならない課題も少なくない.本章では近年,国内外で競争が激化し急速に進歩する幹細胞研究を解説し,今後の再生医療の方向性,特にリハビリテーションや運動への可能性について述べていきたい.

## B. 幹細胞とは？

幹細胞研究を理解するには,まず「幹細胞とは何か?」を理解することが必要となってくる.ここでは,幹細胞の機能とその種類について解説していきたい.

ほ乳類をはじめとする多細胞生物を構成している細胞は,大きく3種類に分類される.

1) 幹細胞, 2) 前駆細胞, 3) 分化細胞

精子と卵子の受精から始まり,受精卵が分裂をすすめ,異なる機能を有した細胞へと「分化」する.つまり,同じような形や働きを持った細胞が集まって組織を形成し,いくつかの組織が集まって器官が作られる.このような組織や器官が集まって個体ができている.動物の器官は,消化系,呼吸系,排出系,骨格系,筋肉系,神経系,循環系,生殖系,内分泌系,感覚系というように,多岐にその機能と形態が異なっており,受精卵がその特異な細胞へと「分化」するプログラムが,遺伝子内に保存されている(図6.1).

組織,器官を形成するうえで必要となっているのが,「分化した」細胞であり,例えば神経や心筋に分化した細胞は終末分化細胞とも呼ばれ,増殖することや異なる種類の細胞へ分化することはないと考えられている.前駆細胞とは活発に増殖する,いわば幹細胞と分化細胞の中間に位置する細胞のことであり,幹細胞から作られた前駆細胞による増殖によって組織,器官,個体が維持される.幹細胞

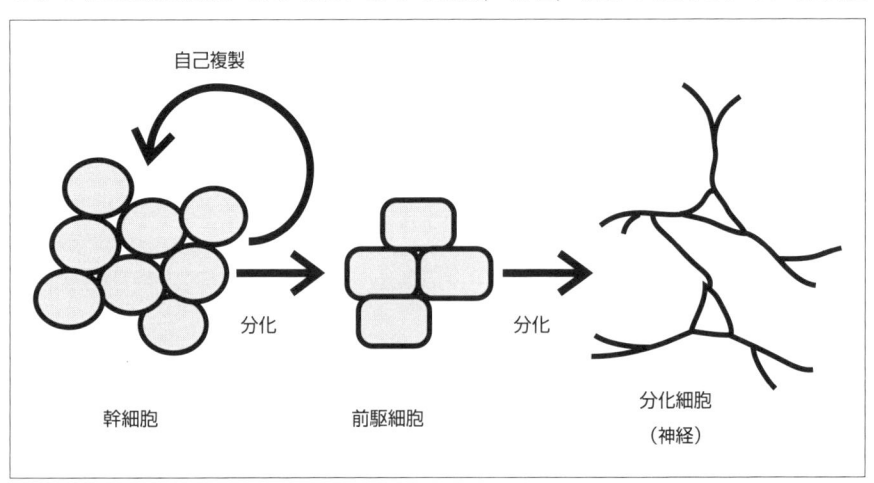

図6.1 幹細胞,前駆細胞,分化細胞

は「分化能」とともに「自己複製能」を併せ持つ細胞と考えられており，まったく同じ細胞を複製し（symmetric division），ときには分化し異なる種類の前駆細胞を産生する（asymmetric division）．前駆細胞，分化細胞では細胞分裂に限界がある一方で，幹細胞は半永久的に増殖できると定義されている．胚性幹細胞（embryonic stem cell，ES細胞），胎児性幹細胞，成体性幹細胞と分類されるように，胚[*1]や胎児のみならず成体内の組織にも幹細胞（体性幹細胞または組織幹細胞）が認められている．

胚：受精卵が発生を開始してから独立生活するまでの個体．

再生医療における細胞移植を考えるうえで，患者本人の組織から採取そして培養できる体性幹細胞は，後述するES細胞のような倫理的問題も少なく拒絶反応の心配がないことからも，非常に期待が持たれる細胞源として考えられている．しかしながら，多くの体性幹細胞を含んだ骨髄や末梢血，臍帯血などはすでに医療で実用化されている一方で，それらに含まれる造血系幹細胞や間葉[*2]系幹細胞の精製方法，体外での培養条件そして分化誘導といった方法は未だ明らかになっておらず，再生医療への応用（細胞移植）へ向けて今後のさらなる研究が望まれる．また脂肪組織に含まれる幹細胞が，脂肪細胞のみならず筋細胞などにも分化することが知られていることからも，骨髄に含まれる造血系幹細胞や間葉系幹細胞とともに脂肪幹細胞も，細胞源として有力な候補として考えられている．しかしながら，体性幹細胞は分化誘導できる細胞種が限られるため，分化能はすべての組織を分化できるES細胞に勝ることはない．したがって，体性幹細胞を仮にバンクとして保存したとしても，すべての細胞移植に役立つとはいえないため，これまで幹細胞のなかでも特にES細胞を中心に，再生医療へ向けての研究が進められてきた．

間葉：発生初期に外胚葉と内胚葉の間に認められる組織で，間葉の細胞は骨，軟骨，リンパ系，循環器系などの結合組織を形成する．

## C. ES細胞とiPS細胞の違いとは？

1981年にマウスES細胞，1998年にヒトES細胞が樹立され[1]，幹細胞研究や再生医療への応用に弾みをつけた．しかしながら，ヒトES細胞の樹立には受精卵の使用が必要となるため，倫理的な問題が常に議論され，米国ブッシュ政権下ではヒトES細胞の使用が厳しく制限されることとなった（後のオバマ政権ではヒトES細胞の使用が緩和された）．2006年，京都大学の山中伸弥グループによるマウスiPS細胞の樹立を皮切りに[2]，幹細胞研究そして再生医療への応用研究が急速に加速し，メディアを連日iPS細胞関連の記事でにぎわすことも少なくない．ここではES細胞とiPS細胞の違いに触れ，なぜiPS細胞にこれまで多くの期待が寄せられるのか解説していきたい．

### (1) ES細胞

受精卵は分裂を繰り返し，2～16細胞期，桑実胚期そして胚盤胞期と発生が進む．胚盤胞期の胚に認められる内部細胞塊から単離された多能性（すべての組織，器官へと分化する能力）と自己複製能を併せ持つ細胞が，胚性幹細胞（ES細胞）と呼ばれる．つまり，体外培養においてもその多能性と自己複製能が維持

される．しかしながら，多能性を完全に証明することは培養皿上では非常に困難であり，最適な方法は単離したES細胞を桑実胚期もしくは胚盤胞期へと戻しキメラ個体[*1]を作製し，そのキメラ個体が単離培養したES細胞由来の生殖細胞を産生し，次の世代へとつなぐこと（ジャームライントランスミッション）ができるかを検討することでしか多能性を証明し得ない（図6.2）．したがって，マウスES細胞とは異なりヒトES細胞の場合は，倫理上ヒトキメラ個体を作製できないことから，完全な多能性の証明はなされていない．その代替法として，これまで樹立したヒトES細胞を免疫不全マウスの皮下組織に移植し，ヒトES細胞がマウス組織中で三胚葉（外胚葉，中胚葉，内胚葉）すべての細胞へと分化するかを検討するテラトーマ形成テストがよく用いられている（図6.4B参照）．

### (2) iPS細胞（induced Pluripotent Stem Cells，人工多能性幹細胞）

ES細胞の多能性は，他の幹細胞（体性幹細胞）に比べ勝ることは周知のことながら，ヒトES細胞には倫理的問題と拒絶反応という大きな問題がある．ヒトES細胞の樹立には，原則として受精卵（つまり，ひとつのヒトの命）が必要であり，患者とは異なる遺伝子型を有しているため，細胞移植の際に拒絶反応は避けられない．そこで，その2つの問題を克服し，かつヒトES細胞のような多能性を有すると期待を集めるのがiPS細胞である．iPS細胞は，体内の皮膚細胞など分化した細胞に，ES細胞の機能に必須とされる転写因子[*2]（SOX2，OCT4，C-MYC & KLF4）を強制発現させることで，すでに分化した細胞に多能性と自己複製能をリプログラムするという方法によって樹立される[3]（図6.3）．したがっ

[*1] キメラ個体：遺伝子型もしくは種が異なる細胞でつくられた個体．本章の場合は，白色毛マウスと黒色毛マウスのキメラ個体である．臓器移植を受けた個体もキメラ個体に当てはまる．

[*2] 転写因子：遺伝子発現の過程でDNAを鋳型としてRNAを合成する際に遺伝子発現量を調整するタンパク質．

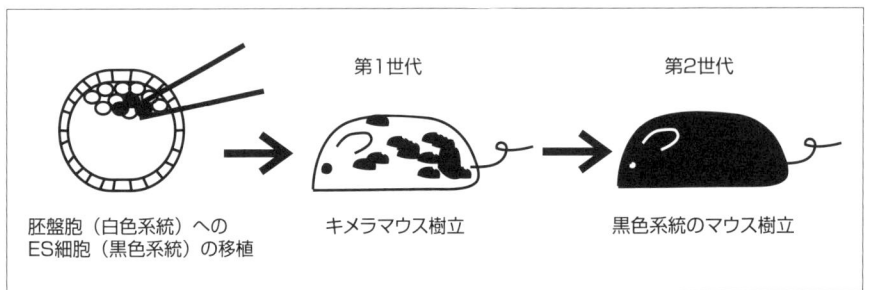

**図6.2 ジャームライントランスミッション**

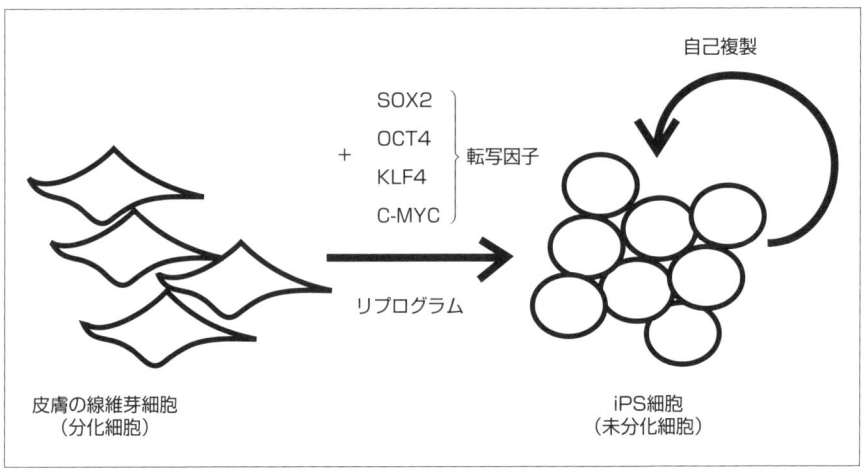

**図6.3 iPS細胞の樹立方法**

て，iPS細胞は患者本人の細胞（血液中の細胞や皮膚細胞など）から作製できることから，遺伝子型は患者本人のものに一致し，患者iPS細胞由来の分化細胞を移植する際に拒絶反応が生じないものと考えられている（現在，多くの研究グループにより検討中である）．さらには，患者から樹立したiPS細胞を用いて心筋細胞や神経細胞を作製し，病態解析やドラッグテストを行うことも可能になり，再生医療への応用とともに非常に注目されている[4]．つまり，これまで入手困難であった患者の心筋や神経を，iPS細胞を経由して作製し，その病因を解明することが可能になったのである．しかしながら，iPS細胞がすべての面で万能ではなく，まだ発展途上にあることを強調しておきたい．特に，作製また検証方法によっては，樹立したiPS細胞がES細胞に比べてがん化しやすいことが知られている．しかしながら，この数年の技術の進歩は凄まじいものであり，この問題を克服すべく，新しい技術開発が今後も次々と報告されることが期待される[5]．

### (3) ヒトiPS細胞の作製方法

ここでは，我々が行ったティモシー症候群[*1]の研究を例に，iPS細胞の作製とその解析方法を紹介したい[4]．はじめに，我々は皮膚生検を用いて患者と対照群グループの皮膚の線維芽細胞を摘出し培養した．山中ファクターと呼ばれる多能性に必須な転写因子群（SOX2，OCT3/4，KLF4，C-MYC）を発現するレトロウイルス[*2]を，患者皮膚細胞および対照群の皮膚細胞に用いてリプログラミングを行い，約1か月後に患者由来のiPS細胞を計16株，対照群iPS細胞を計10株樹立した．すべての株において患者特異的な突然変異の有無を確認し，患者由来のiPS細胞のみに疾患に関連するカルシウムイオンチャネル遺伝子の突然変異が認められた．さらに，我々はテラトーマ形成テスト[*3]などを用いて，樹立したすべてのiPS細胞が多能性を有し三胚葉すべての細胞へと分化する能力を示すことと，遺伝子発現を調べ，レトロウィルス由来の遺伝子が不活性化していることを明らかにした（図6.4）．また，樹立したすべてのiPS細胞において，4種類のレトロウイルスが導入された染色体の位置と数を調べ，ウイルスの導入が内在の遺伝子発現に影響を持たないことを確認した．さらには核内の染色体構造の分析を行い，樹立したiPS細胞に染色体異常がないことを確認した．今回用いた手法は第一世代と呼ばれるiPS細胞の作製法であり，レトロウィルスを用いているため外来遺伝子がiPS細胞のゲノム上に挿入されており，既存の遺伝子に影響を与えることや，再び外来遺伝子が活性化し分化誘導した細胞の機能に影響を与えることが常に懸念される．そこで，山中ファクターの組換えタンパク質やRNAの直接導入，またはゲノムへの遺伝子挿入を起こさない外来遺伝子発現手法を用いて，iPS細胞作製の改良方法が次々と報告されている[6]．またiPS細胞の元となる細胞は皮膚における線維芽細胞のみならず，血液中の細胞などもiPS細胞を樹立するうえで非常に有用な細胞であることが報告されている．ただし，山中ファクターの導入効率や現存の細胞バンクを考えると，皮膚の線維芽細胞が今後も有力な生材料と考えられる．

*1 カルシウムシグナルは心筋収縮に必須であり，電位依存性L型カルシウムチャネル（$Ca_V1.2$）は細胞外からのカルシウム流入の調節を担う．$Ca_V1.2$遺伝子の突然変異が，QT延長症候群や不整脈，自閉症などを生じるティモシー症候群にかかわっていることがこれまでに報告されている[4]．

*2 レトロウイルス：遺伝子としてRNAをもつウイルスの総称

*3 テラトーマ形成テスト：免疫不全マウスの皮下組織に移植した幹細胞がマウス組織中で三胚葉（外胚葉，中胚葉，内胚葉）すべての細胞へと分化するかを検討するテスト．幹細胞の多能性を確認するために行われる．

A. 樹立した患者iPS細胞

明視野

蛍光免疫染色
（赤色：抗Nanog抗体，青色：核染色）

400μm

50μm

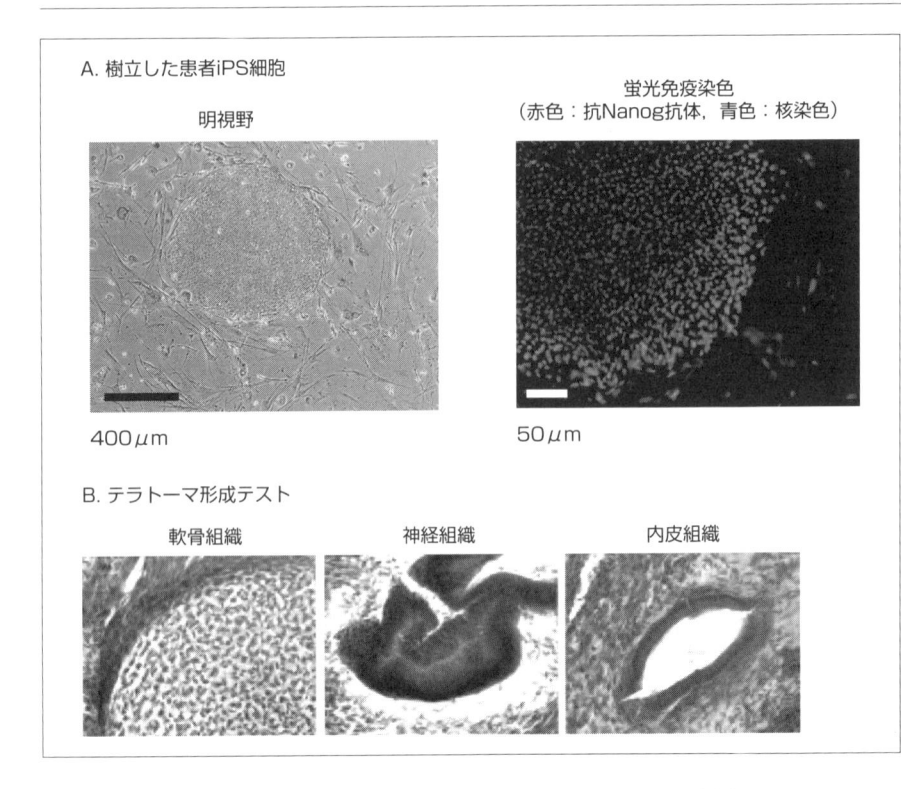

B. テラトーマ形成テスト

軟骨組織　　神経組織　　内皮組織

図6.4
A左　樹立したヒトiPS細胞コロニー（中央）の明視野像
コロニーの周りの細胞はヒトiPS細胞培養を促進するためのマウス線維芽細胞であり，その増殖は事前の放射線照射により抑制されている．

A右　多能性に関与する転写因子Nanogの蛍光免疫細胞染色（赤色）
核染色はヘキスト（青色）を用いた

B　テラトーマ形成テスト
ヒトiPS細胞のマウス皮下への移植2か月後には神経や軟骨などさまざまな組織が形成される．
（カバー袖にカラー写真あり）

## D. リハビリテーションや運動への再生医療の可能性とは？

　これまでの章で述べられてきたように，高齢化が進む日本社会では健康維持，QOL向上のため運動がもっとも推奨される．しかしながら，運動障害や事故などで思いがけず組織内の細胞を損傷させてしまうと，組織内の幹細胞や前駆細胞の許容を超えてしまい組織，器官の機能を支える分化細胞が大幅に失われてしまうことが少なくない．したがって，再生医療を用いてその失われた細胞を補充し元の機能を回復させることがこれまで求められてきた．ここでは近年期待を集める再生医療の可能性，特にリハビリテーションや運動への可能性について，心筋，神経，軟骨を例にあげて解説していきたい．

### (1) 心筋

　心筋梗塞などにより損傷を受けた心筋組織を回復させる場合，培養した心筋もしくは心筋に分化し得る幹細胞または前駆細胞を移植するという方法や，骨格筋由来の筋芽細胞や脂肪幹細胞による細胞シート*を損傷部位に張るという方法を確立し，心筋の再生や心臓のポンプ機能の回復を目指す研究が盛んに進められている[7,8]．心臓内に幹細胞や前駆細胞が存在するかは依然，論議があり，その精製方法や培養方法がまったく確立していないことからも，心筋細胞を損傷部に補充するには，iPS細胞やES細胞から心筋細胞を分化することが一番望ましい．しかしながら，ヒトiPS細胞やES細胞からはこれまで胎児性心筋しか樹立できておらず，成体の心筋細胞への分化誘導も現在さかんに進められている研究の1つである．また，心筋細胞を直接加えるだけでは細胞同士の結合は不十分であり，

*細胞シート：単離した単細胞を単層に凝集し形成したシート状の細胞群

移植後に細胞の結合を促進するタンパク質や化合物（ただし，後に分解し成体に影響がないことが望ましい）が必須となるが，その外来のタンパク質や化合物が炎症反応を引き起こすことも多い．したがって，今後も外来のタンパク質や化合物の検討と炎症反応の抑制方法の樹立が求められる．さらには，移植した心筋細胞が患者の元の心筋細胞と細胞間シグナル，特に電気的シグナルを共有することも必要不可欠となる（図6.5）．つまり，電気的な調和が失われている場合，移植した心筋細胞により不規則な心筋収縮つまり不整脈が生じて，患者自身の命に危険を及ぼしかねない．したがって，ヒト培養心筋細胞が心筋梗塞部位に利用されるには一つひとつの障害を乗り越えていくことが必要であり，各研究グループが切磋琢磨し道を開いていく必要がある．そこで，心筋細胞を直接移植するのではなく，損傷を受けた心筋細胞が回復するように心筋細胞以外の細胞を利用する研究もさかんである．骨髄で認められる造血系幹細胞や間葉系幹細胞が心筋を補助する役割を担うという報告もあり，注目を受けている．その場合，それらの幹細胞が新たな心筋細胞を提供するということではなく，分泌されるサイトカイン[*1]や成長因子などシグナル物質を通じて心筋組織内の自己蘇生能力を向上させる効果や，損傷における線維症を抑える効果が期待されている．骨格筋由来の筋芽細胞を用いた細胞シートも，同様の効果があると考えられている．

### (2) 神経

心筋組織の他に再生医療に期待を寄せるのが神経分野である．例えば，パーキンソン病[*2]研究においてはマウスやラットなどのげっ歯類のみならず，霊長類のサルにもヒトES細胞由来の神経細胞（パーキンソン病モデルの場合はドーパミン系神経細胞）の移植が脳内に行われ，その効果の検証が行われている．日本国内では，ヒトiPS細胞から神経幹細胞を作製し脊髄損傷マウスに移植し，そのマウスの運動能力を回復させたとの報告がある[9]．この場合も，ES細胞またはiPS細胞由来の腫瘍化が懸念されていたが，分化誘導と細胞の精製法の改良により移植後数か月を経ても腫瘍が認められていないとされている．また，脊髄損傷によるヒトの麻痺については，米国スタンフォード大学医学部，サンタクララバ

[*1] サイトカイン：免疫細胞から分泌される情報伝達物質（タンパク質）で，免疫や炎症に関与する機能を有する．

[*2] パーキンソン病：脳内のドーパミン不足と神経細胞死が認められる神経変性疾患．症状としては，震えや身体バランスの喪失，自律神経の失調などが挙げられる．認知症との合併も報告されている．

**図6.5 iPS細胞由来の心筋細胞の蛍光免疫染色とその電気的活動**
樹立した心筋細胞において，規則的な筋節（サルコメア）構造が認められた（左）（カバー袖にカラー写真あり）．
筋線維を形成する α-Actininタンパク質に対する抗体を用いて蛍光染色を行った．心筋細胞における自発性活動電位は電気生理学的手法を用いて記録された（右）．

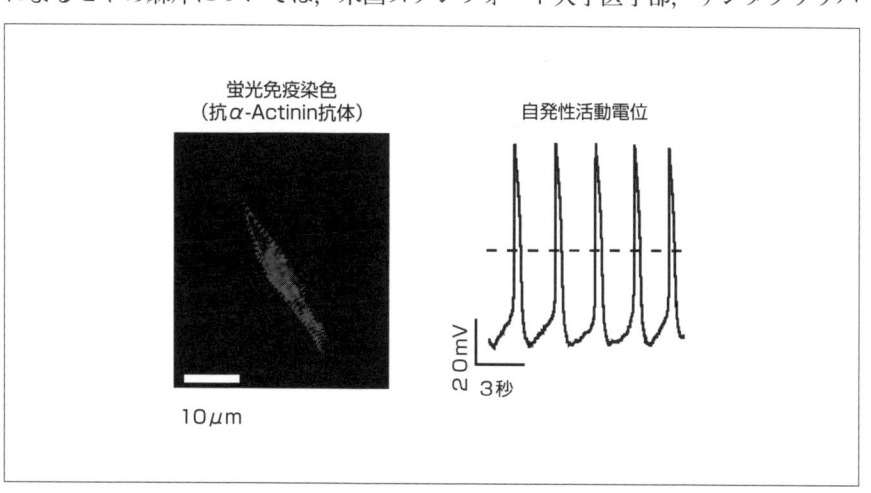

蛍光免疫染色
(抗α-Actinin抗体)

自発性活動電位

10μm

20mV
3秒

レー医療センター，ジェロン社共同プロジェクトによる米国初めてのヒトES細胞由来の細胞移植の臨床試験が始まっており多いに注目を集めていたが，2011年11月にジェロン社が予定以上の経費や経営上の問題を理由に臨床治験から撤退すると発表した．今後も，次々と幹細胞を利用した神経疾患の治療法確立への研究が行われることが期待される一方で，ヒト幹細胞を用いた治験の難しさもまた露呈されている．

### (3) 軟骨

関節の軟骨は，これまでスポーツ障害や事故などによる外傷や加齢により損傷してしまうと，元のように戻すことが困難だと考えられてきた．しかしながら，近年自身の軟骨細胞を採取培養し，形を合わせ損傷を受けた部位に移植するという症例が数多く報告されている．また，間葉系幹細胞もまた軟骨修復の細胞源と期待されている．加齢の影響により軟骨細胞の増殖能に低下が認められる場合は，間葉系幹細胞を直接患部に注射し治療する方法が，軟骨細胞の移植に比べ患者への負担も少なく，高齢者への応用も期待される．またiPS細胞も軟骨細胞を分化することが可能であるため（図6.4B），軟骨の前駆細胞を誘導し損傷部へ加えることも治療方法の1つとして考えられる．

## E. 今後の課題

幹細胞研究そしてその再生医療への応用に期待が集まるが，これまで述べてきたように，すぐに患者の元へ届く治療法としてはまだまだ道のりは険しく，ヒトiPS細胞があたかも万能のように伝える過熱報道には注意を払いたい．現実問題として，例えばヒトiPS細胞を樹立するためのコストは，米国で現在立ち上がっているベンチャー会社による試算では患者1人当たりでおおよそ百数十万円とされているが，その費用には細胞維持費や長期貯蔵費，目的の細胞への分化誘導に関連する費用は含まれない．さらには，ヒトへの移植に必要なだけの心筋や神経幹細胞の数は膨大であり，培養皿（直径10cm）が百枚を超えることは間違いない．当然，ヒトiPS細胞を心筋や神経幹細胞へ分化させるには1か月以上に及ぶ培養期間が必須であり，患者がその期間を待つことができない緊急の場合は，オーダーメイドの再生医療は現実味を帯びない．また，細胞培養の人件費や培養液などの費用を考えると，細胞を提供する企業側として採算を取ることも難しいと予想される．米国カリフォルニア州ジェロン社が，臨床応用から撤退したことの今後への影響も計り知れない．さらに体外で培養された細胞が体内に戻されたときに，どのように振る舞うか予測することは非常に難しく，予期せぬ副作用を及ぼすことも考慮に入れなくてはならない．また，対象の細胞を移植すればすべてが回復するというのではなく，これまで各章で述べられてきたように運動などによる自発的な刺激，活動が，移植した細胞をより組織内で機能的に働くように促進するものと期待される．したがって，幹細胞や再生医療が一人歩きするのではなく，運動やリハビリテーションを通じて培ってきた経験や技術を組み合わせ

ることで，相補的にそれぞれの技術革新が進むものと思われる．つまり，身体の機能や組織，器官の発生に今一度目を向けることが再生医療の進歩を手助け，今後の予防医学や介護に向けて，新しい知見や技術をもたらすものと期待される．これからの再生医療の可能性について厳しくも温かい目を向けて，今後も動向を学んでいただきたい．

スタンフォード大学　矢澤真幸<br>
（現在　コロンビア大学）

### 参考文献

1) Thomson, J.A. et al., Science 282(5391): 1145-1147, 1998
2) Takahashi, K., Yamanaka S., Cell 126(4): 663-676, 2006
3) Takahashi, K. et al., Cell 131(5): 861-872, 2007
4) Yazawa, M. et al., Nature, 471(7337): 230-234, PMCID: 3077925, 2011
5) Tang, C. et al., Nat Biotechnol, 29(9): 829-834, 2011
6) Okita, K. et al., Nat Methods 8(5): 409-412, 2011
7) Laflamme, M.A. et al., Nat Biotechnol. 25(9): 1015-1024, 2007
8) Imanishi, Y. et al., Circulation 124(11 Suppl): S10-7, 2011
9) Nori, S. et al., Proc Natl Acad Sci USA 108(40): 16825-16830, 2011

# 索引

**《欧文・数字》**

ACSM（アメリカスポーツ医学会）　74, 75
AHA（アメリカ心臓協会）　74, 75
BDNF　168, 174
BMI（Body Mass Index）　78, 87
ES 細胞　179
FITT の原則　18
GI　131
GLUT4　126
HDL コレステロール　33, 148
iPS 細胞　179
JPHC スタディ　11
LDL コレステロール　148
maximum heart rate reserve（% HRR）　23
maximum oxygen uptake reserve（% $VO_2R$）　23
Metaboric Equivalents　23
METs　17, 23
NEAT ; non-exercise activity thermogenesis　10
QOL（Quality of Life ; 生活の質）　169
RM ; Repetition Maximum　25
RMR ; Relative Metaboric Rate　23
RPE ; Rating of Perceived Exertion　24, 25, 31
TCA 回路　128
TG　126
trail making test　165
$\beta$ 酸化　128
% HRmax　22
% HRR　23
% $VO_2$max　22
% $VO_2R$　23
1RM　106
1日1万歩　32

**《和文》**

**あ行**

足裏　33
アディポネクチン　125
アミノ酸　119
アメリカスポーツ医学会　17
意思決定バランス　112
一次運動野　155
遺伝的健康度　8
インスリン　120, 125
インスリン感受性　87
インスリン抵抗性　14, 125
インターバル速歩　36
ウォーキング　29
運動　65
運動介入　57
運動関連領野　155
運動強度　88
運動時換気亢進　133
運動時の血圧反応　142
運動性身体活動　10
運動前野　155
運動負荷試験　76
運動不足病　3
運動療法　136
エアロビクス運動　167
エクササイズガイド 2006　17
エネルギー消費量　34
エネルギー代謝率　23
エビデンス　57
円背姿勢　42

**か**

外側運動制御系　157
海馬　168
化学受容器反射　133
拡張期血圧　141
学童期　53
可塑性　159
肩関節周囲炎　101
肩こり　101
肩の痛み　99
カフエクササイズ　102
過負荷の原則　19
カルシウム　49, 51
加齢　163
カロリー消費　130
換気閾値　135
幹細胞　178
かんじき　36

**き**

記憶依存性動作　157
基礎代謝　10, 87, 90
機能的交感神経活動遮断　145
基本チェックリスト　45

キメラ個体　180
客観的強度　22
急性期　96
急性痛　96
筋組織の肥大　90
筋肉痛　110
筋力低下　56
筋力トレーニング　104, 105

## く・け

グリセミックインデックス　131
クレブス回路　128
頸肩腕症候群　99
けが　90
血管運動神経　141
血管内皮細胞増殖因子　143
血管の構造　143
血糖値　33
血流再配分　141
健康/体力づくり運動参加前簡易スクリーニング質問表　74, 75, 79,
健康関連QOL　172
健康増進運動　29
健康日本21　16
言語的説得　114
腱板損傷　103
減量　33, 88

## こ

交感神経系　147
後期高齢者　40
高血圧　148, 151
後根　158
高酸素　137
高次運動野　157
恒常性　147
高地トレーニング　84
行動変容ステージモデル　111
高齢化率　40
高齢者の身体活動と健康のガイドライン　172
高齢者用　新体力テスト　45
呼吸運動　134
呼吸筋　134
　　──トレーニング　136
呼吸法　109
呼吸リハビリテーション　136

五十肩　101
骨格筋　118
骨折　50
骨粗鬆症　49
骨代謝　49
コッドマン体操　102
骨リモデリング　42
骨量　49

## さ

最高心拍数　22
最終共通路　154
再生医療　177
最大挙上重量　106
最大酸素摂取量　20, 22, 43, 135
細動脈　144
サクセスフル・エイジング　169
サルコペニア　42, 104, 118
酸素摂取予備能法　22
酸素分圧　83
酸素飽和度　84

## し

紫外線　85
視覚誘導性動作　157
時差症状　86
膝痛　108
脂肪細胞　127
脂肪酸　125
脂肪蓄積　129
脂肪動員　127
脂肪分解　127
脂肪分解酵素　128
ジャームライントランスミッション　180
収縮期血圧　141
主観的運動強度　22
主観的強度　24, 26
主観的幸福感　173
循環経路　140
準備性　111
静脈　144
ジョギング運動　167
食事性熱産生　10
自律神経　147
心筋　182
神経　183

深視力　42
心臓循環系疾患　151
心肺機能　90
心拍出量　141
心拍数　88
心拍数予備能法　23

## す

水泳　90
遂行行動の達成　113
錐体細胞　155
水中ウォーキング　33
水中運動　84, 90
スクエアステッピングエクササイズ　61
スクリーニング　74
スティフネス　145
ストループ課題　165
スポーツ・運動科学の発展　5
スポーツ心臓　143
ずり応力　145

## せ・そ

生活習慣病　2, 8, 29
成人病　8
生理的・情動的状態　115
赤外線　85
赤核脊髄路　157
脊髄運動ニューロン　154
脊髄伸張反射　160
脊髄反射　160
セルフ・エフィカシー　112
前期高齢者　40
前根　158
全身持久性（有酸素性）運動　18
前庭脊髄路　157
前頭前野背外側部　167
セントラルコマンド　133, 142

## た行

代謝受容器　142
体重の負荷　88
体循環　140
帯状皮質運動野　157
体組成計　77
大腿四頭筋　99
大腿前側の筋群　92

大動脈　144
体部位局在性　156
タイムドアップアンドゴーテスト　47
代理的経験　114
タンパク質代謝　118
地域介入　62
中脳歩行誘発野　158
超回復　108
月2kg　88
抵抗血管　144
低酸素　137
テーラーメード　59
ディコンディショニング　150
転倒　50
転倒要因　56
転倒リスク評価　59
東京ガススタディ　13
糖尿病　91, 149, 152
トリグリセリド　126
トレイル・ウォーキングエクササイズ　61

## な行

内側運動制御系　158
内皮細胞　143
軟骨　184
二重課題　58, 164
日周リズム　85
認知　163
認知機能　163
認知症予防　64
寝たきり老人　138
熱産生　81, 83
熱中症　81, 82
熱伝導率　34
熱放散　81, 82, 83
脳由来神経栄養因子　168, 174
ノルディック・ウォーキング　35

## は行

肺循環　140
背側運動前野　157
白内障　42
パッシブ体操　138
反力　33
非運動性身体活動　10
非運動性活動熱産生　10

皮質脊髄路　156
ビタミンD　51
肥満　148，151
非薬物療法　65
ファンクショナルリーチテスト　47
フィンランド　35
風冷効果　82
負荷心電図　106
副交感神経系　147
腹側運動前野　157
フットパス　36
平均寿命　41
ベッドレスト　53
変形性膝関節症　98
変容ステージ　111
補足運動野　155
骨　49
歩幅　29
ホメオスタシス　147

## ま行

毎日の歩行　94
末梢感覚受容器　154
末梢神経反射　134
慢性痛　96
慢性閉塞性肺疾患　136
慢性腰痛　98
ミトコンドリア　21，126
無酸素性作業閾値　135
メタアナリシス　14
メタ分析　173
メタボリックシンドローム　11
メディカルチェック　15，106
毛細血管　144
網様体脊髄路　157
モチベーション　107

## や行

有酸素運動　87，123
有訴者率　95
要介護高齢者　43
要介護予備軍　44
腰痛　96
腰痛体操　98

## ら行・わ行

リズミックステッピングエクササイズ　60
立位バランス　164
リハビリテーション　182
レクリエーション　66
レジスタンス運動　121
レジスタンストレーニング　18，62
老化　149，152
老人性難聴　42
ロコモティブシンドローム　104
ワーキングメモリ課題　166

## 監修者紹介

<ruby>田口貞善<rt>たぐちさだよし</rt></ruby>　教育学博士（東京大学）
　1970年　東京大学大学院教育学研究科修了
　現　在　京都大学名誉教授，立命館大学客員教授，日本学術会議連携会員（2019年4月　逝去）

## 編者紹介

<ruby>小野寺孝一<rt>おのでらこういち</rt></ruby>　教育学修士（東京大学）
　1978年　東京大学大学院教育学研究科体育学専攻博士課程中途退学
　現　在　富山大学　名誉教授

<ruby>山崎先也<rt>やまさきさきや</rt></ruby>　博士（人間・環境学）（京都大学）
　2001年　京都大学大学院人間・環境学研究科人間・環境学専攻博士課程修了
　現　在　西南学院大学人間科学部　教授

<ruby>村田伸<rt>むらたしん</rt></ruby>　博士（心理学）（久留米大学）
　2006年　久留米大学大学院心理学研究科心理学専攻博士課程修了
　現　在　京都橘大学健康科学部　教授

<ruby>中澤公孝<rt>なかざわきみたか</rt></ruby>　博士（教育学）（東京大学）
　1991年　東京大学大学院教育学研究科体育学専攻博士課程修了
　現　在　東京大学大学院総合文化研究科　教授

NDC780　199p　21cm

---

**健康・運動の科学　――介護と生活習慣病予防のための運動処方**

2012年　5月30日　第1刷発行
2021年　7月13日　第6刷発行

監修者　田口貞善
編　者　小野寺孝一・山崎先也・村田伸・中澤公孝
発行者　髙橋明男
発行所　株式会社　講談社
　〒112-8001　東京都文京区音羽2-12-21
　　販売　(03)5395-4415
　　業務　(03)5395-3615
編　集　株式会社　講談社サイエンティフィク
　代表　堀越俊一
　〒162-0825　東京都新宿区神楽坂2-14　ノービィビル
　　編集　(03)3235-3701
印刷所　豊国印刷株式会社
製本所　株式会社国宝社

落丁本・乱丁本は，購入書店名を明記のうえ，講談社業務宛にお送り下さい．送料小社負担にてお取替えします．なお，この本の内容についてのお問い合わせは講談社サイエンティフィク宛にお願いいたします．定価はカバーに表示してあります．
©S.Taguchi, K.Onodera, S.Yamasaki, S.Murata and K.Nakazawa, 2012

本書のコピー，スキャン，デジタル化等の無断複製は著作権法上での例外を除き禁じられています．本書を代行業者等の第三者に依頼してスキャンやデジタル化することはたとえ個人や家庭内の利用でも著作権法違反です．

JCOPY　〈(社)出版者著作権管理機構　委託出版物〉
複写される場合は，その都度事前に(社)出版者著作権管理機構(電話　03-5244-5088, FAX　03-5244-5089, e-mail：info@jcopy.or.jp)の許諾を得て下さい．

Printed in Japan

ISBN 978-4-06-280659-6